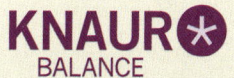

KATHARINA MIDDENDORF

FEMALE YOGA

Entdecke die 7 Urkräfte deiner Weiblichkeit

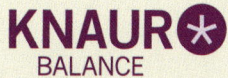

Die in diesem Buch gegebenen Empfehlungen sind allgemeiner Natur und können eine professionelle medizinische oder psychologische Behandlung nicht ersetzen. Leser mit gesundheitlichen Problemen sollten einen Arzt zurate ziehen, um abzuklären, ob das hier dargestellte Übungsprogramm für sie infrage kommt. Das gilt insbesondere für einige der Yoga-Positionen, die unter Umständen der individuellen Anpassung bedürfen. Die im Buch veröffentlichten Ratschläge und Übungen wurden von Verfasserin und Verlag mit größter Sorgfalt erarbeitet und geprüft. Eine Garantie und Haftung können jedoch nicht übernommen werden.

Besuchen Sie uns im Internet:
www.knaur-balance.de

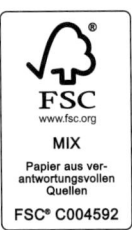

© 2019 Knaur Verlag
Ein Imprint der Verlagsgruppe Droemer Knaur GmbH & Co. KG, München
Alle Rechte vorbehalten. Das Werk darf – auch teilweise – nur mit Genehmigung des Verlags wiedergegeben werden.
Innenteilabbildungen: Alle Abbildungen von Jan Rickers
Wir danken dem nachhaltigen und nur in Europa produzierendem Yoga & Lifestyle Yoga Label Wellicious für die freundliche Unterstützung bei Katharina Middendorfs Outfits.
Grafischen Elemente unter Vorlage nach den Fotos: atelier-sanna.com
Redaktion: Susanne Klein
Covergestaltung: ZERO Werbeagentur, München
Coverabbildung: Jan Rickers
Layout und Satz: atelier-sanna.com, München
Druck und Bindung: Firmengruppe APPL, aprinta druck, Wemding
ISBN 978-3-426-67565-6

5 4 3 2 1

INHALT

Vorwort von Anna Trökes 7

Einleitung 9

MÄNNER, WEIBLICHKEIT UND YOGA – DIE ENTWICKLUNG ZUM FEMALE YOGA

Ist Yoga Männersache? 18
Oder ist Yoga weiblich? 22
Female Yoga – die drei Dimensionen der Weiblichkeit 28

MOND, YOGA UND DU – DIE GRUNDZUTATEN VON FEMALE YOGA

Der Mondgruß 32
Tschakka, Tschakka, Chakren – sieben auf einen Streich 112

FRAU SEIN, ALLES SEIN, EINS SEIN – DIE FACETTEN DES FEMALE YOGA

Auf die Plätze, fertig, Urkraft! 124
Urkraft 1 – Die Frau und die Geborgenheit 129
Urkraft 2 – Die Frau und die Sinnlichkeit 141
Urkraft 3 – Die Frau und die Kraft 154
Urkraft 4 – Die Frau und die Liebe 170
Urkraft 5 – Die Frau und die Klarheit 184
Urkraft 6 – Die Frau und die Intuition 200
Urkraft 7 – Die Frau und das Einssein 212

Nachwort 228
Glossar 230
Literatur 236
Anmerkungen 237
Quellennachweis 239

VORWORT

Heute sind weltweit mehr als 75 Prozent der Yoga-Übenden Frauen – und noch immer geben Männer in allen großen Yoga-Traditionen (Vini-Yoga, Iyengar-Yoga, Ashtanga-Yoga, Anusara-Yoga, Yin-Yoga usw.) den Ton an. So haben wir Frauen – meiner Erfahrung nach – inzwischen ein großes Geschick darin entwickelt, aus diesen männlichen Vorgaben immer das Beste für unsere spezifisch weiblichen Bedürfnisse herauszufiltern. Interessanterweise gibt es aber bis jetzt kaum wichtige Yoga-Strömungen, die neben dem männlichen Pol auch den weiblichen Pol vertreten (wie vielleicht die Übungspraxis von Kali Ray, Shiva Rea oder Gurmukh Kaur Khalsa).

Ebenso fand Katharina Middendorf über ihren Mann den Weg, Yoga auch zu lehren. Als Frau und Mutter erschloss sie sich dabei jedoch allmählich mehr und mehr den weiblichen, den Shakti-Aspekt. Er erschöpft sich nicht in einer leicht veränderten Übungspraxis, sondern integriert vielmehr alles das, was Frauen mit ihrem Sein in die Welt einbringen: ihre Kraft, ihre Fürsorglichkeit und Empathiefähigkeit, ihre Intuition und Klarheit zu erkennen, was die Menschen (und die Menschheit) heute wirklich brauchen, ihre nie ermüdende Kreativität und ihren großen Pragmatismus, der ihnen hilft, auch unter schwierigen Bedingungen die Dinge noch immer irgendwie am Laufen zu halten.

Neben all dieser Tatkraft schenkt uns als Menschheit dieser Shakti-Aspekt auch die Sinnlichkeit und das Anerkennen der Schönheit ihrer Weiblichkeit – und all das braucht es auch im Yoga-Raum.

So, wie ich Katharina Middendorf erlebe, verwirklicht sie alle diese Facetten in bewunderungswürdiger Weise. Deshalb gründet das, was sie schreibt und beschreibt, in ihrem täglichen Leben. Sie erschafft keine neuen Konzepte, sondern zeigt sich auf der Grundlage ihres gelebten Lebens als die eine, die sie ist: als eine Frau, eine Mutter und eine Yogini zugleich.

Das macht ihr Buch so wichtig! Wichtig für andere Frauen, damit sie sich in den verschiedenen Facetten erkennen und sich aus dem reichen Grund ihres Frauseins annehmen und entfalten können.

Ich wünsche mir, dass Katharinas Buch – diese wundervolle Entdeckungsreise durch die Welt der Weiblichkeit – so wie mich auch viele andere Frauen inspirieren möge, anzuerkennen und zu leben, was sie sind: SHAKTI – die bewusste, intelligente und unerschöpfliche Kraft des Lebens.

ANNA TRÖKES

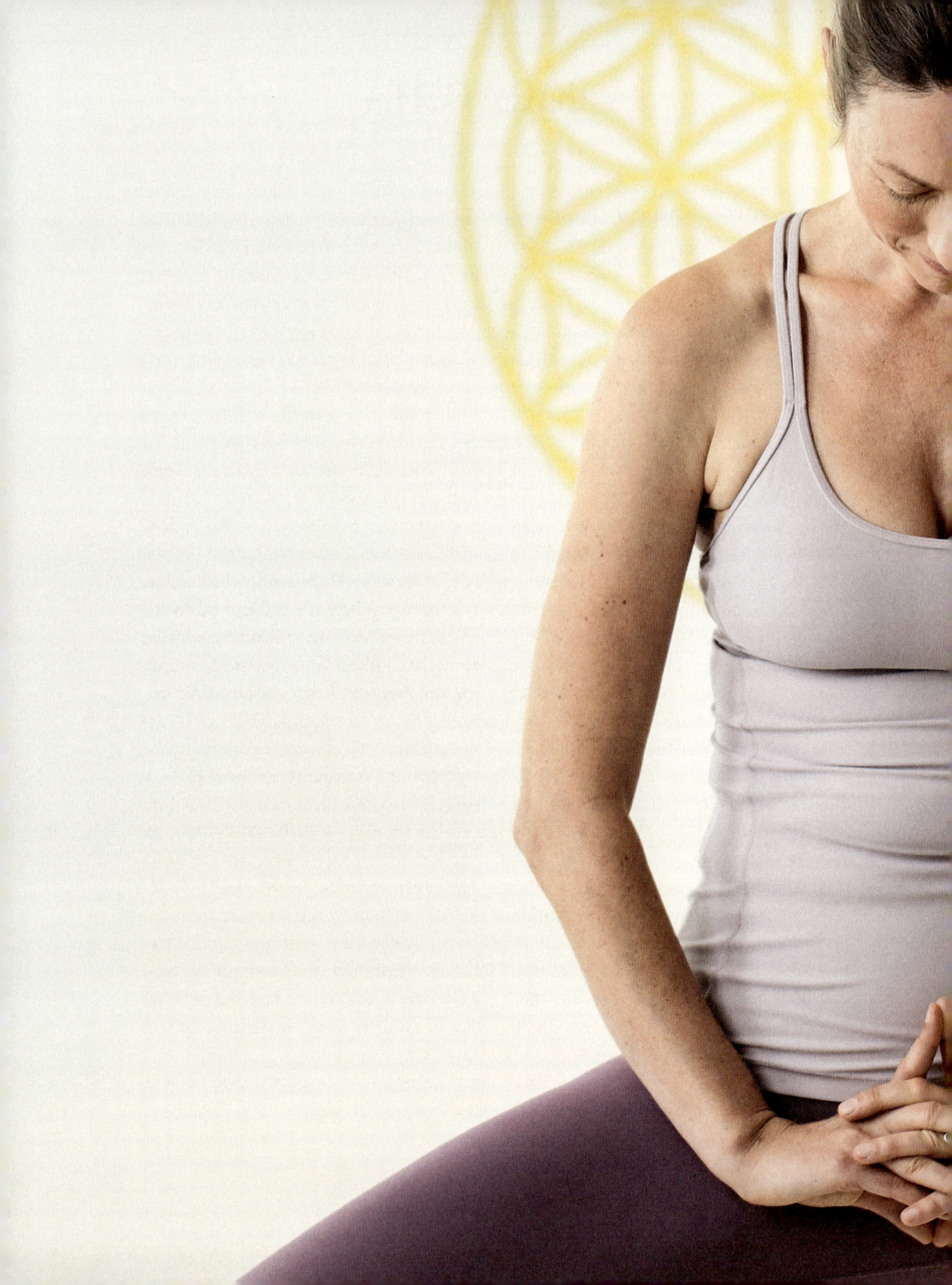

EINLEITUNG

Wenn die Sehnsucht plötzlich Hallo sagt

Eigentlich sollte dieses Buch ein Yoga-Buch über den *Mondgruß* werden. Denn schließlich ist dies eine wunderbare Sequenz, die auf dem seit Jahren immer noch wachsenden Yoga-Markt leider ziemlich kurz kommt. Dabei ist der Mondgruß eine Sequenz von Übungsabfolgen, die wie geschaffen ist für den zunehmenden Wunsch der Menschen nach Ruhe und Entschleunigung. Aber mal ganz ehrlich: Wer hat schon vom Mondgruß gehört? Und im Vergleich: Wer kennt den Sonnengruß? Ich würde mal vermuten, dass das Verhältnis hier so ungefähr 1 zu 100 liegt. Wie kommt das?

Als ich vor nun fast schon zehn Jahren im Himalaja das erste Mal vom Mondgruß hörte, ging es mir nicht anders. Ich hatte keine Vorstellung davon, was mich dort erwartete, als mein Yoga-Lehrer Swami Dhayanand den Mondgruß ankündigte. Es ist zwar lang her, aber ich erinnere mich noch genau, wie sich die Härchen an meinem Unterarm aufstellten, mein Puls sich beschleunigte und mein Herz heftiger zu klopfen begann. Es fühlte sich fast so an, als würde ich mich verlieben. Allein das Wort »Mondgruß« versprach einer in mir schon länger schlummernden Sehnsucht einen Platz, um sich auszudrücken. Wie das eben manchmal mit Sehnsüchten so ist, sie können lange fast gänzlich unbemerkt schlummern, bis sie, plötzlich und unvermittelt, klar und deutlich »Hallo, hier bin ich!« rufen. Und dann sind sie nicht mehr zu bremsen. So war es zumindest bei mir. Ich konnte es kaum abwarten, bis Swami Dhayanand mit der Demonstration der Übungsabfolge endlich fertig war. Ich wollte das selbst spüren, von dem ich vermutete, dass ich es spüren würde. Ich wollte ausdrücken, was ich fühlte und was ich ausdrücken wollte. Ich wollte erleben, was mit mir passieren würde, wenn ich die Sehnsucht von der Leine ließ. Was ich zu diesem Zeitpunkt nicht wollte, waren Antworten auf die unter der Sehnsucht drängende Frage: »Wonach genau sehne ich mich eigentlich?« Das kam mir zu diesem Zeitpunkt unromantisch vor und irgendwie auch störend. Die Sehnsucht und ich, das waren zwei Verliebte, die endlich zueinandergefunden hatten und nicht gestört werden wollten durch Erklärungen oder Fragen, die wegführen könnten von dem Gefühl, das sich so warm und wohlig in mir und um mich herum ausbreitete. Und so tanzte ich erst einmal eine Weile mit dem Mond und genoss jede Bewegung, jede Drehung und den anhaltenden Rhythmus von um sich greifender Erfüllung.

Ich blieb, zusammen mit meinem inzwischen verstorbenen Mann, noch ein paar Monate da oben in den Bergen. 3500 Höhenmeter entfernt von vielem, was meiner Sehnsucht lang im Weg gestanden hatte (und es heute auch immer wieder tut): Stress, Ehrgeiz und der Wunsch, alles richtig machen zu wollen. Jede Nacht unter dem klaren Sternenhimmel wie unter einer Art Glocke konnte ich mich mehr besinnen auf das, was mich zu bewegen begann. Der Mond hatte mein Herz erobert, und mit dem Mond hielt eine weitere Dimension Einzug in mein Bewusstsein: Ich begann mich als Frau zu fühlen. Es waren zarte Knospen, die sich ihren Weg bahnten, und nach den ersten Momenten der Freude darüber kamen auch die ersten Fragen, Unsicherheiten und Zweifel: »Was bedeutet es eigentlich, Frau zu sein?« – »Bin ich da mit 30 Jahren nicht ein bisschen spät dran?« – »Was mache ich nun mit dieser wach geküssten Sehnsucht?«

Mir war klar, dass ich auf etwas gestoßen war, was mein Leben grundlegend verändern würde. Und ich fürchtete die Dimension dieser Veränderung. Ich hatte das Gefühl, unvorbereitet und damit allein zu sein. Außerdem fühlte ich mich etwas albern, denn schließlich befand ich mich nicht mehr in der Pubertät, sondern war eine erwachsene Frau, die gerade ihr ganzes erfolgreiches Leben in Deutschland hinter sich gelassen hatte, mit einem Mann nach Indien gegangen war, diesen geheiratet hatte und plante, Mutter zu werden. Doch tatsächlich fühlte ich mich dicht unter der Oberfläche dieser »taffen« Schale zart, wund und offen. Ich wusste, dass mit dem Mondgruß eine Reise begonnen hatte, deren Route ich zwar noch nicht kannte, aber deren Ziel sich deutlich vor meinen Augen weit vorn am Horizont abzeichnete: die Entfaltung als Frau. Die Entfaltung einer Identität, für die ich mich entscheiden wollte, und keine, die mir durch mein biologisches Geschlecht mitgegeben worden war. Ich wollte mich als die Frau entfalten, die zu meinem Sein passt. Als die Frau, für die ich hier bin, um in der Welt zu leben, zu lieben und zu wirken.

Dieses Buch ist daher nicht nur ein Yoga-Buch über den Mondgruß, sondern es ist auch ein Buch über das Frausein und den Weg dorthin, eine Frau zu werden. Dies ist etwas, was mich als Frau, die Yoga übt, ganz persönlich angeht, mich aber auch beschäftigt als Lehrerin, die hauptsächlich Frauen im Yoga unterrichtet.

Wenn ich in diesem Zusammenhang von »Frau« spreche, dann ist mir zu Beginn wichtig, deutlich zu machen, dass ich diesen Begriff weniger geschlechtsspezifisch anwende als vielmehr die damit verbundene Gefühlsdimension meine. Denn es liegt nicht in meinem Interesse, die Geschlechterwelt auf getrennte Mann/Frau-Kategorien zu beschränken, und schon gar nicht, sie auf biologische Indikatoren zu reduzieren. Ich verstehe mich als Frau, und dieses Buch ist für die Menschen, die sich auch als Frau verstehen und/oder Interesse haben an den Dimensionen von Weiblichkeit und Frausein, wie sie im Yoga gemeint sind.

Seit jeher bin ich eine, die ganz schnell aussteigt, wenn mir jemand sagt, wie ich zu sein habe, oder vielleicht sogar meint, mir sagen zu können, wie ich bin. Deshalb habe ich mich auch nie Menschen angeschlossen, die mir erklären wollten, wie das oder jenes zu sein hat. Und ich habe dennoch danach gesucht – nach Inspirationen, Vorbildern, Orten, die mir zeigen, was Frausein eigentlich bedeuten kann. Was ich fand, war mir allerdings stets zu einseitig und zu vorgegeben. Die Festlegung von Weiblichkeit auf bestimmte Attribute, wie es in verschiedenen spirituellen Disziplinen oft gemacht wird, gefiel mir nicht. Denn durch dieses Raster fällt man entweder durch oder bleibt hängen, und beides fühlte sich für mich nicht nach dem an, wonach ich mich sehnte: in der Vielfalt der Möglichkeiten meinem Gefühl Ausdruck zu verleihen.

Der Mondgruß versprach anderes. Hier spürte ich Raum und die Weite der Möglichkeiten, die von einer angenehmen Grundführung durch den Rhythmus und die Komposition der einzelnen Übungen begleitet wurde. Ich machte mir die Sequenz immer mehr zu eigen und öffnete sie gleichzeitig immer weiter für die verschiedenen Charaktere der Frauen, und auch der Männer, die ich unterrichtete.

Was zum Vorschein kam, war mehr, als ich zu hoffen gewagt hatte. Ich habe den Mondgruß wie eine zweite, anschmiegsame Haut erfahren, die sich den Sehnsüchten und Wünschen an das eigene Frausein anpasst und diesen eine innere und äußere Form gibt.

Und so stelle ich hier in diesem Buch zusammen, was ich bisher auf meiner Reise zum Mond erlebt und was ich daraus an Varianten abgeleitet habe, um der Vielfalt und der Fülle Platz zu machen. Das Buch möchte anhand einer fließenden und einfachen Yoga-Sequenz die Fülle und die Möglichkeiten des Weiblichen erlebbar machen, sodass du als Leserin und Leser, als Übende und Übender, bestärkt wirst und herausfinden kannst, was für dich Weiblichkeit bedeutet.

Lasst uns zusammen
das Weibliche erforschen und leben.
Jede und jeder für sich und
alle zusammen!

Die Frau in der Schublade

Ich bin wahrlich nicht die Erste, die sich mit den Themen Weiblichkeit und Yoga beschäftigt. Es gibt hier schon eine Menge zu hören, zu lesen, zu üben. Um dir ein Bild davon zu geben, was mir an diesem Buch wichtig ist und was ich zu diesem Thema beitragen möchte, habe ich zunächst nachgeschaut, wie das Thema Weiblichkeit im Yoga bisher beschrieben wird. Dabei ist mir aufgefallen, dass sich Übungen, Lehrinhalte und Bücher rund um Yoga für Frauen auf folgende Themen fokussieren:

Die Frau und ihre Lebensphasen

Yoga wird bei diesem Ansatz für die unterschiedlichen (meist hormonellen) Lebensphasen der Frau, wie Schwangerschaft, Wechseljahre etc., entwickelt oder daran angepasst. Besonders zu erwähnen ist hier Dinah Rodrigues, die diesem Bereich mit dem von ihr entwickelten »Hormon-Yoga« und dem gleichnamigen Standardwerk einen Namen gegeben hat. Hinzu kommen weitere Bücher über die Lebensphasen, die von prä- bis postnatal über Wechseljahre bis hin zu Golden-Age-Yoga für »reife« Frauen alle Themen abdecken.

Die Frau und ihre Polarität

Bei diesem Ansatz gilt das Weibliche als eine Seite der yogischen Polarität[1] und wird die Frau entsprechend als ein intuitives, eher passives oder fruchtbar-empfangendes Wesen betrachtet. Es stehen dabei also nicht bestimmte Lebensphasen im Vordergrund, sondern eher bestimmte Eigenschaften. Diese entspringen einem Verständnis von Weiblichkeit in einem Spannungs- oder Ergänzungsfeld zu männlichen Eigenschaften der Linearität und des eher aktiven und gebenden Parts. Im Bereich des Yoga gehört dazu Adelheid Ohlig mit ihrem Konzept »Luna Yoga« ebenso wie die Strömung des »Yin[2] Yoga«, das den Schwerpunkt auf Ruhe und Entspannung als Aspekte von Weiblichkeit legt.

Die Frau und ihr Körper

Viele Yoga-Richtungen geben innerhalb ihres Systems und ihres Stils der Frau dadurch einen besonderen Stellenwert, indem sie auf spezielle physische (dazu zählen im weitesten Sinn auch physiologische) Eigenarten eingehen, zum Beispiel dass Frauen während der Periode andere Übungen ausführen sollten. Dadurch kommt es auch zu Überschneidungen mit der »Schublade der Lebensphasen«. Gita S. Iyengar hat mit *Yoga für die Frau* hier vermutlich den einschlägigsten Titel und auch eines der umfangreichsten Werke diesbezüglich geschrieben.

Die Frau im Kleiderschrank

Bei der Einteilung in diese »Schubladen« gibt es, wie schon erwähnt, Überschneidungen, wobei aus meiner Sicht jedoch der jeweilige Fokus klar zu erkennen ist. Meist handelt es sich dabei um eine eher vereinfachende Einteilung in Schwarz und Weiß, mit nur wenigen Grautönen dazwischen.

Bunter wird es dann bei einigen Autoren und Autorinnen aus dem Kundalini Yoga[3] wie zum Beispiel Gurmukh Kaur Khalsa in ihrem Buch *Die acht Gaben des Menschen*. Hier werden bestimmte Facetten des Menschen, also nicht speziell der Frau, anhand der Chakren-Lehre in Qualitäten und Yoga-Sets (Übungsintervalle) zusammengestellt. Da Kundalini Yoga vorrangig mit den feinstofflichen Energien arbeitet (um das Aufsteigen der Kundalini durch den Körper zu ermöglichen), stammen die Yoga-Stellungen aus einem ganz anderen Übungssystem als beim Hatha Yoga und haben, je nach Tradition, wenig mit dem Yoga zu tun, das die meisten von uns kennen.

Ich habe von Beginn an sowohl Hatha Yoga als auch Kundalini Yoga praktiziert und habe mich in beiden sehr wohl gefühlt, besonders in der Kombination. Im Hatha Yoga gefällt mir der Grundklang der Polarität – dazu später mehr. Und im Kundalini Yoga ist es die Vielfalt der Aspekte, die ich alle irgendwie »haben darf«. Ich saß also gerne in Schubladen, besonders in diesen beiden. Welche Schubladen mir nie besonders gut gefallen haben, auch nicht während der Schwangerschaft, sind diejenigen, die sich auf körperliche Aspekte beziehen. Wieso sollte ich als schwangere Frau anders fühlen, als wenn ich nicht schwanger bin? Sicher ist es wichtig, Übungen sein zu lassen, die Schaden anrichten können, und eher solche Übungen zu machen, die den Körper unterstützen, aber die Gefühle, meine Facetten, die wurden doch nicht weniger oder völlig anders, nur weil ich schwanger war. Ich war doch nicht plötzlich weniger lebendig, weniger sinnlich oder weniger liebesfähig.

Also habe ich mich entschieden, eine neue Schublade aufzumachen bzw. handelt es sich dabei eher um einen Kleiderschrank. Wie bei einem Kleiderschrank kannst du dabei ganz nach deinem eigenen Geschmack auswählen und deine Garderobe jeden Tag neu zusammenstellen. Die »Outfits aus dem Schrank finden sich in den einzelnen Kapiteln. Da es aber kein Buch für Yoga-Übende im Allgemeinen sein soll, sondern ein Buch speziell für Frauen, habe ich den Mondgruß als Grundsequenz unter die Spielarten gelegt. So können wir uns in der Beschäftigung mit dem Frausein des Hatha Yoga und der Aspekte aus der psychologischen Schule des Kundalini Yoga als zwei der sechs Yoga-Wege bedienen, weil der Mondgruß einerseits als Sequenz aus dem Hatha Yoga auftaucht und andererseits um die Spielarten der Chakren aus dem Kundalini Yoga erweitert wird. Das ist die Art, wie ich übe, und das ist auch die Art, wie ich mir vorstellen kann, dass es der einen oder anderen gefallen könnte, im Yoga die eigene Weiblichkeit zu integrieren.

Dieses Buch kann also funktionieren wie der Kleiderschrank einer Frau: Schaut man hinein, sieht man die Facetten, die diese Frau ausmachen. Und nebenbei lässt es einen erahnen, was sie trotz aller Zwischentöne ganz sie selbst sein lässt. Sie kann wild sein, liebend, klar, zart und kraftvoll. Von jetzt auf gleich. Von null auf hundert. Und sie bleibt dabei immer sie selbst.

Jede Frau verfügt über eine »Jeden-Tag-Garderobe« (ihren Casual Look), die sie anzieht, wenn es einfach losgehen muss, das heißt, wenn sie keine Zeit oder Lust hat, sich zu inszenieren oder einer bestimmten Stimmung nachzugehen. Dieser Grundlage der weiblichen Note entspricht in diesem Buch die Sequenz des Mondgrußes. Diese Grundsequenz wird im weiteren Verlauf dann je nach Kapitelschwerpunkt variiert.

Zu bestimmten Zeiten nutzt eine Frau den Inhalt ihres Kleiderschranks als »Stimmungsverstärker« oder »Stimmungsöffner«. Entweder möchte sie dann ihrer momentanen Note angemessenen Ausdruck verleihen oder aber durch die Garderobe einen anderen Teil ihrer Persönlichkeit ans Licht holen. Diesem Ausdruck bestimmter Facetten der Persönlichkeit dienen die weiteren Kapitel, indem sie die Sequenz des Mondgrußes variieren und anreichern. Diese verschiedenen Facetten und die unterschiedlichen Stimmungsfärbungen haben die Chakren-Lehre aus dem Kundalini Yoga als Grundlage. Hier ein Beispiel:

Bist du gerade in einer gemütlich-geborgenen Stimmung oder möchtest in diese Stimmung kommen, übe die Mondgruß-Sequenz mit den hierzu passenden Spezifika im Kapitel rund um das erste Chakra. Bevor du ans Üben gehst, kannst du hier auch nachlesen, welche Bedeutungsspielräume sich aus Sicht der Yoga-Psychologie hinter dieser Stimmung oder Persönlichkeitsfacette befinden.

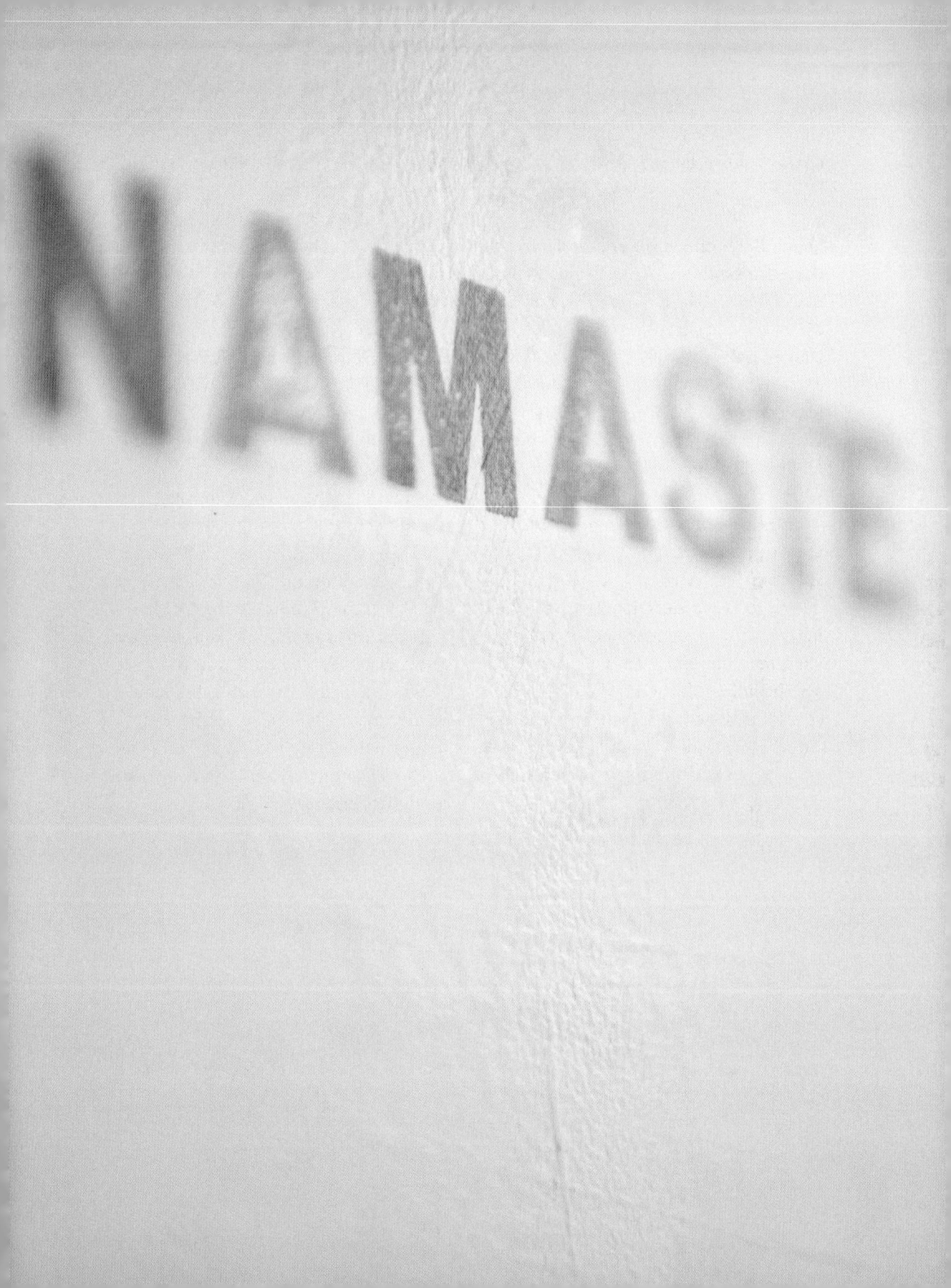

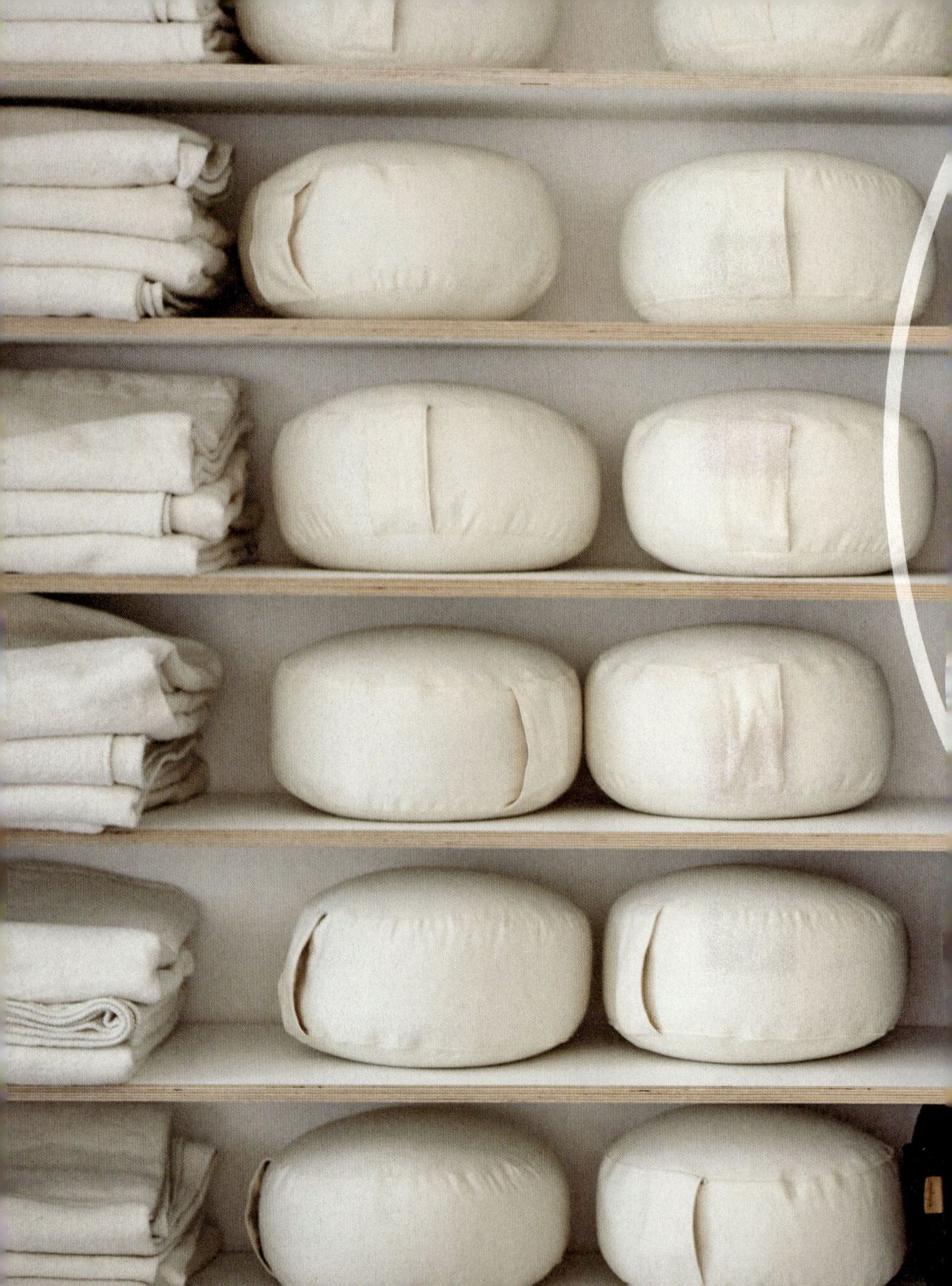

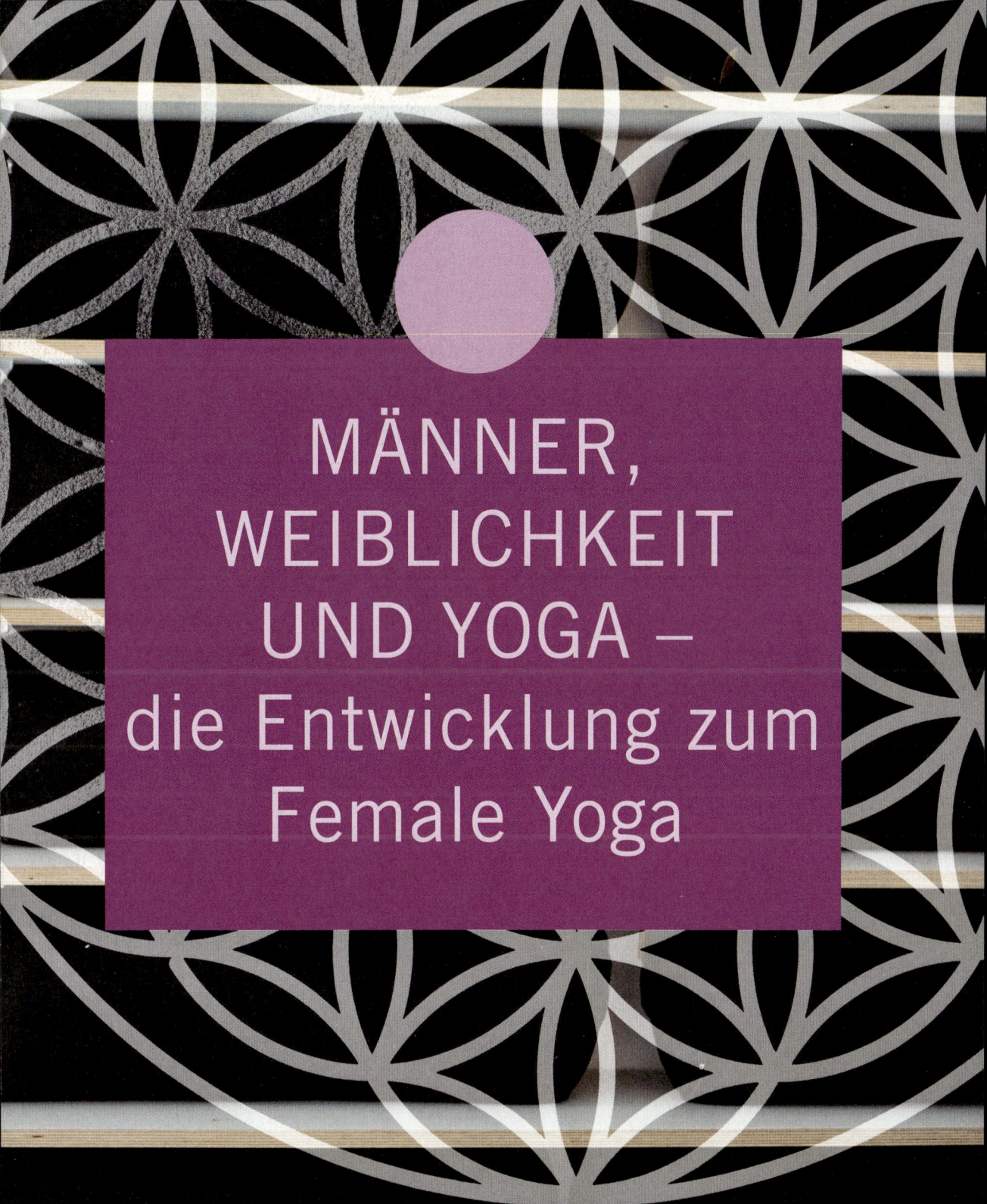

MÄNNER, WEIBLICHKEIT UND YOGA –
die Entwicklung zum Female Yoga

IST YOGA MÄNNERSACHE?

Als ich im Jahr 2000 mit Yoga begann, schwappte gerade die große Power-Yoga-Welle aus den USA nach Deutschland. Und so ist es im Nachhinein gar nicht verwunderlich, dass ich Yoga im Fitnessstudio kennenlernte, wo man nach dem Laufband oder dem Step-Aerobic-Kurs schnell noch auf die Yoga-Matte sprang. Mit »man« meine ich hier allerdings nicht Männer, sondern hauptsächlich Frauen. Die Yoga-Kurse wurden fast ausschließlich von Frauen genutzt, was heute nicht viel anders ist. Diese Kurse waren gut besucht, und zwar Matte an Matte, dicht an dicht. Meistens gab es auch noch drei bis vier Männer im Raum; einer, der von seiner Frau »mitgebracht« worden war, ein anderer, der mitbekommen hatte, dass man hier gut Frauen kennenlernen konnte, und ein weiterer, der als Tänzer an einem Berliner Theater das Stretching suchte und nie fehlte, denn er war der Yoga-Lehrer. Ich lernte Yoga also in einem Raum voller Frauen kennen, in dem diese meistens von einem Mann unterrichtet wurden. Mich wunderte das nicht, denn ich war so aufgewachsen. Schon als Kind beim Reiten waren die Reitschülerinnen meist weiblich und der Reitlehrer männlich gewesen. Und wie das bekanntlich so ist, stellt man Dinge, die man von klein auf gelernt hat und an die man sich gewöhnt hat, erst einmal nicht infrage.

Und so vergingen einige Jahre und Stunden im Yoga-Unterricht, bis mir diese Diskrepanz und damit auch die Tradition des Yoga und seine Entwicklung langsam auffielen.

Patanjali, Swatmarama, Krishna und Arjuna

Patanjali, der als Autor des *Yoga Sutra* gilt, und Swatmarama, der Verfasser der *Hatha Yoga Pradipika,* sind zentrale Figuren der klassischen yogischen Literatur. An der Begegnung der Protagonisten Krishna und Arjuna werden in der *Bhagavad Gita* wichtige yogische Prinzipien vermittelt. So sind die meistverwendeten und zitierten Schriften des Yoga von Männern verfasst, handeln vorrangig von Männern und scheinen entsprechend auch für diese geschrieben worden zu sein.

Während Patanjali in seinem Yoga Sutra mit Raja Yoga den Weg der Meditation beschreibt, einer mentalen Disziplin, die für Männer und vor allem für Mönche gedacht war, beschreibt Swatmarama in der Hatha Yoga Pradipika, hauptsächlich körperliche Übungen, die auf die Meditation vorbereiten sollen. Zu Beginn dieser Schrift wird gesagt, dass Shiva, einer der wichtigsten Götter im Hinduismus, Hatha Yoga als die Vorstufe von Raja Yoga verkündet habe, was ihn zum ernannten »Initiator« dieses Yoga-Weges macht. Der Gott Krishna belehrt den Krieger Arjuna in der *Bhagavad Gita* über einen zweifachen Krieg: den Kampf auf dem äußeren Schlachtfeld, das hauptsächlich besetzt ist von kämpfenden Männern, und den inneren Konflikt in Arjuna selbst. Der Dreiklang dieser drei grundlegenden Schriften des Yoga, auf die sich die verschiedensten Yoga-Wege und Yoga-Stile als Lehre einigen können, entwickelte sich über einen Zeitraum von vielen Jahrhunderten: vom etwa 2. bis 5. Jahrhundert v. Chr. *(Bhagavad Gita)* über das 2. bis 4. Jahrhundert v. Chr. *(Yoga Sutra)* bis ins 14. Jahrhundert *(Hatha Yoga Pradipika)* hinein. Wenn man hier von den Wurzeln des Yoga spricht, dann ist das sicher eine treffende Beschreibung.

T. Krishnamacharya, Swami Sivananda und Yogananda

Mit diesen drei Herren kam um die Wende vom 19. zum 20. Jahrhunderts viel Bewegung in den Yoga und seine Verbreitung in Indien und im Westen. Vom Himalaja im Norden bis tief in den Süden Indiens gründeten Yogis Ashrams und Schulen, um den Gedanken des Yoga weiterzugeben. Einige von ihnen reisten auch in den Westen, für kurze oder längere Aufenthalte, und manche von ihnen blieben sogar für immer. Yoga wurde unterrichtet, praktiziert und gelebt. Es entstanden viele Bücher und Abhandlungen, wobei die einen mehr den körperlichen, die anderen wiederum eher den geistigen Aspekt des Yoga betonten. T. Krishnamacharya, Swami Sivananda und Yogananda sind darunter drei bekannte und weltweit erfolgreiche Vertreter in der Verbreitung von unter anderem Hatha Yoga und Kriya Yoga. Diese Namen fallen oft im Yoga-Kontext, und ihre Formen des Übens und ihr Gedankengut werden auch heute noch weitergetragen, sowohl in Indien als auch im Westen.

Mit dieser Verbreitung, und vermutlich auch mit der Öffnung in den westlichen Kontext, kam nun auch eine neue, weibliche Nuance mit ins Spiel. War der Yoga-Weg bis hierher von Männern geprägt und für Männer entwickelt (und auch wenn ich hier nun andere Schriften oder andere Vertreter des Yoga ausgewählt hätte, wäre das Ergebnis vermutlich nicht viel anders ausgefallen), begann sich diese Situation Mitte des letzten Jahrhunderts in der öffentlichen Wahrnehmung langsam zu ändern.

Swami Sivananda etwa scherte sich nicht um die Kastenzugehörigkeit seiner indischen Schüler und öffnete die Tore seines Ashrams in Rishikesh auch für Frauen. Und zwar nicht nur für Besuche, sondern damit sie auch als Schülerinnen und für ein Leben als Nonne in den Ashram kommen konnten. Zu diesen Schülerinnen gehört zum Beispiel die deutschstämmige Sivananda Radha. T. Krishnamacharya unterrichtete nicht nur seine Töchter, sondern nahm auch Schüler auf, unabhängig von deren Kaste, Religion oder Geschlecht. Zu ihnen gehörte auch seine Schülerin Indra Devi. Und so wurden im letzten Jahrhundert die ersten Yoga-Lehrerinnen ausgebildet, die sich auch als solche in der Öffentlichkeit präsentierten. Geht man von der Entstehung des Yoga um einige Jahrhunderte, vielleicht sogar Jahrtausende v. Chr. aus, und davon, dass die Annahme richtig ist, dass Frauen auch vor den Zeiten der Dokumentation wenig Einfluss auf die Yoga-Welt hatten, dann blickt Yoga als eine Disziplin von Männern für Männer auf eine recht lange Tradition zurück.

B. K. S. Iyengar, T. K. V. Desikachar und Yogi Bhajan

Auch wenn in dieser Erzählung Frauen nun langsam auf die Matte rücken, bleiben die Namen der Hauptprotagonisten doch erst einmal noch maskulin, denn auch Mitte bis Ende des letzten Jahrhunderts sind die Vertreter der verschiedenen Yoga-Traditionen hauptsächlich männlich. Doch die Yoga-Praxis wird nun zeitgemäßer, die Namen vielleicht ein wenig bekannter, und das Feld erweitert sich über die »Dreiklänge« hinaus hin zu zahlreichen weiteren bekannten Vertretern. Außerdem entwickelt sich weiter, was sich im vorherigen Abschnitt durch Sivananda Radha und Indra Devi schon andeutete: Frauen beginnen nicht nur, aktiv Yoga zu praktizieren, sondern auch zu unterrichten und so langsam dem Yoga auch ein weibliches Gesicht zu geben.

Die familiäre Tradition der Vermittlung setzt sich fort, und so beginnt die Tochter von B. K. S. Iyengar, Geeta Iyengar, die Lehren ihres Vaters nicht nur zu unterrichten, sondern diese an weibliche körperliche Bedürfnisse anzupassen. Ihr Buch *Yoga für die Frau: Der Weg zu Gesundheit, Entspannung und innerer Kraft* fasst diese über viele Jahre gesammelten Erkenntnisse als Übende und Lehrende zusammen. Damit ist ein großer Schritt in die Richtung der Bewegung des »Female Yoga« getan.

Auch T. K. V. Desikachar, Sohn von T. Krishnamacharya, ging mit seinem yogatherapeutischen Ansatz namens Viniyoga den Weg, Yoga-Übungen individuell anzupassen. Das hatte wiederum den Vorteil, dass auch Frauen, die körperlich nicht wie Männer gebaut sind und deshalb nicht problemlos die auf Männer ausgerichtete Yoga-Praxis mitmachen konnten, einen Zugang zum körperlichen Yoga finden konnten, und das, ohne dabei explizit als »weiblich« gekennzeichnet zu sein.

Yogi Bhajan setzte noch eine andere Note dazu, indem er nicht nur Frauen unterrichtete und Yoga-Programme für

Frauen entwickelte, sondern darüber hinaus in seiner Vermittlung des Kundalini Yoga die weibliche Kraft stark in den Vordergrund stellte. Diese Lehre von der »yogischen Frauen-Power« zog schon zu seinen Lebzeiten viele Frauen aus dem Westen an, die in Workshops und Retreat-Camps von ihm lernten, wie man im Yoga die Kraft der Weiblichkeit nutzen kann. Aus diesem Umfeld kamen viele Lehrerinnen, die, wie zum Beispiel Gurmukh Kaur Khalsa, seine Idee des Kundalini Yoga und Elemente der Sikh-Religion international weitertragen.

Zeitgenössische Vertreter und Vertreterinnen des Yoga

Mit prominenten Yoga-Lehrern und -lehrerinnen wie Brian Kest, Shiva Rea, Sharon Gannon und David Life geht es um die Jahrtausendwende weiter. Immer mehr Yoga-Lehrerinnen treten nach vorn und auf die Yoga-Matte. Allein im deutschsprachigen Raum werden inzwischen jährlich Hunderte von Lehrerinnen in den unterschiedlichsten Stilrichtungen ausgebildet. Die Riege der zeitgenössischen Vertreter und Vertreterinnen, die Yoga von Indien oder Amerika aus nach Europa gebracht haben, mischt sich immer mehr: Männer, Frauen, Paare. Und auch die Inhalte der Yoga-Lehre werden nach dem Startschuss von Geeta Iyengar immer spezifischer an Frauenthemen angepasst und darüber hinaus auch erweitert.

Kurz gefasst kann man also sagen, dass es über die Jahre, Jahrzehnte und Jahrhunderte zu zwei Entwicklungen gekommen ist:

---

1. Immer mehr Frauen praktizieren und unterrichten den ursprünglich »männlichen« Yoga-Weg.
2. Der männliche Yoga wird »weiblicher«.

Dabei bleiben jedoch einige Fragen offen: Ist die Yoga-Lehre tatsächlich so männlich geprägt? Ist Yoga dann weiblich, wenn es von Frauen unterrichtet wird? Und was ist eigentlich im Yoga mit »männlich« und was mit »weiblich« gemeint?

Und so gehen wir, nach diesem kurzen historischen Abriss über die Lehrenden des Yoga und die Rolle der Frauen dabei, nun ein bisschen tiefer in die Lehre des Yoga hinein – zu den Konzepten von »männlich« und »weiblich«. Auf geht's!

ODER IST YOGA WEIBLICH?

Die zwei Seiten des Hatha Yoga

Bevor ich mit Yoga anfing, hatte ich, außer vielleicht im Erdkunde- oder Physikunterricht, noch nie etwas vom Konzept der Polarität gehört. Und das, was ich in der Schule gelernt hatte, hatte bis dahin keinen großen Einfluss auf mein Leben bzw. die bessere Bewältigung meines Alltags gehabt. Das änderte sich allerdings schlagartig, als ich erfuhr, dass Polarität im Yoga ein wichtiges, wenn nicht sogar eines der wichtigsten Prinzipien ist, wenn es darum geht, Balance und Ausgeglichenheit herzustellen und gleichzeitig Transformation auszulösen.

Zunächst bemerkte ich das nicht bewusst, sondern nahm eher unterschwellig wahr, dass auf eine Übung mit der linken Körperseite die gleiche Übung auf der rechten Seite folgte, nach einer Vorbeuge eine Rückbeuge kam oder dass sich einer dynamischen Sequenz eine statische anschloss. Was ich jedoch nach jeder Yoga-Stunde deutlich spürte, war zum einen das Gefühl der Ausgeglichenheit und zum anderen eine erhöhte Bereitschaft zur Akzeptanz von Dingen, die im Lauf des Tages nicht so rund gelaufen waren. Und damit hatte ich, wie die meisten, die mit Yoga anfangen, schon zu Beginn und ohne es zu wissen, ziemlich viel über Polarität und das Ausbalancieren verstanden.

»Yoga« ist ein Wort aus dem Sanskrit, das sich in seiner wörtlichen Bedeutung mit »zusammengebunden« übersetzen lässt. Yoga ist entsprechend ein Weg in die Erkenntnis, dass alles zusammenhängt und nicht voneinander getrennt werden kann, und vor dieser Erkenntnis spielt die Auseinandersetzung mit der scheinbaren Getrenntheit eine wichtige Rolle. Diese Getrenntheit wird im Yoga durch Polarität beschrieben, was für mich persönlich ein sehr romantisches Konzept darstellt: Unterschiedliches und scheinbar Gegensätzliches kann hier zusammengehören wie ein Topf und sein Deckel.

In der Philosophie gilt Polarität als ein Ausdruck für das Verhältnis sich gegenseitig bedingender Größen. Anders als beim Dualismus, bei dem diese Größen als nicht miteinander vereinbar angesehen werden, ist mit der Polarität also ein komplementäres Verhältnis gemeint. Es geht nicht nur um das Gegensatzpaar an den Enden beider Pole, sondern um deren Beziehung zueinander und auch um das Feld dazwischen. Das eine lässt sich hier nur im Kontrast zum anderen definieren, was die beiden Pole zu den sich gegenüberstehenden Enden ein und derselben Sache macht und diese in ihrem Kontrast miteinander verbindet. Es gibt links nur mit rechts, Liebe nur mit Hass und männlich nur mit weiblich – und dazwischen jede Menge bunter Zwischentöne.

Das Empfinden dieser Polarität übte bei mir, wie wohl bei vielen Menschen, den stärksten Einfluss auf die beiden Aspekte Eigenständigkeit und Zusammengehörigkeit aus. Ich liebe es, allein und ganz mit mir zu sein. Als Kind soll mein zweites Wort nach »Mama« »leine« (allein) gewesen sein. Aber ich liebe es fast noch mehr, im nahen oder fröhlichen Austausch mit anderen zu sein. »Guck mal!« oder wahlweise »Komm spielen!« folgten dicht auf das Allein-Prinzip in Kindertagen. So entwickelte sich ein Tanz zwischen Nähe und Distanz, der, noch bevor ich mit Yoga begann, viele Fragen aufwarf und meine Identitätssuche als Frau und Mensch prägte und durch meine Unwissenheit in Bezug auf den Umgang mit zwei Polen zum Stocken brachte. In der Rückschau hat dies auch zu einigen unguten Entscheidungen im Zwischenmenschlichen geführt.

Im Yoga, allein auf meiner Matte und doch zusammen mit anderen, hatten die beiden Pole von Beginn an Platz. Diese erlaubte Mischung aus Alleinsein und Mit-anderen-Sein, aus Autonomie und Verschmelzung, Individualität und Gleichheit beruhigte mich von Anfang an und gab mir Halt. Deshalb wollte ich unbedingt mehr darüber wissen, warum das für mich hier, im Yoga, möglich war und »da draußen« nicht.

Und so tat ich, was viele tun, die sich schon von Beginn an in der Yoga-Stunde wie zu Hause fühlen: Ich übte mehr Yoga und besuchte schließlich auch verschiedene Aus- und Fortbildungen.

Ida, die mit dem Mond tanzt

Und so lernte ich im Hatha Yoga zwei der wichtigsten *Nadis* kennen, *Ida* und *Pingala*.

Nadis kann man nicht sehen. Sie sind, ähnlich wie Meridiane, Energiebahnen, die sich durch den ganzen Körper ziehen und Prana, einen Ausdruck für Lebenskraft oder Vitalität, transportieren. Während in der Traditionellen Chinesischen Medizin die Meridiane minutiös verortet sind und mittels Akupressur und Akupunktur entlang dieser Meridiane den Organen geholfen werden kann, besser zu arbeiten, sind die Nadis im Yoga nicht so genau verortet und werden weniger punktuell als flächendeckend durch Körper- oder Atemübungen angeregt.

Dass ich die indische Mentalität liebe und diese mich zugleich auch immer wieder irritiert, wird für mich in diesem Zusammenhang an folgendem Satz deutlich, den ich im Rahmen meiner Ausbildung an der *Bihar School of Yoga* hörte: »Wir haben im Yoga 72 000 Nadis, aber konzentriere dich besser nur auf drei.«

Und diese drei hier angesprochenen und im Yoga viel verwendeten Nadis, Ida, Pingala und Sushumna, bringen die Idee von Polarität und Einheit symbolisch sehr gut auf den Punkt. Ida und Pingala stehen sich hier als Pole gegenüber. Beide zusammen stehen für die Getrenntheit der Dinge und ihren Kontext miteinander. *Sushumna* hingegen ist die Energielinie für den direkten Weg der Einheit. Wie eine Art Autobahn führt sie in der Mitte des Körpers und durch die Wirbelsäule schnurstracks vom Beckenboden hinauf bis zur Kopfkrone, und von da in den Zustand der Nondualität, da, wo alles eins ist. Allerdings sind auf dem Weg dorthin mehrere »Stopps« eingefügt, und zwar in Form der Chakren, die als Wegmarken – oder manchmal auch wie Baustellen oder Straßensperrungen – auf dem Weg liegen und passiert werden wollen.

Ida und Pingala hingegen sind da eher wie zwei Landstraßen oder Serpentinen, die sich gegenläufig von links nach rechts, wie eine Helix, immer wieder in Sushumna auf der Höhe der einzelnen Chakren kreuzend nach oben bewegen. Ida startet links, Pingala rechts. Und sie treffen sich schließlich am Punkt zwischen den Augenbrauen und münden final in Sushumna für die letzte Etappe auf dem Weg in die Erleuchtung. So das grobe Prinzip, das in sich ziemlich klar ist. Schwierig wird es nun, wenn verschiedene Interpretationen hinzukommen, wofür die Pole Ida und Pingala jeweils stehen. Für uns hier in diesem Buch gehört die Auseinandersetzung damit unausweichlich dazu, denn Ida wird mit der weiblichen Seite in Verbindung gebracht und als »Mondseite« bezeichnet.

Sind Frauen passiv?

Das vorherrschende Merkmal an Ida ist, dass sie in erster Linie passiv ist. Es ist die energetische Seite im Menschen, die, laut Yoga, empfängt statt gibt, sich nach innen wendet, statt sich nach außen zu exponieren und sich eher kühl als warm anfühlt. Wenn du Vorbeugen lange hältst, dann kannst du diese Attribute spüren, egal ob du eine Frau oder ein Mann bist. Und das ist auch mit »weiblich« und »männlich« in der Welt des Yoga, in der Welt von Ida und Pingala gemeint: energetische Felder, die sich durch die groben und feinen Körperempfindungen ausdrücken. Was nicht gemeint ist, ist das biologische Geschlecht oder darauf bezogene psychologische Interpretationen wie: »Frausein heißt empfangen« oder »Frausein heißt passiv zu sein«. Das sind meines Erachtens Deutungen, die erst in unserer Zeit entstanden sind, um da Orientierung zu schaffen, wo es an Orientierung fehlt, und um dort Eindeutigkeit zu schaffen, wo der Wunsch nach Halt besteht. Aber genau darin liegt für mich die Schönheit des Yoga: Er lässt sich in seiner Klarheit nicht so vereinfachen, dass er eindeutig wird. Er bleibt eine Disziplin der messerscharfen Unterscheidungskraft, und wir kommen in Teufels Küche, wenn wir Yoga dazu nutzen, ihn für unsere Zwecke auszulegen. Denn dann wird es eng, und wenn es eng wird, dann sind wir zwar die Herausforderung der Komplexität los, aber in der innerlichen Suche nach Orientierung eigentlich keinen Schritt weiter. Ich erlebe es zwar auch immer als kurzzeitige Erleichterung, wenn ich Konzepte aus dem Yoga nutze, um Komplexität zu vereinfachen, merke aber mittlerweile recht schnell, wie es dann unter der Oberfläche brodelt und sich etwas wehrt, weil, laut Yoga, der Weg zu innerer Ausgeglichenheit und Frieden in der Annahme der Komplexität besteht, wodurch, und das ist fast poetisch, alles in sich ganz einfach wird.

Vor diesem Hintergrund ist das Prinzip von Ida also passiv, und dies meint: empfangend, introvertiert, kühl. Der Mond, im Sanskrit *Chandra* genannt, bekommt hier als Symbol eine zentrale Bedeutung.

Das Prinzip von Pingala ist hingegen aktiv, und dies meint: extrovertiert und warm. Hier hat die Sonne, auf Sanskrit *Surya* genannt, als Bild eine zentrale Bedeutung.

Und um die Frage aus der Überschrift zu beantworten: Nein, Frauen sind nicht passiv. Und ja, im Yoga ist die weibliche Energie empfangend.

Shakti, die dem Mond seine Gesichter gibt

Im Yoga gibt es neben dem philosophischen Prinzip der Polarität auch die Psychologie der Vielfalt. Besonders wenn man einen Blick in den Götterhimmel wirft, wird deutlich: Hier gibt es alles! Und ähnlich wie bei den Nadis hört man, wenn man hier einen Inder fragt, wieder recht hohe, aber nicht recht nachvollziehbare Zahlenangaben: »In Indien haben wir drei Millionen Götter.«

Etwas genauer kriegt man es dann aber doch noch raus, wenn man in den *Puranas* nachschaut. Dort steht dann etwas von 330 Millionen Göttern. Und auch hier treffen wir erneut auf die Polarität. Jeder Gott hat in seiner *Shakti* seinen femininen Gegenpol:

Brahma hat Saraswati, Vishnu hat Lakshmi. Und Shiva? Ja, hier wird es interessant, denn jetzt kommt Komplexität in die Polarität und damit Fahrt ins Spiel. Shiva hat Parvati, und Shiva hat Kali. Polyamorie? Nein, Shiva hat einfach eine Frau mit zwei Gesichtern. Bei Parvati ist es ähnlich wie bei Bruce Banner und Hulk[1] in der bekannten Comicserie. Wenn Sie wütend ist oder das Weltgeschehen es erfordert, verwandelt sie sich in Kali und metzelt alles nieder. Als Parvati hingegen ist sie die liebende, gütige Ehefrau und Mutter.

Sind Frauen wild?

Shakti ist also ganz anders als Ida. Wenn wir uns Ida in der Farbe Blau vorstellen, ist Shakti bunt. Für Ida gibt es keine konkrete Form wie etwa Göttergestalten, sondern sie ist und bleibt Energie. Shakti ist hingegen, trotz ihrer göttlichen Verkörperungen, ebenfalls eine Energie, wenn auch deutlich aktiver als Ida. Sie zeigt sich aber auch schillernd in unterschiedlichen Gewändern. Typisch für sie ist die ihr zugeschriebene Urkraft, die als nichts weniger als die Urkraft des Universums gilt. Und diese Urkraft wird nicht nur im Hinduismus der Weiblichkeit in den Schoß gelegt, auch im Yoga, besonders im Kundalini Yoga und im *Tantra*, hören wir von dieser Kraft. Da heißt sie *Kundalini* oder auch *Kundalini Shakti* und ist eine Art ätherische Kraft im Menschen, die aus der Materie entspringt, von da aufsteigt und Transformationsprozesse in den Chakren auslösen kann. So kann sie dafür sorgen, dass wir alles Greifbare hinter uns lassen, um uns mit dem Kosmos, Gott, der Glückseligkeit zu verbinden. Und die Kraft, die all das möglich machen soll, wird im Kundalini Yoga und auch im Hatha Yoga ganz klar als weiblich angesehen. Es liegt auf der Hand, dass diese Energie eines nicht sein kann: passiv. Es braucht schon eine ganze Menge Power, um unsere inneren Widerstände um den kleinen Finger zu wickeln oder in die Flucht zu schlagen. Und jeder dieser Widerstände, die sich auch in den Chakren befinden, braucht einen anderen »Kniff« oder Zugang. Gut also, dass Shakti so viele Gesichter hat.

Shakti wird oft als wild beschrieben. Ich bin der Meinung, dass auch das nur eine Seite von ihr ist und als Definition zu kurz greift. Vielmehr empfinde ich diese Festschreibung als einengend und als Versuch, die Frau als »intuitives, wildes Wesen« einzuordnen, was genauso wenig stimmt wie im Fall von Ida die Zuschreibung eines »passiven, empfangenden Geschöpfs«.

Während Shiva, der nicht nur ein Gott ist, sondern auch für eine Form von Energie steht, die linear und einpunktig gerichtet ist, wird Shakti als kreativ und raumgreifend angesehen. Wenn Shiva die Zeit ist, dann ist Shakti der Raum.

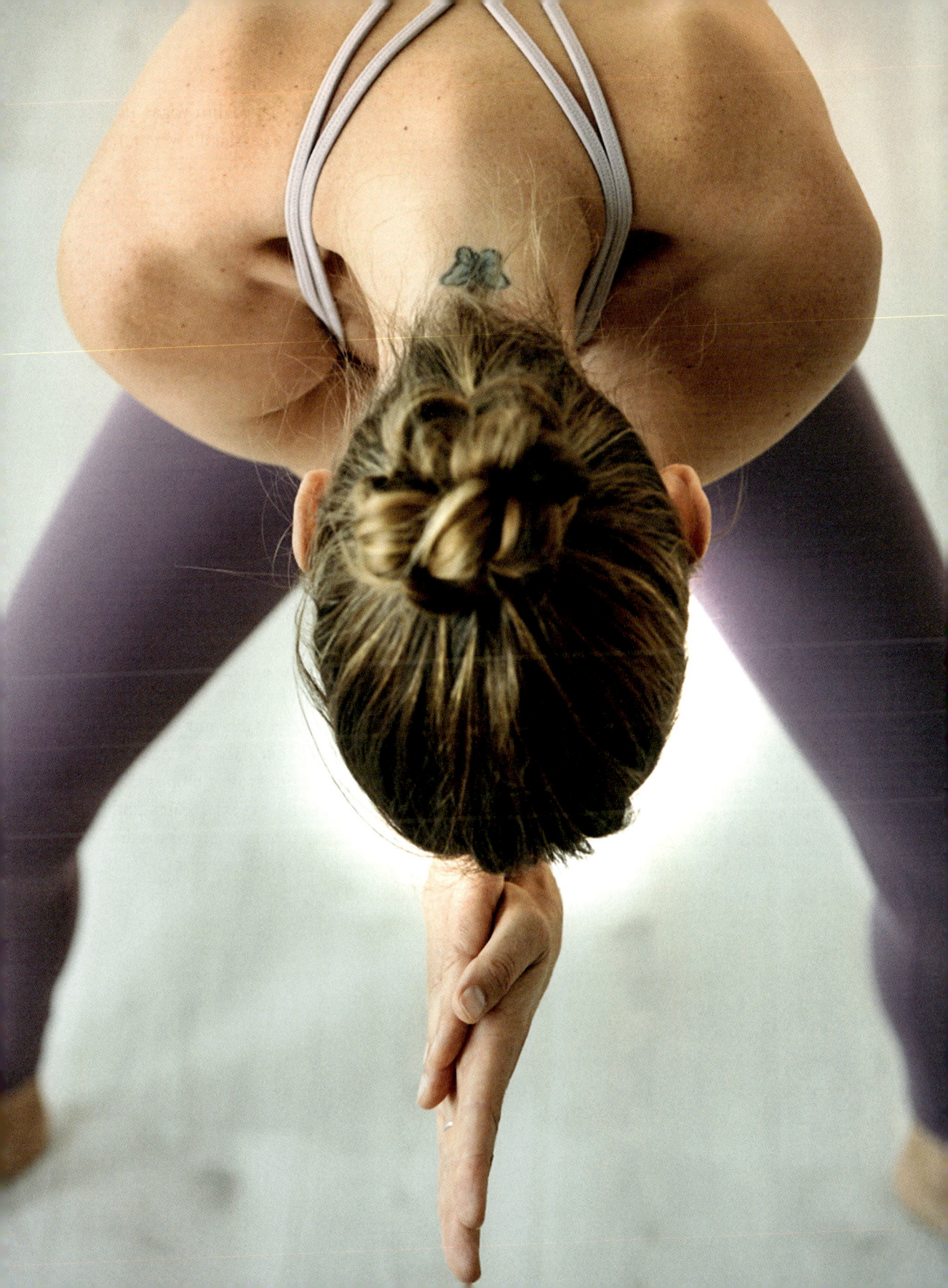

FEMALE YOGA – DIE DREI DIMENSIONEN DER WEIBLICHKEIT

Die zwei Seiten der Medaille im Yoga

Da stand ich damals – zwischen Ida und Pingala, Shiva und Shakti. Ida, die Passive – Shakti, die Wilde. Einzeln betrachtet gaben mir diese Konzepte Orientierung und ließen sich jeweils sehr gut in die Yoga-Praxis und meine neue Weltanschauung integrieren, doch zusammen betrachtet verwirrten mich diese Konzepte. Sie waren sich ähnlich, aber in vielen Punkten grundverschieden. Und die Antworten, die ich hier auf meine Fragen erhielt, waren entweder so vereinfachend, dass sie bei mir wenig Vertrauen erweckten, oder so philosophisch-abstrakt, dass ich damit für meine innere, praktische Ordnung nichts anfangen konnte.

Ich finde, dass Vereinfachungen eine große Hilfe für das erste Einordnen sein können, weil damit Grundprinzipien verdeutlicht werden können. Man kann aber, wenn man dabei bleibt, die Schönheit der Ambivalenz verpassen. Außerdem können diese Vereinfachungen, nach meinem Eindruck, auch Ablehnungs- und Ausschlussgefühle hervorrufen, gerade auch wenn es um ein solch starkes Identifikationsthema wie das Geschlecht[2] geht.

Eine eher abstrakt-philosophische Herangehensweise hingegen, derer man sich im Yoga gut bedienen kann, weil so viel zum Thema zur Verfügung steht, ist zwar intelligent und wird der Tiefgründigkeit des Yoga vermutlich auch sehr gerecht, kann aber auch dazu führen, dass man am eigentlichen Kern vorbeidiskutiert. Und das hilft dann wiederum praktisch auch wieder keinem so richtig weiter.

Also begann ich mit dem, was ich auch meinen Schülerinnen und Schülern immer empfehle: eine für mich selbst nachvollziehbare Struktur zu schaffen. Denn das, was ich selbst verstehe, ist auch das, was ich in mein Leben integrieren kann, ohne immer darüber nachdenken zu müssen. Es geht sozusagen schneller ins Blut und dann vielleicht sogar auch in die DNA über. Und dann hat man es eigentlich geschafft, denn dann gehört es zu einem dazu und macht keine Mühe mehr. Und das nenne ich »die dritte Dimension« und meine damit das, was wir selbst daraus machen. Aber dazu später mehr … Hier folgen zunächst einmal meine beiden Schubladen, die die Grundlage dieses Buches darstellen.

Ida und der Mond

Für *Female Yoga* greife ich auf das weiter vorn beschriebene Prinzip der Polarität im Yoga zurück und wähle das energetische Prinzip *Ida* als ruhigen Grundklang des Hatha Yoga. Es ist der Pol in dir, der deinem Wunsch nach Gelassenheit und einer gewissen Grundruhe Ausdruck verleihen kann. Dieses Prinzip wird durch die Grundsequenz des Mondgrußes umgesetzt. Und weil ich nicht weiß, wie gelenkig oder aufrecht, kraftvoll oder filigran du bist und ob du vielleicht schwanger oder verletzt bist, gibt es verschiedene Varianten dieses Grußes, aus denen du für dich auswählen kannst.

Shakti und die Chakren

Shakti steht für die ungeheure Kraft der Vielfalt in uns. Wir können uns heute so fühlen und morgen so, jetzt so aussehen und im nächsten Moment schon wieder anders. Dazu braucht es verschiedene Facetten und die Fähigkeit, diese abzurufen. Aus dieser Vielfalt stelle ich, nach dem Prinzip der Chakren im Kundalini Yoga, sieben Grundfacetten vor.

Weiblich ist, was du daraus machst

Die dritte Dimension jenseits der beiden Schubladen bist du selbst. Denn es geht um deine Wahl und deine Wahrnehmung. Durch sieben spezielle Körper- und Wahrnehmungsübungen, die ich in den jeweiligen Kapiteln vorstelle, kannst du ins Spielen kommen. Tanzend auf dem Grundrhythmus des Mondgrußes, wählst du deine Spielart mit dem Mond. Du interpretierst für dich, was zu deiner Weiblichkeit passt, wo du dich wohl- und zu Hause fühlst. Es ist ein bisschen so, wie wenn du morgens in den Kleiderschrank schaust. Du kannst in der »Basic-Garderobe« gehen, dann wählst du den Mondgruß ohne weitere Ausprägungen und schaust, was passiert und was der Tag so bringt.

Oder du inszenierst dich und wählst ein ganz bestimmtes Outfit, das zu deiner Stimmung passt oder das dafür sorgen soll, dass du in die jeweilige, gewünschte Stimmung kommst. Danach wählst du ein bestimmtes Kapitel aus den Spielarten des Mondgrußes aus. Oder aber dir fällt die Entscheidung, was du anziehen sollst, eher schwer und du hast auch keine Lust auf »Basic Style«; dann kannst du entweder einfach irgendeine Seite im Buch aufschlagen und dich davon anregen lassen, oder du machst einfach alle sieben Varianten hintereinander!

Und so ist *Female Yoga* ein Buch über Facetten und Inspirationen, mit dem Ansinnen, das eigene »Female Yoga« entstehen zu lassen bzw. die eigene Weiblichkeit ins Yoga zu bringen, egal welches biologische Geschlecht du hast oder in welchem Geschlecht du dich aktuell zu Hause fühlst. Viel Spaß!

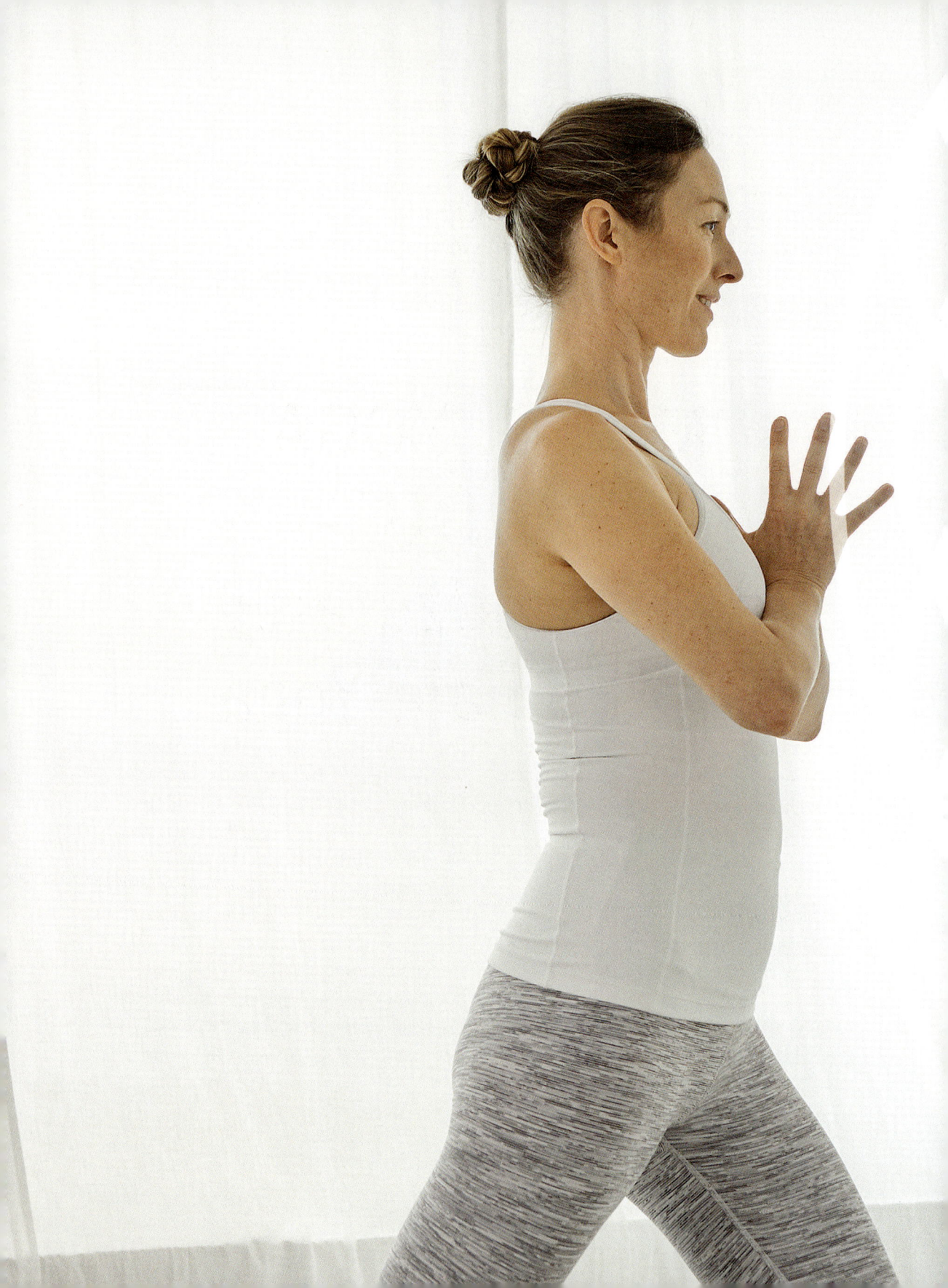

MOND, YOGA UND DU –
die Grundzutaten von Female Yoga

DER MONDGRUSS

Aus dem Schatten ins Licht

Der Sonnengruß ist es, der im Yoga der Pingala Nadi einheizt, und entsprechend küsst der Mondgruß *(Chandra Namaskar)* die Ida Nadi wach. Und doch ist der Mondgruß nur wenig verbreitet und fristet eher ein Schattendasein im Yoga-Kosmos. Er ist also fast schon eine Rarität. Noch vor ein paar Jahren hätte ich gemutmaßt, dass es daran liegen könnte, dass unsere Gesellschaft und auch die Yoga-Welt eher der aktiven Kraft ihre Wertschätzung entgegenbringt. Man merkt aber gerade in den letzten Jahren, dass ruhigere Yoga-Stile wie *Yin Yoga*, die besonders auf den Aspekt der Passivität Wert legen, sehr stark im Kommen sind. Das scheint zu zeigen, dass das Bedürfnis nach Einkehr nicht nur in Bezug auf den Geist – wie etwa in der Meditation –, sondern auch in der Körperlichkeit größer geworden ist.

Was mich vor etwa zehn Jahren so in seinen Bann zog, als ich den Mondgruß in der Stadt Leh in Ladakh, hoch oben im Himalaja, das erste Mal praktiziert habe, war die Kombination aus Passivität und Bewegung. Ich erlebte also Passivität in der Bewegung, und das bedeutete, dass ich mich bewegen durfte, ohne mich zu verausgaben, und dass ich mich entspannen durfte, ohne dabei still sein zu müssen. Darin liegt für mich auch heute noch der Zauber dieser Yoga-Sequenz.

»Praktiziert man den Mondgruß, fühlt es sich an, als würde man sich einmal um sich selbst drehen«, sagte einmal ein Schüler und Yoga-Lehrer, der sich ebenso in den Mondgruß verliebt hat wie ich und heute einer der geschätztesten Lehrer für Yin Yoga in Deutschland ist. »So wie der Mond um die Erde«, ergänzte ich damals. Der Mondgruß ist eine fließende, hingebungsvolle Yoga-Sequenz, die der yogischen Sonne das zurückgibt, was sie schon lange vermisst: ihren kühlen Begleiter.

Wo der Mondgruß ursprünglich herkommt, weiß ich nicht. Und googelt man die Begriffe »Mondgruß« oder »Chandra Namaskar«, finden sich, je nach Schule und Yoga-Stil, verschiedene Formen dieser Sequenz. Zwar existieren wohl deutlich weniger Varianten als beim Sonnengruß, aber auch hier gibt es nicht *den einen* Mondgruß. Was aber die Ausprägungen, die ich gesehen habe, gemeinsam haben, ist die Ruhe, die sie vermitteln. Es scheint also einheitlich darum zu gehen, Ida Nadi durch eine fließende Sequenz in die Yoga-Praxis zu integrieren.

Es wird oft gesagt, dass man den Mondgruß abends machen sollte und den Sonnengruß eher am Morgen. Ich selbst sehe das ein wenig bedürfnisorientierter. Es kann gut sein, dass ich morgens, nach einer stressigen, schlaflosen Nacht, eine andere Art von »Wake-up-Call« brauche als den Sonnengruß und mir der Mondgruß hilft, die fliegenden Gedanken der Nacht wieder auf den Boden der Tatsachen zu bringen. Dann mache ich den Mondgruß auch morgens. Einfach ausprobieren!

Die Sequenz

Stelle dir vor, du hast eine Verabredung. Ihr kennt euch noch nicht lange, aber irgendwie ist da eine ganz tiefe Verbundenheit. Als wärt ihr füreinander bestimmt. Die wenigen Male, die ihr zusammen wart, haben sich von Anfang an angefühlt wie »zu Hause«. Und trotzdem bist du angenehm aufgeregt, so als würde sich ein kühler Schauder auf deine Haut legen. Es kribbelt vielleicht sogar auf der Haut, unter dem Herzen oder in deinem Schoß. Du bist ganz wach und bei dir. Es kann losgehen … und bei mir sieht das so aus: Ich rolle meine Matte aus. Bei uns in der Wohnung ist zu wenig Platz, als dass meine Matte an einem festen Ort liegen bleiben könnte. Aber das macht nichts. Das Ausrollen der Matte gehört für mich bereits mit zur Praxis.

Der Tag liegt hinter mir, die Kinder schlafen, mein Liebster sitzt auf dem Sofa und hört Musik. Eine Kerze brennt auf der Fensterbank neben Shiva. Es braucht nicht viel, um sich mit sich selbst oder dem Mond zu treffen. Für dieses wunderbare Date braucht man eigentlich nicht mal eine Matte. Ich mache leise Musik an, nur um sie kurz danach wieder auszumachen. Meine Freude auf die Begegnung mit dem Mond ist heute so präsent, dass ich sie fast hören kann. »Vielleicht später«, denke ich. Und das ist eigentlich auch schon das Letzte, was ich denke. Die Stille um mich herum beginnt.

1 TADASANA
Berghaltung

AUSATMEN: große Zehen berühren sich – Fersen leicht geöffnet – Arme neben dem Körper – Finger aktiv – Handflächen nach vorn

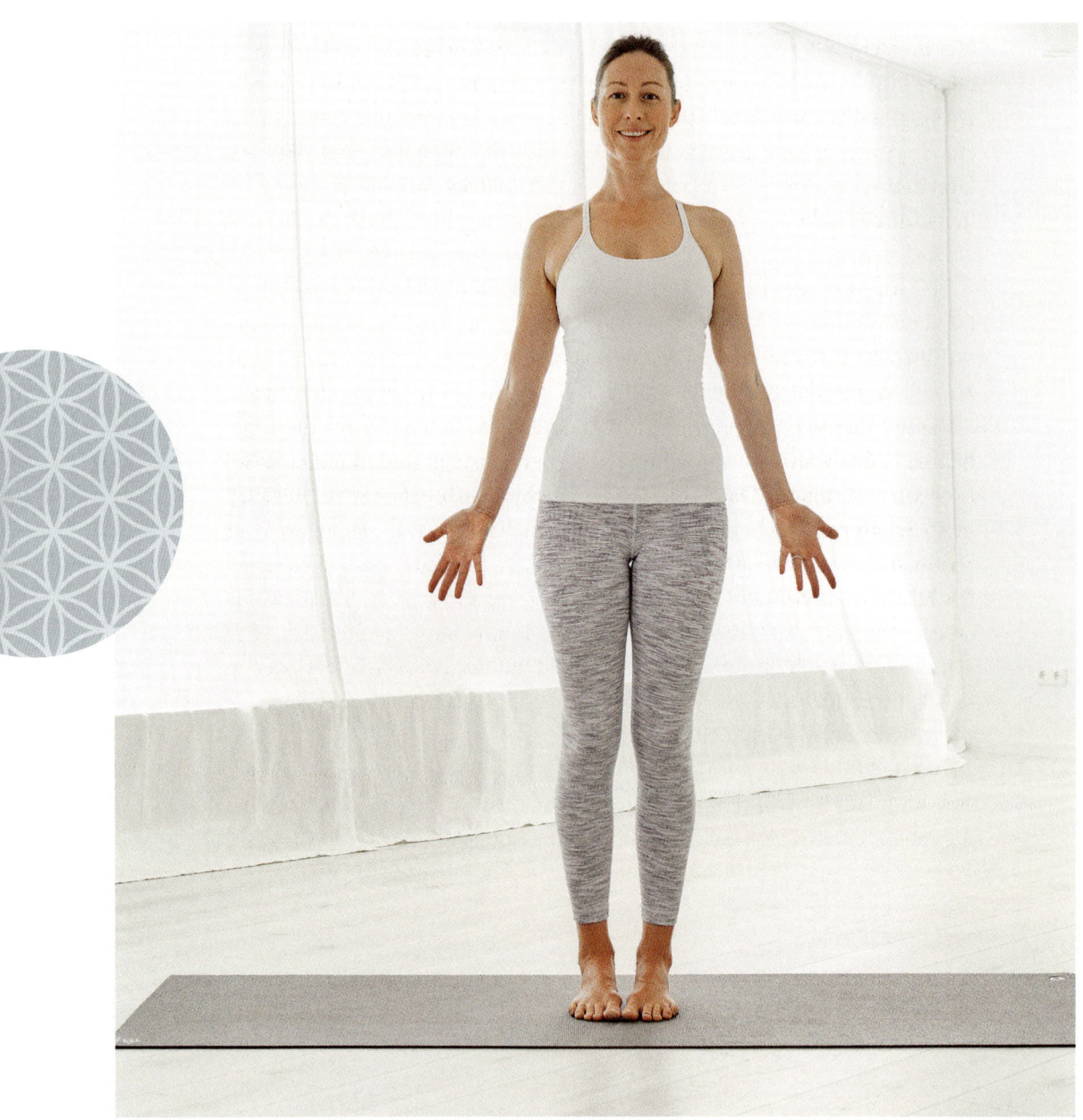

Ich trete auf die Matte, und zwar genau in die Mitte. Dieses Gefühl von Raum, das hier entsteht, ist wie eine erste Umarmung, mit der Gewissheit, dass das unausgesprochene Versprechen, das man sich gegeben hat, nun verheißungsvoll eintritt.

Ich schließe die Füße, sodass sich meine großen Zehen seitlich berühren. Die Fersen öffnen sich dabei fast automatisch ein wenig. Ich hebe meine Zehen noch einmal an und spreize sie weit auseinander. Der Raum, der hier entsteht, überträgt sich auf meinen ganzen Körper, der dadurch auch offener wird, ohne dass ich dazu etwas beitragen muss. Es passiert einfach. Dieses Gefühl von Weite ist die Grundlinie der kommenden Bewegungschoreografie: grenzenlos, raumgreifend und dennoch zentriert. Wie ein Gravitationszentrum, das über unbegrenzte Reichweite verfügt. Spüre ich in meine bis in die Fingerspitzen ausgedehnten Handflächen, die leicht nach vorn zeigen, kann ich diese Reichweite in ihrer Dimension fühlen.

Für ein paar Atemzüge schließe ich die Augen und richte meine Wahrnehmung auf diesen Moment der Ausdehnung, der in meinem Inneren das Gefühl von Freisein auslöst. Dann beginne ich, meine Sinne nach innen zu ziehen und das grenzenlose Spüren auf meinen Körper zu übertragen. Ich spüre meine Fußsohlen im Kontakt mit dem Boden, nehme die angenehme Kühle wahr, die von unten nach oben aufsteigt und in meinem Becken kurz haltmacht. Damit dieser Fluss nicht unterbrochen wird, ziehe ich mein Schambein leicht nach innen und kann fast zusehen, wie dadurch der Strom, der von der Erde beginnend aufgestiegen ist, weiter nach oben steigt. Als Nächstes kommt der Fluss in meinem Herzraum an, wird da ein wenig langsamer, bis ich meine Handflächen noch ein wenig mehr nach vorn wende, wodurch mein Brustraum sich ausdehnt und die Energie wieder an Fahrt aufnimmt, meinen Halsbereich passiert, indem ich mein Kinn ein wenig zum Brustbein senke, und dann mein ganzes Gesicht emporsteigt und sich am Punkt zwischen den Augenbrauen niederlässt. Mein Körper hat sich durch diese Wahrnehmungsreise wie von selbst aufgerichtet. Ich öffne meine Augen, der Blick geht Richtung Horizont. Ich bin bereit. – Du auch?

2 TADASANA
Berghaltung

EINATMEN: Arme über die Seite nach oben führen – Handflächen berühren sich über dem Kopf – Blick nach oben richten

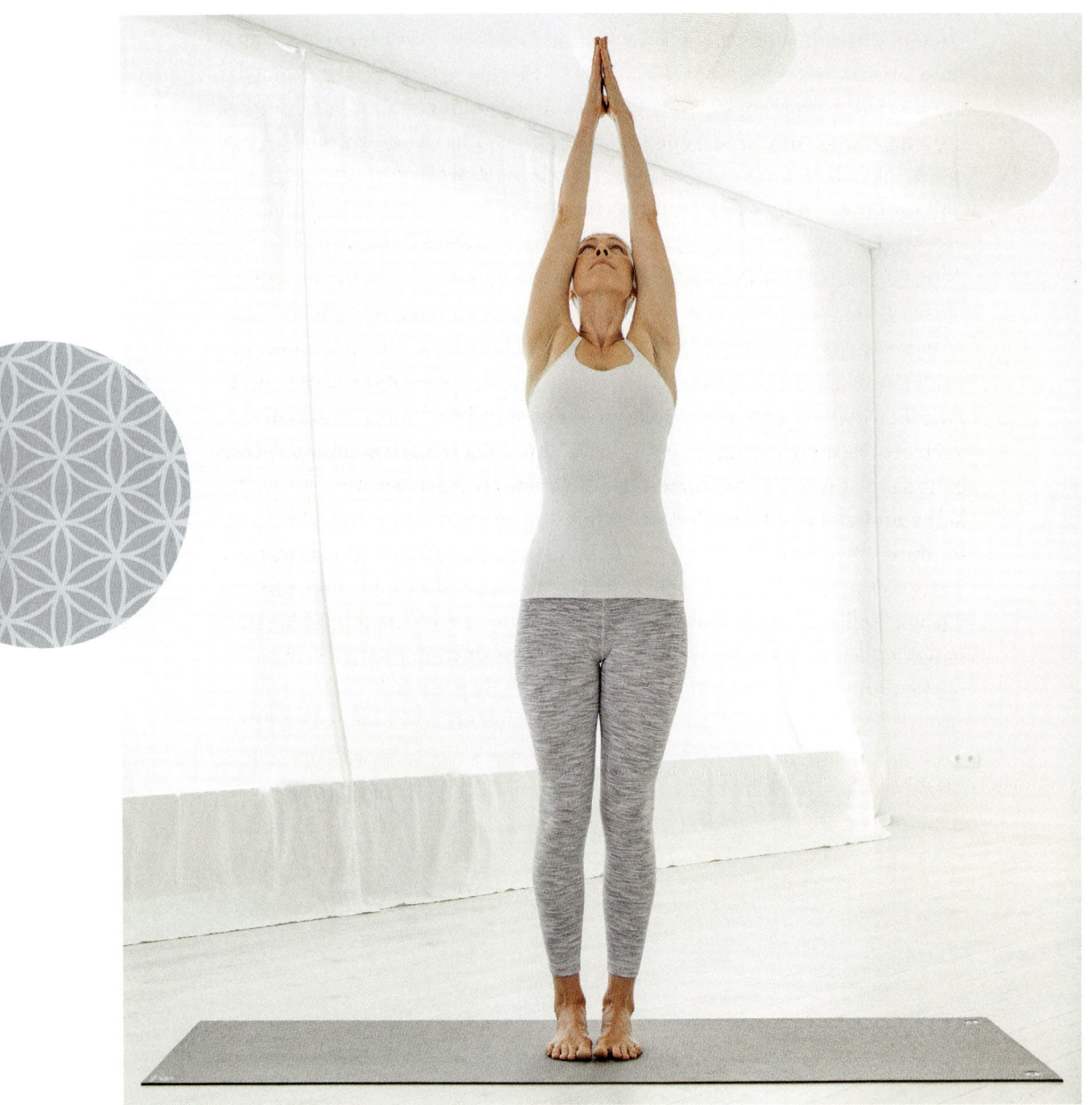

Ich atme ein. Dabei spüre ich, wie die Luft leicht kühl in die Nasenlöcher einströmt. Das kitzelt fast ein bisschen. Die feinen Nasenhärchen stellen sich nach innen hin auf. Der Weg ins Innere beginnt. Ich führe die Arme gestreckt über die Seite nach oben, als würde ich durch Wasser tauchen oder einen Schwimmzug nach oben in die Lüfte machen. Dabei achte ich darauf, nicht den Boden unter den Füßen zu verlieren. Trotz der Aufwärtsbewegung der Arme und der Atmung schenke ich meinen Fußsohlen für einen kurzen Moment meine ungeteilte Aufmerksamkeit. Dann fließe ich weiter nach oben, streife dabei gedanklich mein Becken, um sicherzugehen, dass mein Schambein noch für Aufrichtung sorgt, und lasse dann meinen Blick der fließenden Aufwärtsbewegung folgen, während sich der Kopf leicht in den Nacken legt. Meine Handflächen kommen gleichmäßig aufeinander zu und berühren sich genau über meinem Kopf, wie zwei Verliebte, die langsam und den Blick nicht voneinander lassend aufeinander zugehen. Von den Fingerspitzen über die Handflächen bis zu den Handballen schmiegt sich hier Haut an Haut, und der Blick richtet sich auf dieses nahtlose Einssein der beiden Hände. Oder ich übertrage diese körperliche Vereinigung der Hände auf die gespürte Vereinigung von Ida und Pingala am Punkt zwischen den Augenbrauen, indem ich meine Wahrnehmung und vielleicht auch die Augen selbst auf diesen Punkt richte. Hier wird alles eins, und doch bleiben die zwei. Die Schönheit der Polarität als Hochzeit der Gegensätze lädt zum Innehalten ein. Und so entscheide ich mich manchmal, diese Verbindung für einige Momente zu genießen und zur Trauzeugin zu werden. Entweder indem ich im Atem innehalte und die Stille genieße oder indem ich wie beiläufig sanft weiteratme. Aber auch wenn ich weder den Atem anhalte noch ein paar Atemzüge verweile, lasse ich mir den kurzen Moment im Bemerken dieser Vereinigung nicht entgehen.

3 TADASANA
Berghaltung

AUSATMEN: Arme bleiben gestreckt – Kopf zentrieren – Blick nach vorn richten

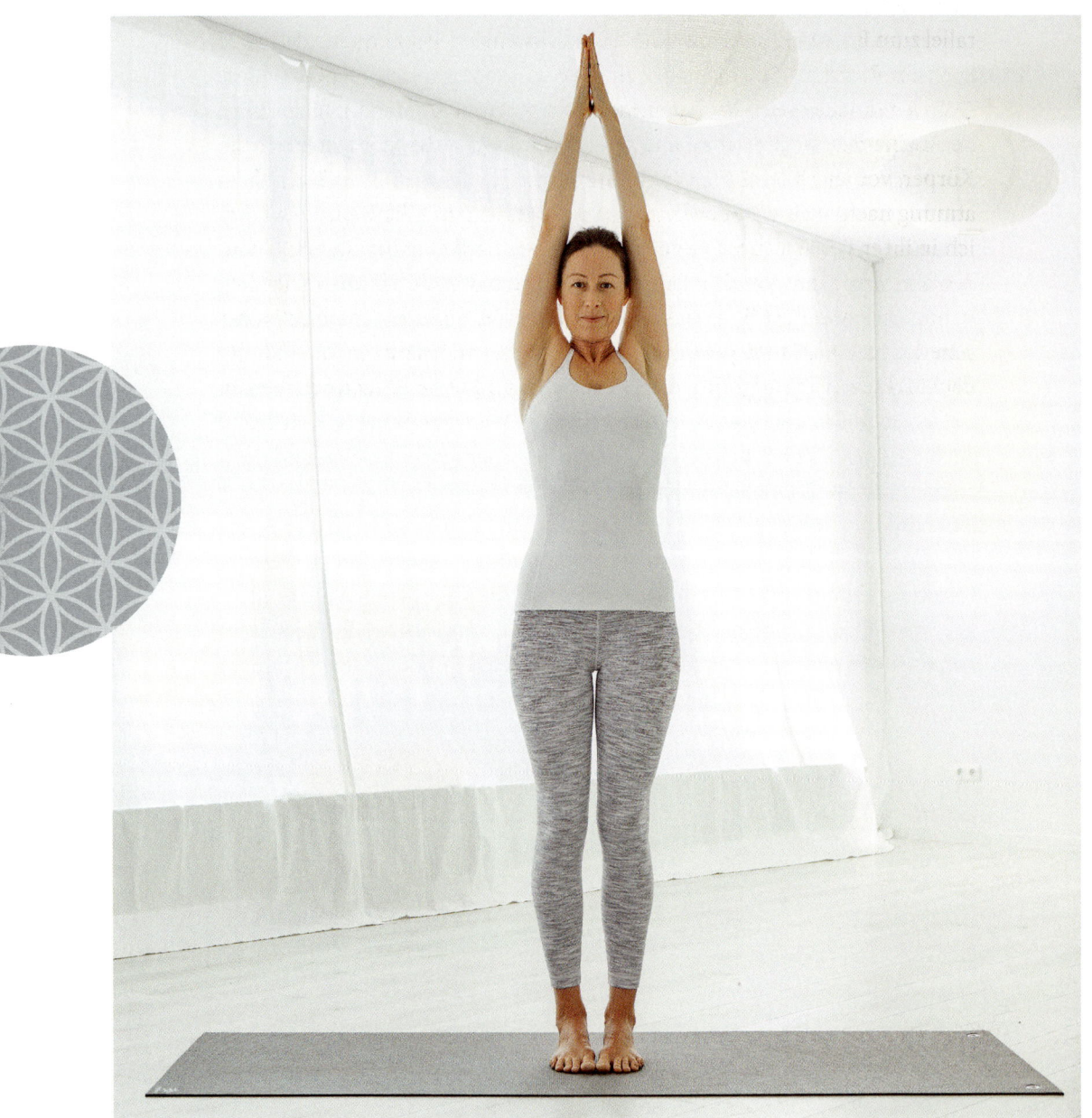

Das Schöne an der gehaltenen Einatmung (in Haltung 2) ist, dass der Impuls zur Ausatmung wie von allein kommt. Und so warte ich, bis der Wunsch zu atmen in mir erwacht, oder ich schließe mich der nächsten Ausatmung an, die mich in die folgende Haltung trägt.

Der Ausatem ist in sich selbst von einer Abwärtsbewegung getragen, auch wenn das Zwerchfell aufsteigt. Dieser Abwärtsbewegung schließen sich mein Kopf und meine Augen einfach an. Mein Kinn sinkt, bis es parallel zum Boden ist, und mein Blick senkt sich wie die untergehende Sonne langsam Richtung Horizont, um dort zu verweilen. Obwohl meine Arme sich weiter nach oben strecken und das Halten bis in die Fingerspitzen meine Aufmerksamkeit fordert, entspanne ich in der Ausatmung den ganzen Körper, vor allem das Zwerchfell. Mein Atem, der mich vorher in der Einatmung nach oben getragen hat, sinkt nun langsam mit der Ausatmung, die ich in ihrer Bedächtigkeit zelebriere, tiefer in den Bauch hinein und bis ins Becken, wo er sich geradezu auflöst. Ich spüre erneut den Moment der sich andeutenden Atemstille und die damit verbundene Leere, der ich entweder innerlich die Hand reiche, um mit ihr ein wenig zu verweilen, oder als gedachtes kleines Sprungbrett nutze, um weiter durch die Sequenz zu fließen.

4 TIRYAKA TADASANA
Palmenhaltung

EINATMEN: Hüften parallel – Oberkörper aus der Taille nach links neigen – Arme gestreckt – Blick nach rechts oben richten

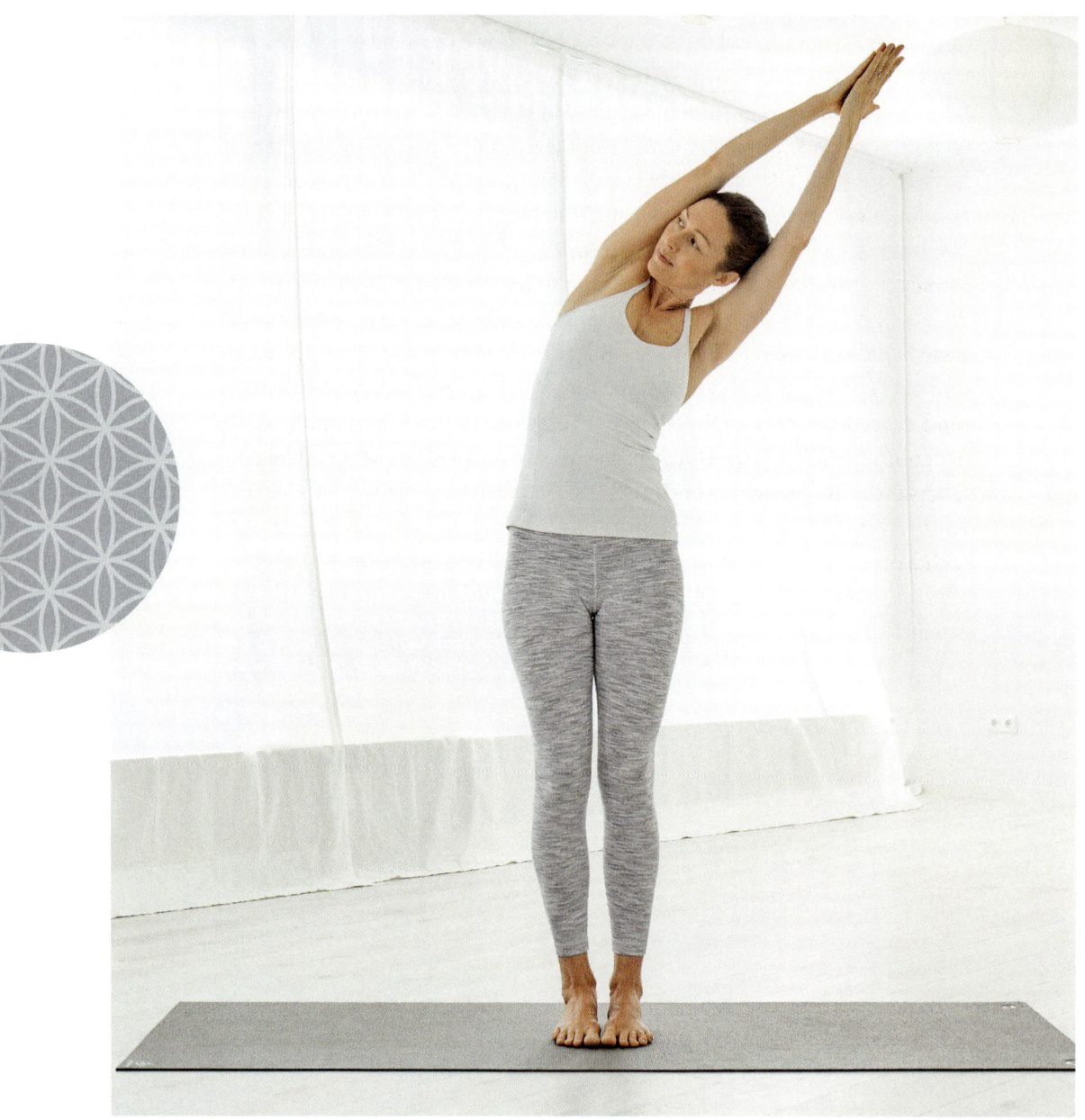

So wie mich die Ausatmung geerdet hat, so trägt mich nun die Einatmung wieder nach oben, auch wenn das Zwerchfell hier nun sinkt. Durch die Bauchmuskeln inspiriert, ziehen sich meine Zwischenrippenmuskeln und auch die Muskeln des Zwerchfells zusammen. Mein Brustkorb hebt sich, und ich gewinne an Aufrichtung. Ich nutze diesen Auftrieb durch die Vergrößerung des Brustraums und der Lungen und den Platz, der durch das sich senkende Zwerchfell entsteht, und neige mich geführt mit dem Oberkörper nach links. Ich beginne links, damit sich Ida freut, denn schließlich ist der Mondgruß ihre ganz persönliche Ode. Die Aufmerksamkeit, die nun links präsent ist, kann nur deswegen entstehen, weil Pingala rechts wacht. Pingala sorgt durch die Präsenz des rechten Fußes am Boden für Stabilität und damit dafür, dass Ida sich fallen lassen kann, ohne in sich zusammenzusinken. Was für ein schönes Bild! Der eine denkt den anderen mit, auch wenn er oder sie augenscheinlich nicht zu sehen ist. Und so ist der Mondgruß für mich auch immer ein Liebesbeweis von Pingala an Ida, von der männlichen an die weibliche Energie. Denn ohne das eine könnte das andere sich nicht ausdrücken. Und so trägt die Einatmung zur Aufrichtung und der rechte Fuß zur Stabilität bei, wobei sich die rechte Seite dehnt, während die linke Seite des Oberkörpers nachgeben darf, sinken kann und wie nebenbei die linksseitigen Organe wie Magen und Milz massiert. Der ganze Oberkörper ist gebogen wie eine Halbmondsichel oder eine sich wiegende Palme. Sobald ich meine Endposition hier erreicht habe, blicke ich nach rechts oben, wobei mein Kopf der Bewegung der Augen folgt, so als würde ich zum Mond hinaufschauen, um ihn zu begrüßen und zum weiteren Tanzen aufzufordern.

5 TADASANA
Berghaltung

AUSATMEN: Hüften parallel – Oberkörper zurück zur Mitte – Arme bleiben über dem Kopf – Blick nach vorn

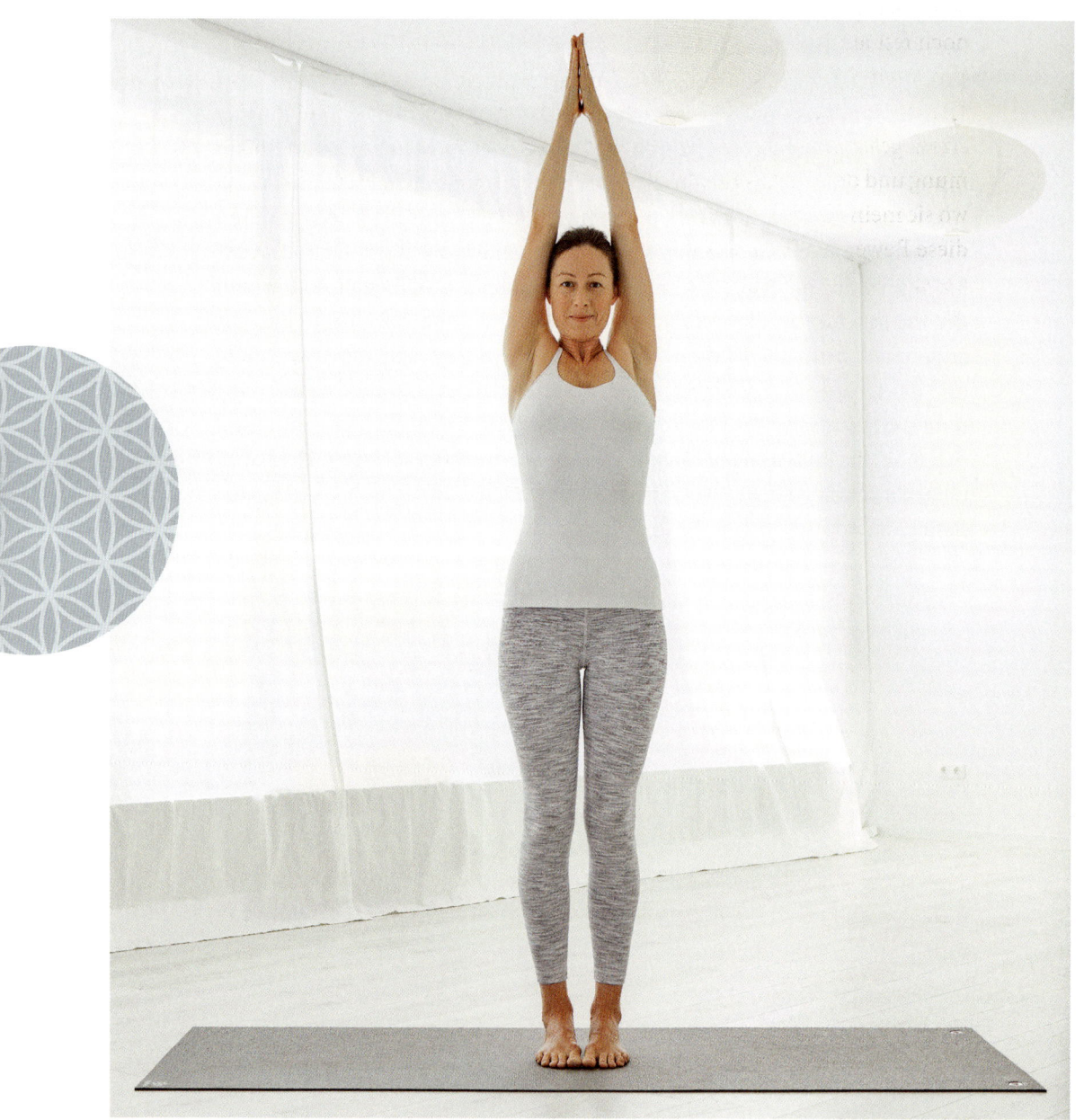

Zu diesem Tanz gehört, dass wir uns darin abwechseln, wer gerade führt. Und so lasse ich mich vom Mondlicht mit der nächsten Ausatmung in die Aufrichtung zurückschieben. Der Mond begleitet mich dabei und folgt meiner Bewegung, so wie ich davor seiner. Ich habe das Gefühl, dass ich selbst zum Mond werde, und das Licht des Mondes, das ich von der Seite erspäht habe, nun ganz in mich aufnehmen und in meinen Schoß sinken lassen kann, obwohl meine Arme gestreckt bleiben. Die Füße sind immer noch fest am Boden, so als würde ich barfuß auf weicher, kühler Erde stehen. Mein Blick geht nach vorn, ich habe die Orientierung nach meinem kleinen Ausflug in die Monddimension wieder auf die Erde und ihren Horizont gelenkt. Die kühle Mondenergie sinkt zusammen mit meiner Ausatmung und dem Entspannen meiner Bauchmuskulatur in meinen Unterleib, wo sie mein Becken und meine Geschlechtsorgane wach küsst. Könnte man diese Bewegung in einem Bild sichtbar machen, dann wäre sie eine blaue, angenehm kühle Kugel auf Höhe des Schambeins, die ihr Licht nach außen schimmern lässt.

6 TIRYAKA TADASANA
Palmenhaltung

EINATMEN: Hüften parallel – Oberkörper aus der Taille nach rechts
Arme gestreckt – Blick nach links oben richten

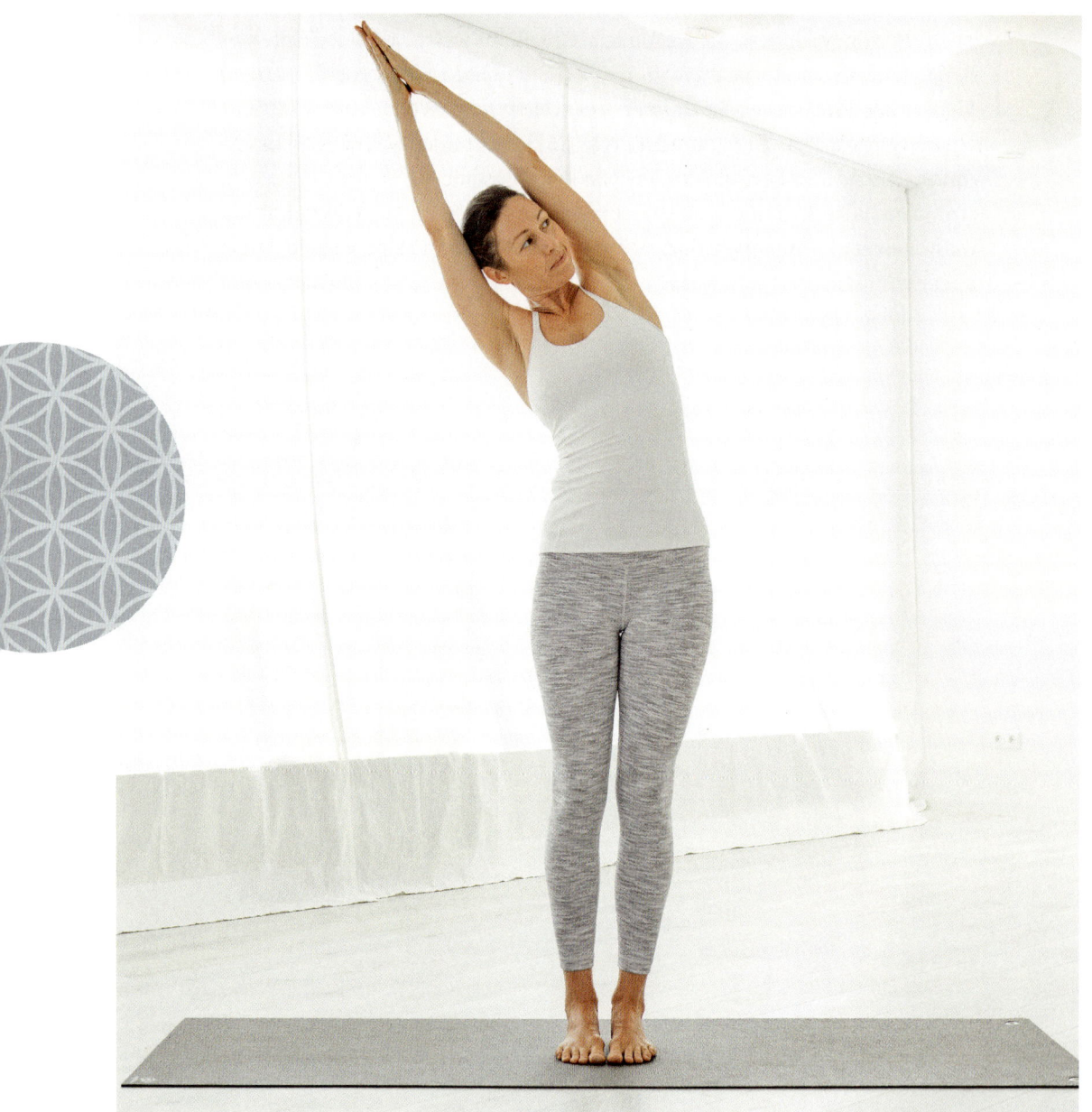

Manchmal habe ich hier das Gefühl, ich könnte stundenlang so mittig stehen bleiben, ich und die Kugel in meinem Schoß. Aber der Mond hat sich schon an mir vorbeibewegt und sich schräg oben auf die linke Seite gesetzt. Wie bei der Gezeitenbewegung von Ebbe und Flut schiebt er mich von sich und dann wieder zu sich, und ich pendele mit meiner nächsten Einatmung wie von selbst nach rechts und blicke nach links oben. Würde ich meine linke Fußaußenkante nicht fest im Boden verankern, würde ich vermutlich umfallen, so stark ist der Magnetismus. Meine linke Seite, die Mondseite, wird vom Mond – wie es bei zwei gleichen Polen der Fall ist – weggedrückt. Ich sinke immer tiefer in meine rechte Seite hinein, wodurch sich meine linke Seite aufspannt und streckt. Ich lasse den Mond dabei nicht aus den Augen und genieße das Kräftespiel, in das ich mich hinein ergießen kann. Ein Lächeln macht sich um meine Mundwinkel breit. Gleich haben wir es geschafft. Wir haben uns vertraut gemacht, und der weitere Tanz kann beginnen.

7 TADASANA
Berghaltung

AUSATMEN: Hüften parallel – Oberkörper zurück zur Mitte – Arme bleiben über dem Kopf – Blick nach vorn

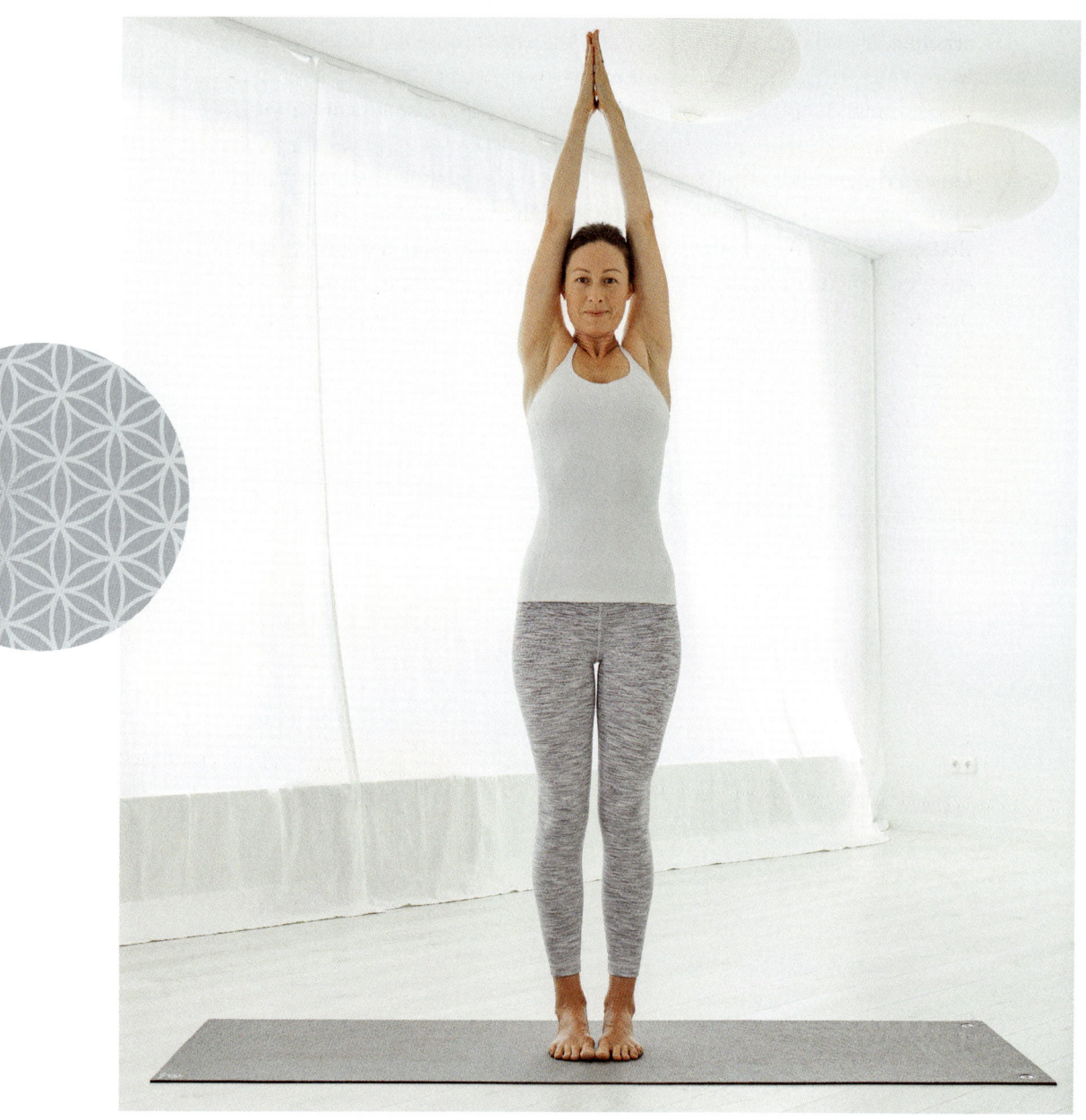

Ich kehre noch einmal zur Mitte zurück. Die Ausatmung trägt mich. Es ist ungewohnt, mit der Ausatmung nach oben zu kommen und mich aufzurichten. Eigentlich übernimmt das normalerweise die Einatmung. Was mir jedoch immer wieder auffällt, ist, wie anmutig und besonders es sein kann, sich nicht »aufrichten zu lassen«, sondern sich entgegen dem Impuls von ganz tief drinnen selbst aufzurichten und sich selbst zu tragen. Es ist mit einem leichten Widerstand verbunden, als würde man gegen die Schwerkraft arbeiten, aber es birgt die Schönheit in sich, den Auftrieb zu finden, auch wenn er vielleicht nicht sofort erkennbar ist. Es mag auf den ersten Blick als Führungsimpuls ein wenig filigran wirken, aber ich nehme mir hier das Augenbrauenzentrum zu Hilfe, als würde ich mich von hier aus »anschalten« und den Oberkörper zu führen beginnen. Dieser Punkt wird auch »Kommandozentrale« genannt, und so verbinde ich mich sowohl mit dieser Bedeutung als auch mit dieser Kraft, während ich mich aufrichte. Oben angekommen spüre ich ein letztes Mal die Streckung in meiner gesamten Körperlänge, bevor der Rhythmus der Hüftöffner und das Vorbeugen beginnen.

8 ARDHA CHANDRASANA
Halbmondhaltung

EINATMEN: Ellbogen nach unten sinken lassen – Unterarme aufstellen – Handflächen nach vorn – Finger aktiv gespreizt – Beine grätschen – Knie beugen

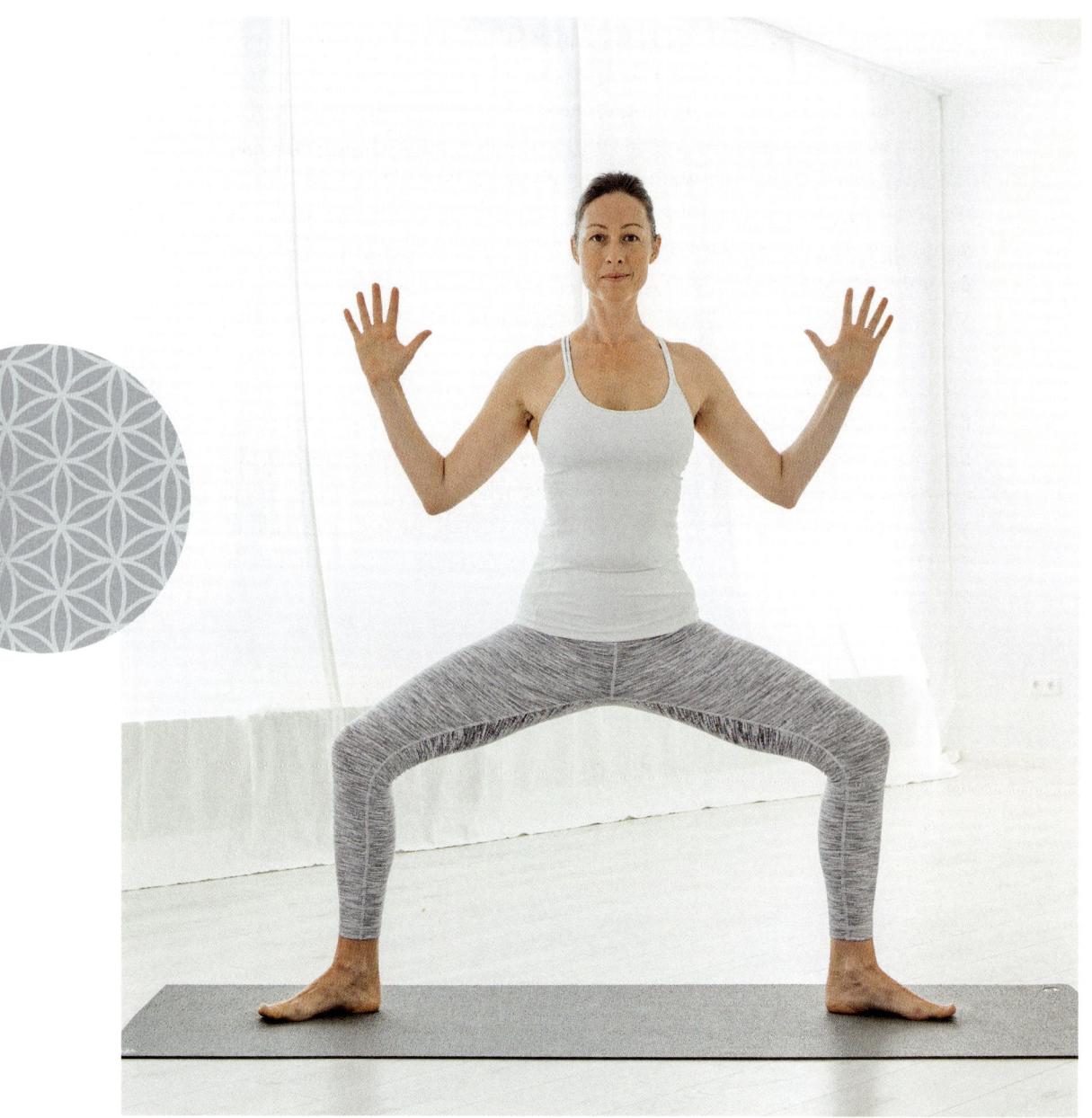

Ich atme ein und löse die Handflächen voneinander, ohne die innere Verbindung zu verlieren. Meine Ellbogen sinken entspannt nach unten, was sich nach dem langen Halten wohltuend anfühlt. Meine Unterarme sind aufgestellt, und die Handinnenflächen zeigen nach vorn. Ich spüre hier noch die aufgeladene Verbindung der vorherigen Berührung, die nun nach außen strahlt. Manchmal spreize ich die Finger ganz besonders weit, wenn die Energie sich verteilen will, und manchmal halte ich sie bei mir mit ein wenig geschlosseneren Fingern. Die Ellbogen sind etwa auf Taillenhöhe, die Unterarme aufgestellt. Gleichzeitig mit der Armbewegung und in einem synchronen Ablauf von Atem und Bewegung sinke ich mit dem Becken in eine Grätsche, indem ich mit dem linken Bein nach links und mit dem rechten Bein nach rechts trete. Mein Schwerpunkt im Becken schwebt nun über dem Punkt, wo eben noch meine Füße standen. Ich erobere nun, nach dem Begrüßungsritual mit dem Mond, zum ersten Mal ganz bewusst den Raum und tauche in die Tiefen weiblicher Unbegrenztheit ein. Mein Becken sinkt tiefer und tiefer, während meine Aufrichtung im Schambein bestehen bleibt, damit die vertikale Linie zum Schambein nicht gewölbt oder unterbrochen ist, sondern mein Unterleib mit dem Herzen kommunizieren kann. Dazu ist es wichtig, dass die Zehen nur so weit auswärts gedreht werden, wie es die Hüften erlauben. Das kann man an den Knien erkennen, die dazwischen die Stellung halten und weder nach innen gekippt noch nach außen gedreht sein sollten. Gleiches gilt für die Fußgelenke. Ich gehe nur so tief, wie es schmerzfrei möglich ist, und dann lasse ich mich körperlich, gedanklich und seelisch sinken.

9 CHANDRASANA
Mondhaltung

AUSATMEN: Beine strecken – Arme auf Schulterhöhe strecken – Handflächen zeigen nach oben

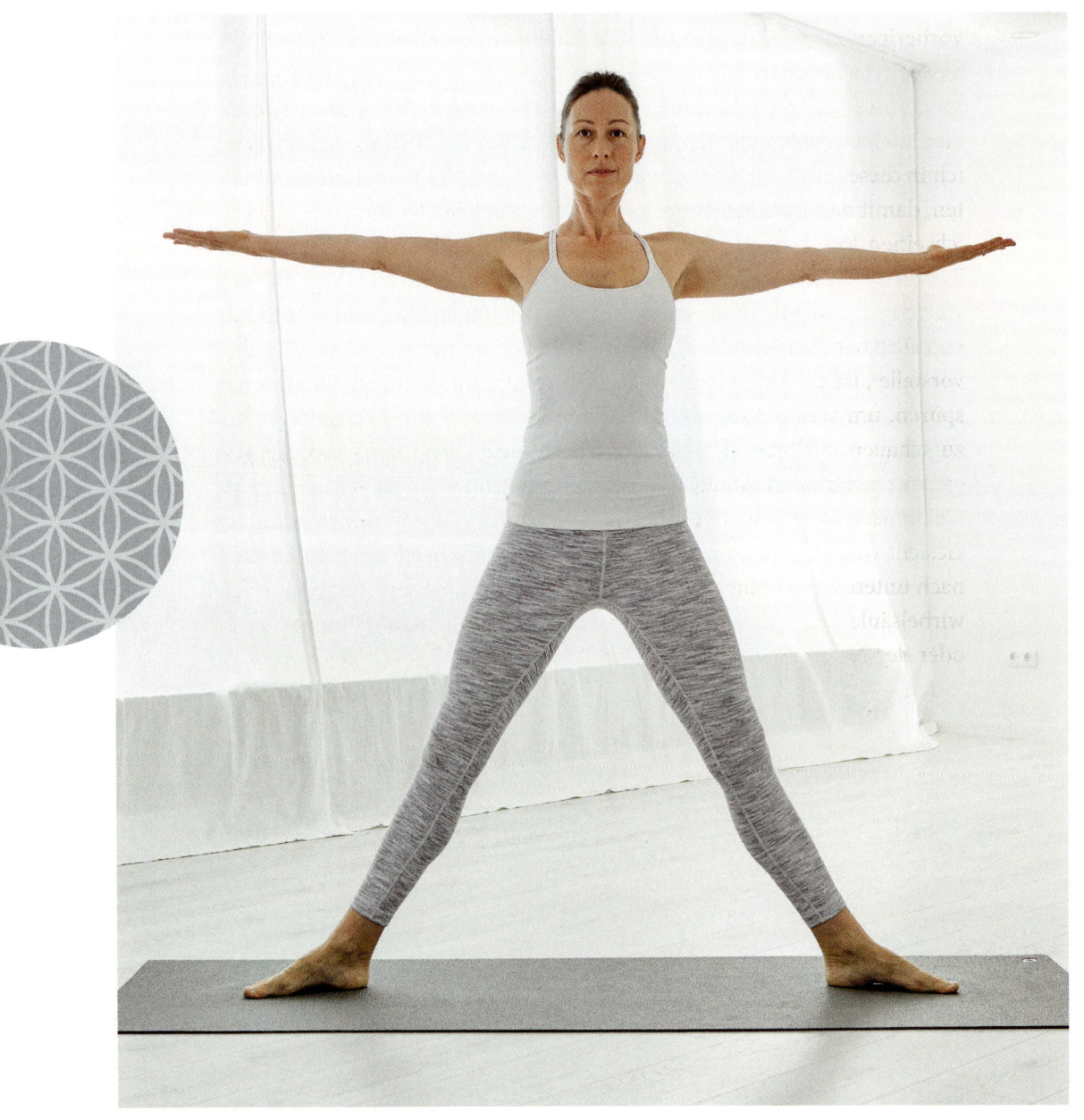

Oft nutze ich auch hier die Atemstille, um noch mehr zu fühlen und zu genießen. Doch irgendwann kommt er, der Impuls zum Ausatmen. Mal früher, mal später. Ich spüre, wie die Ausatmung, in der Brust beginnend, nach unten sinkt. Wie ein Fahrstuhl, in den ich dann mit meinem Körper einsteige, und ich beginne meine Beine und Arme zu strecken. Das mache ich manchmal gleichzeitig, aber manchmal auch nacheinander – erst die Beine, dann die Arme. Meine Beine kennen die Streckung von den vorherigen Haltungen schon und strecken sich leicht in die Aufrichtung, obwohl die Grätsche dazugekommen ist. Die Arme sind auf Schulterhöhe ausgestreckt, und die Handflächen zeigen nach oben. Ich spüre, wie mein Herz sich zu regen beginnt. Das fühlt sich schön an, lebendig, und so drehe ich in dieser Haltung meine Daumen noch ein wenig nach hinten und unten, damit der Herzraum noch mehr Platz bekommt. In Gedanken zeichne ich einen Kreis um mich herum, so wie es Leonardo da Vinci[1] in seiner berühmten Zeichnung zum Goldenen Schnitt[2] gemacht hat. Es geht in der Haltung um Ausdehnung und um Ausgeglichenheit. Man spürt das Runde von allen Seiten und ist doch mittendrin. Diese Kreisform, die ich mir dabei vorstelle[3], ist ein visueller Impuls für mich, um mein eigenes Rundsein zu spüren, um weniger auf meine Ecken und Kanten und Unstimmigkeiten zu schauen und eher das harmonische Runde, das »perfect picture« und »picture perfect«[4] zu sehen. Ich kann hier beginnen, mich auf mich selbst einzulassen, ohne Ziel und Zeit, ganz im Raum, ganz in mir selbst. Mein Gesicht wird weich, und die Schultern sinken mit meinem leisen Seufzen nach unten. Es entsteht Platz im Nacken, die Spinalnerven in meiner Halswirbelsäule können sich ausbreiten, meine letzte Anspannung des Tages oder der Nacht kann verschwinden. Ich bin fast selbst zum runden Vollmond geworden.

10 PARIVRITTA TRIKONASANA
Gedrehte Dreieckshaltung

EINATMEN: Oberkörper nach links drehen – Hüften und Füße drehen mit – Arme auf Schulterhöhe · Handflächen nach unten

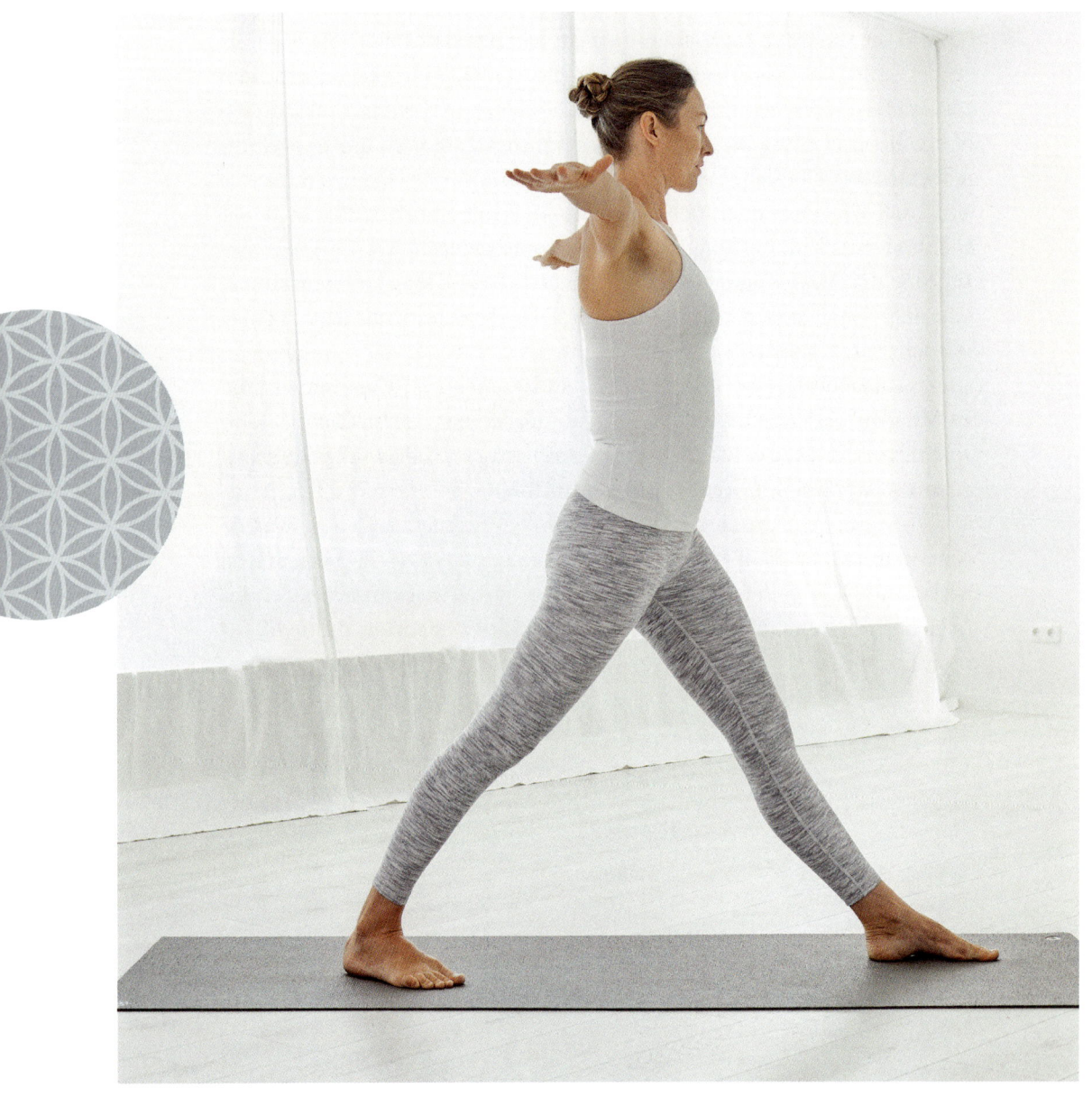

Weil ich die Sequenz schon so gut kenne, freue ich mich an dieser Stelle auf das, was jetzt kommt: Mit der Einatmung drehe ich mich nach links. Das mache ich ganz behutsam und geführt, wie auf Schienen. Zuerst drehe ich den Oberkörper mit den gestreckten Armen nach links, bis ich merke, dass sich die Drehung auf meine Knie zu übertragen beginnt. Ich drehe dann beide Fußspitzen zur kurzen Mattenseite hin, sodass meine rechte Hüfte entspannt nachziehen kann. Für einen kurzen Moment blicke ich nach unten, nur mit den Augen, um zu überprüfen, ob meine Zehenspitzen zur Mattenkante ausgerichtet sind und die Fußaußenkanten parallel zur langen Mattenkante stehen. Den hinteren Fuß drehe ich nur so weit ein, wie meine rechte Hüfte sich nach vorn bringen lässt und ich noch das Gefühl habe, einen guten Stand zu haben. Ich nehme für einen Moment diesen neuen Stand wahr und drehe dann mit einer sanften, aber entschiedenen Geste meine Handflächen nach unten. Sofort spüre ich, wie dadurch mein Stand noch mehr an Halt gewinnt. Durch diese Drehung bekommt der Raum, der in der Halb- und Vollmondhaltung entstanden ist, eine weitere Dimension, nämlich die der Tiefe, in die der Körper durch die Drehung eintritt. Alle Seiten des Mondes werden nun beleuchtet: vorn, hinten, links, rechts, unten und oben. Meine Kopfkrone strebt zur Decke. Der Magnetismus des Mondes ist deutlich spürbar und sorgt dafür, dass ich mich im Raum nicht verliere. Mein Zentrum ist in dieser Haltung vom Herzen in die Mitte meines Schädels gewandert, wodurch das Zentrum der Intuition[5] beginnen kann zu strahlen. Meine Füße geben mir hier den Halt am Boden, den ich brauche, um nicht abzuheben. Ebenso stabilisiert mich mein Becken in der Ruhe, und mein Herz weist den Weg nach vorn. Alle Dimensionen sind also in einer Haltung anwesend. Das empfinde ich als das ganz besondere Geschenk dieses Grußes an den Mond.

11 PARIVRITTA TRIKONASANA
Gedrehte Dreieckshaltung

AUSATMEN: Oberkörper und Arme weiter nach links drehen – Hüften und Füße stabil – Handflächen senkrecht aufstellen – Daumen nach oben – Blick zur hinteren Hand

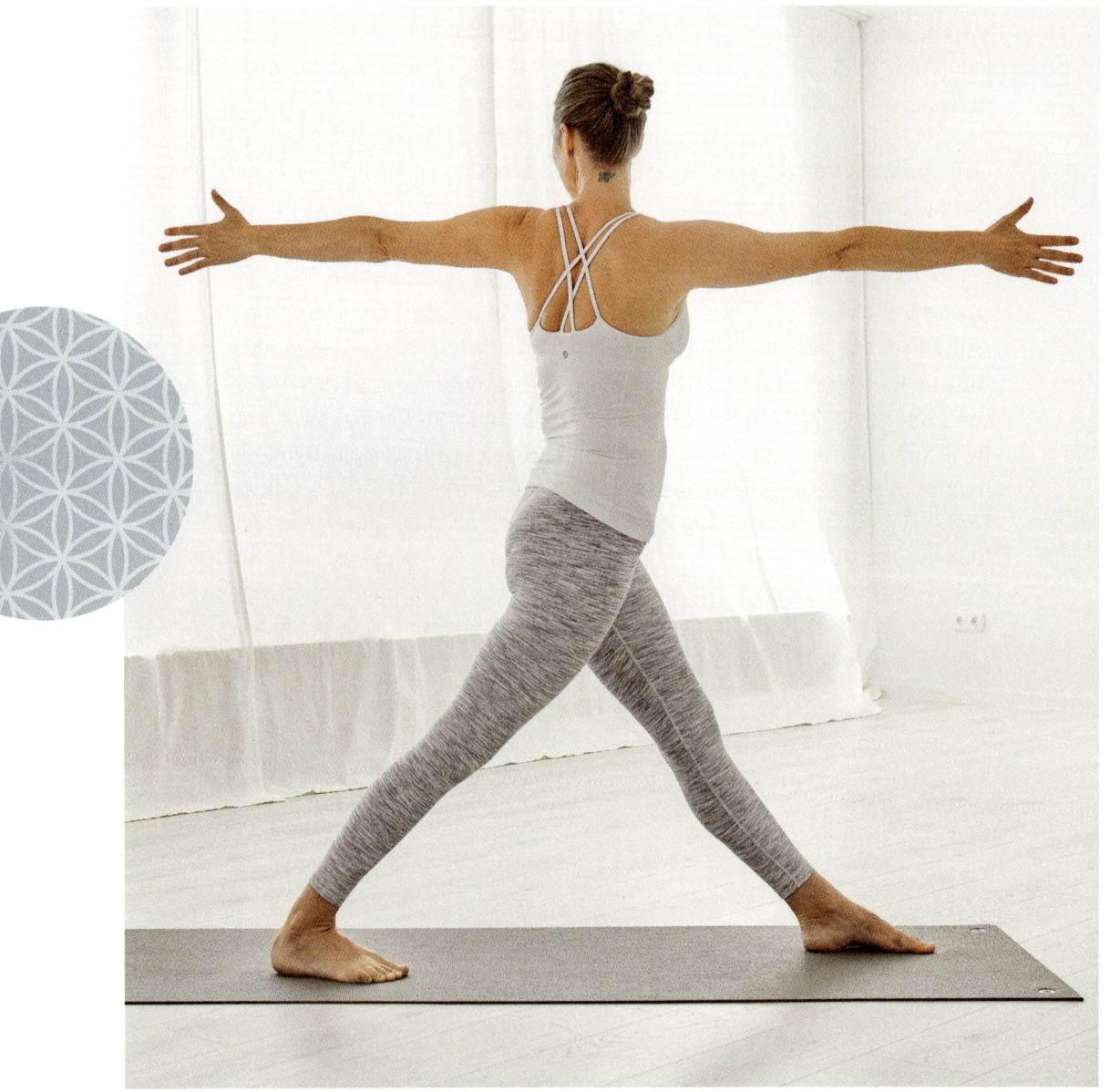

Ich nutze den inneren Schwung der begonnenen Drehung aus der Einatmung und drehe mich mit der Ausatmung einfach weiter. Dabei bleiben die Füße, die Beine und das Becken, als würden sie nichts von der Drehung mitbekommen, so wie in der Haltung zuvor. Der Oberkörper dreht sich aus der Taille so weit nach links, wie ich mich um mich selbst winden kann. Die Arme folgen der Bewegung und versuchen, eine Position parallel zur Längsseite der Matte zu finden. Mein Kopf dreht mit der Bewegung mit, so weit es angenehm ist für meine Halswirbelsäule, und der Blick versucht, die hintere Hand zu erhaschen. Um meine Ausrichtung zu unterstützen, die leicht in der Drehung in sich zusammensinken könnte, drehen meine Daumen nach oben, wodurch sich die Handflächen aufstellen. Um mein Zentrum im Bauch, das gerade seitlich ganz schön gedehnt und in der Drehung komprimiert wird, ziehen mich meine Arme in zwei verschiedene Richtungen. Der linke Arm zieht nach links, was in dem Fall hinten ist, und der rechte nach rechts, was in dem Fall vorn ist. Ich bin »irgendwo dazwischen«, was sich gut anfühlt, denn genau da, im Dazwischen, finde ich mein Zentrum wieder; da ist meine Quelle der Aufrichtung. Es erinnert mich an die Verrenkungen, die ich am Tag vollbringen muss, mit all den unterschiedlichen Aufgaben, den verschiedenen Erwartungen, von anderen, aber allen voran auch von mir selbst. Hier, in dieser Haltung kann ich in Entspannung und Ruhe spüren, dass, egal wie es um mich herum zieht und zerrt, ich mich in mir ein- und ausrichten kann. Ein Bild, das mich nicht nur durch diese Sequenz, sondern auch durch den Tag trägt.

Möchtest du den Mondgruß in einer tieferen, bodennaheren Variante ausführen, dann findest du die Haltungen 11 bis 21 und Haltung 23 im Abschnitt »Varianten für Fortgeschrittene«.

12 PARSHVOTTANASANA
Haltung der gestreckten Flanken

EINATMEN: Oberkörper zurückdrehen – Hände auf den vorderen Oberschenkel legen – Hüften parallel – Schultern nach hinten wandern lassen – Blick nach vorn

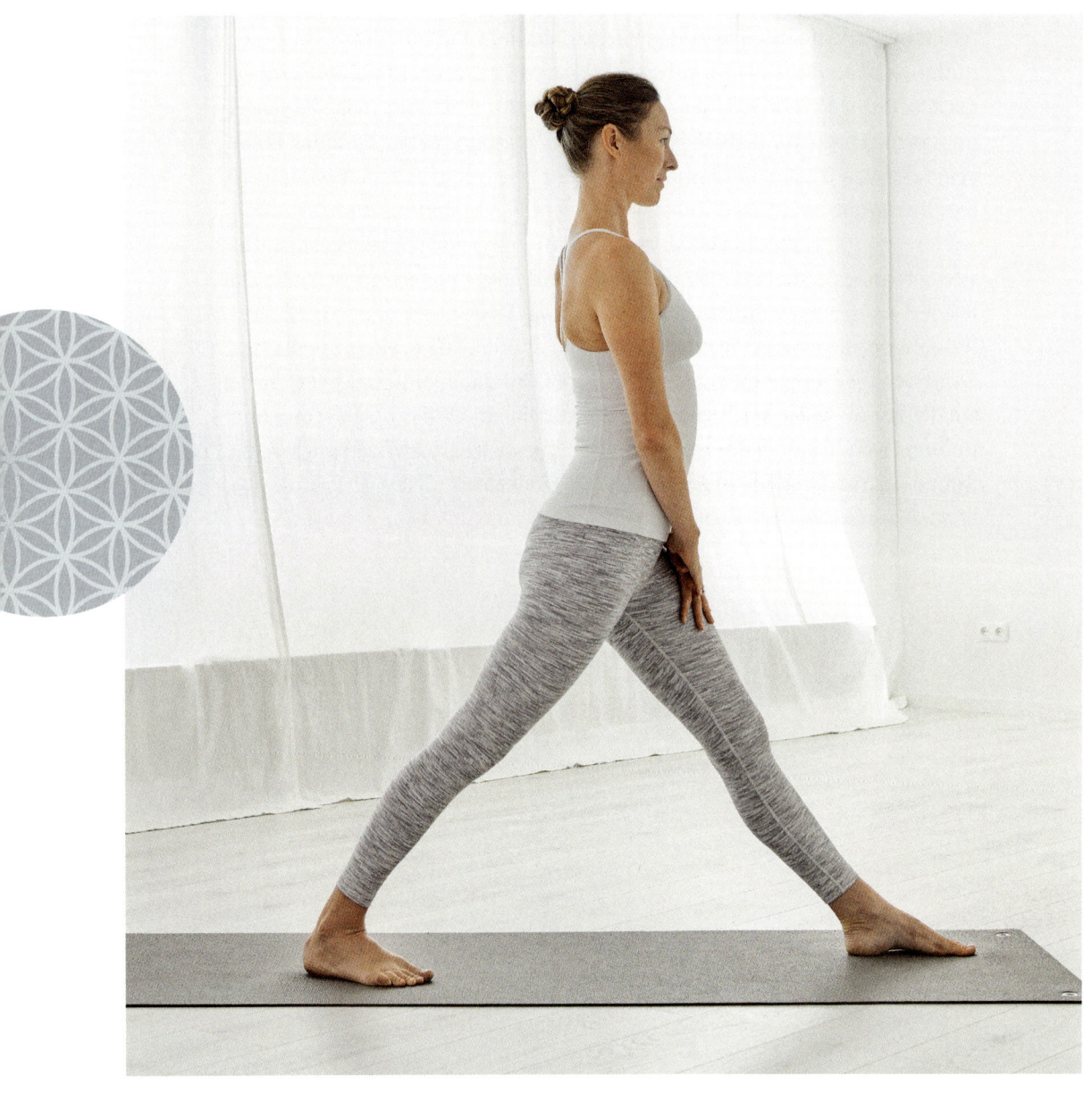

Während ich meinen Oberkörper mit der Einatmung aus seiner Verschraubung löse und er fast wie von allein in die Achse der frontalen Ausrichtung zurückfindet, lasse ich die gestreckten Arme noch während der Drehung langsam sinken. Das alles passiert fast wie von selbst, als würde der Körper in seine ursprüngliche Form, egal wo man sich gerade aufgehalten hat, ganz organisch zurückfinden. Meine Hände lege ich auf den vorderen Oberschenkel. Ich habe es mir zur Gewohnheit gemacht, die Hände übereinanderzulegen – und zwar so, dass ich noch genügend Spielraum in der Armlänge beibehalte, dass ich meine Schultern nach hinten wandern lassen und mein Herz sich nach vorn ausbreiten kann. Das ist hier ganz wichtig, denn dies ist die Haltung der gestreckten Flanken. Und gleichzeitig ist es die Haltung, die die erste Vorbeuge vorbereitet. Um die Vorbeuge geführt und zunächst mit geradem Rücken zu üben, achte ich hier besonders auf meine Lendenwirbelsäule. Ich überprüfe noch einmal, ob die Hüften parallel sind und die organische Innenkrümmung in der unteren Wirbelsäule auch stattfinden kann, wobei ich mithilfe des bewussten inneren Blicks auf das Schambein einer Überstreckung[6] gegensteuere. Ich mag es, mich hier für die Vorbeuge bereit zu machen; im Grunde leite ich sie damit schon ein. Durch den Fokus auf die Stabilität in den Füßen, Knien und im Becken baue ich die Stützung des Rückens auf, durch die sich die Wirbelsäule schon hier in ihrer natürlichen Form nach oben schlängeln kann. Mein Brustraum ist weit, das Kinn parallel zum Boden, der Blick geht Richtung Horizont, und meine Kopfkrone strebt zur Decke. Das Loslassen kann beginnen.

Möchtest du den Mondgruß in einer tieferen, bodennaheren Variante ausführen, dann findest du die Haltung 12 im Abschnitt »Varianten für Fortgeschrittene«.

13 PARSHVOTTANASANA
Haltung der gestreckten Flanken

AUSATMEN: Handflächen bleiben auf den Oberschenkeln – Oberkörper gerade nach vorn beugen – Herzraum noch einmal heben – Oberkörper sinken lassen – Rücken darf sich runden – Nase Richtung Knie oder bis ganz zum Knie – Nacken entspannt

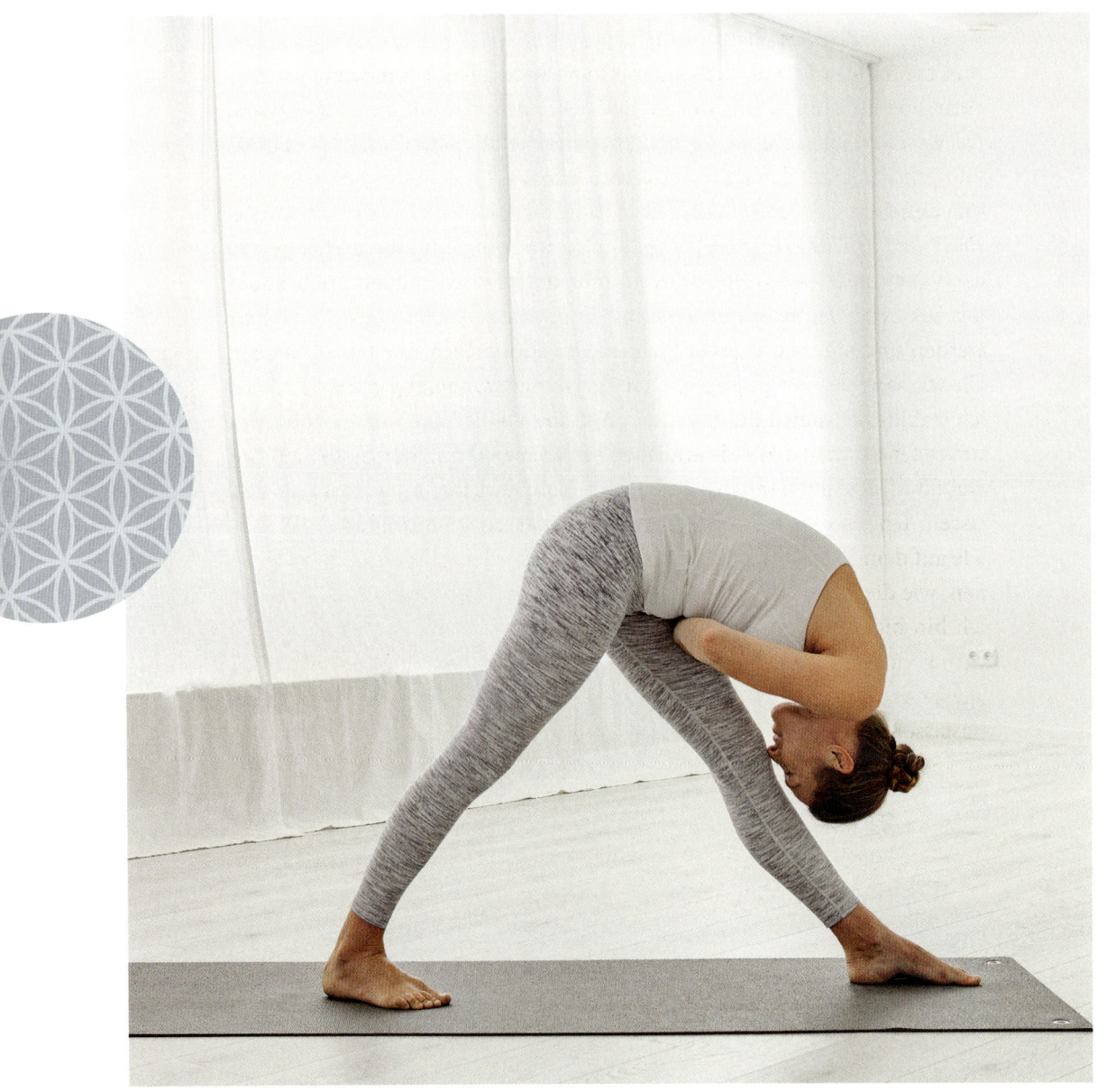

Das Sinken in die Vorbeuge ist geführt. Es kann deshalb ein so wunderbares Loslassen sein, weil man dabei vom Fundament getragen wird. Die Füße gut im Boden verankert, die Beine aktiv; vielleicht ist die Kniescheibe sogar leicht nach oben gezogen. Die Hüften sind parallel ausgerichtet. Im unteren Rücken kraftvoll vorbereitet nehme ich den Impuls der einsetzenden Ausatmung auf und beginne, mich sinken zu lassen. Es ist, als hätte ich alle Übungen vorher nur hierfür gemacht, als hätte ich mich zwölf Haltungen lang auf diesen Moment vorbereitet. Ich koste jede Sekunde und jeden Zentimeter hier aus. Wie in Zeitlupe, synchron zur Ausatmung – oder zum fließenden Atem, wenn ich es noch langsamer machen möchte –, beginne ich, den Oberkörper der Schwerkraft zu überlassen. Aber noch nicht ganz, denn ich führe meinen Rücken in diese Geste der Hingabe hinein. Solange mein Rücken gerade bleiben kann und mein Herz sich anheben lässt, bleibt mein Rücken gestreckt. Dann kommt der Punkt, an dem es zu anstrengend wird, wo ein Block entsteht und wo die Sehnsucht nach dem Loslassen größer wird. Und dann ist er gekommen, der Moment der absoluten Hingabe: Ich erlaube es mir und meinem Rücken, rund zu werden und sich nach unten hin zu entspannen. In dem Moment nehme ich wie von der Peripherie aus wahr, wie meine Balance gefragt ist, und ich stabilisiere meine Beine erneut. Auf diese Weise kann ich dem Impuls widerstehen, meine Hände am Boden abzusetzen, und stattdessen aus der Stabilität meines Unterkörpers den Oberkörper nach unten sich ergießen lassen. Ich lasse mir hier in der Endposition manchmal ebenso viel Zeit wie auf dem Weg dorthin. Denn hier kann ich erleben und fast dabei zusehen, wie die Anspannung des Tages oder der Nacht langsam weniger wird. Ich bin hier mit meinen Muskelverkürzungen konfrontiert und auch mit meinen inneren Blockaden – es ist also nicht immer sofort schön. Aber ich weiß, dass es weniger wird, wenn ich hier bleibe, warte und dem Prozess des Loslassens vertraue.

🌸 Möchtest du den Mondgruß in einer tieferen, bodennaheren Variante ausführen, dann findest du die Haltung 13 im Abschnitt »Varianten für Fortgeschrittene«.

🌸 Möchtest du den Mondgruß in der Wahrnehmung ganz subtil oder in der Körperhaltung reduziert ausführen, dann findest du die Haltungen 13, 15, 19 und 21 im Abschnitt »Varianten für Feinfühlige«.

14 PRANAMASANA
Gebetshaltung

EINATMEN: Oberkörper langsam und geführt aufrichten – Hände in der Gebetshaltung vor dem Herzen zusammenbringen – Blick nach vorn

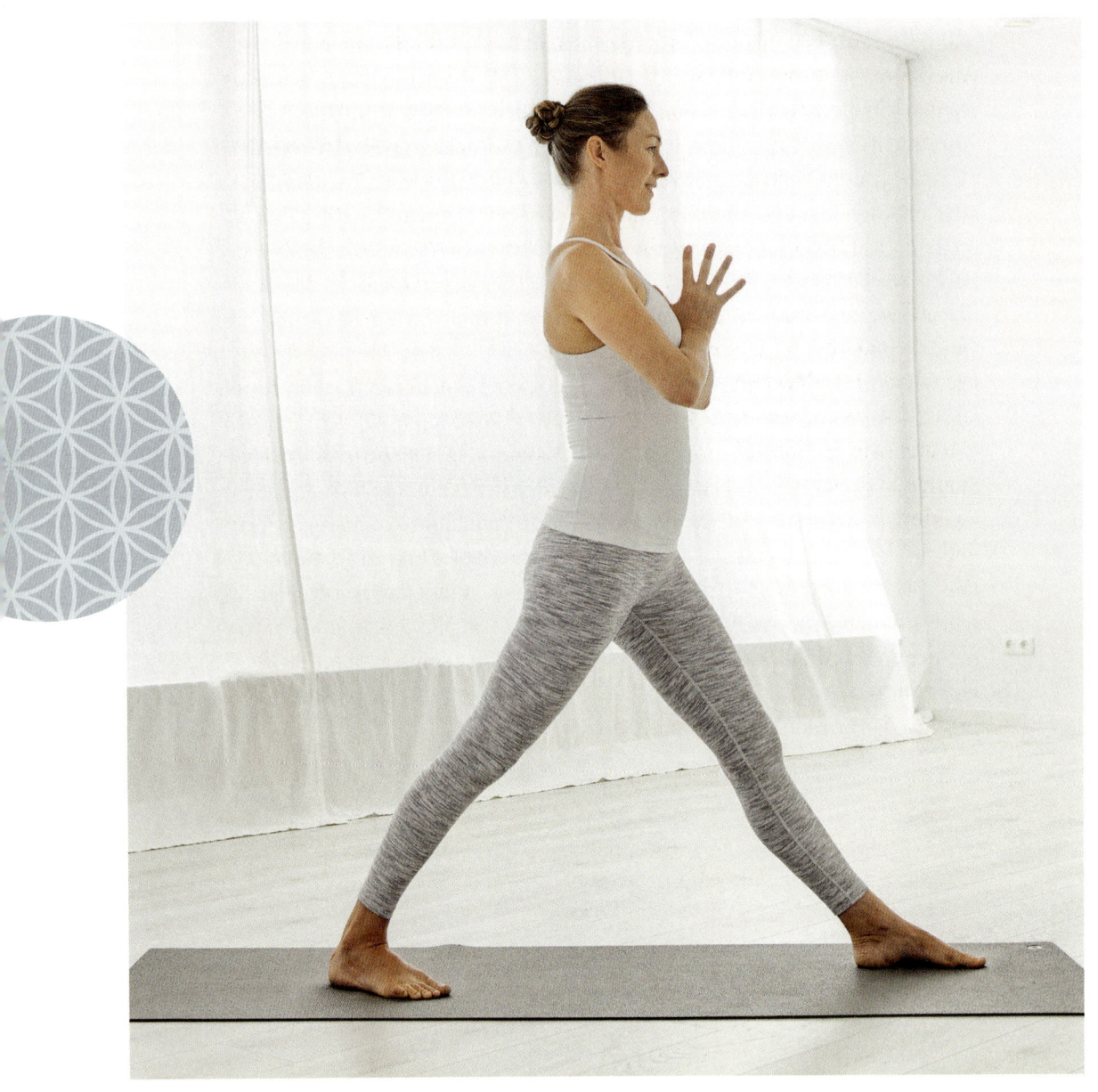

Wenn ich den Mondgruß als fließende Sequenz praktiziere, die mit jeder Ein- und mit jeder Ausatmung in die neue Haltung geht, nutze ich für die kommende Bewegung direkt den Impuls der nächsten Einatmung. Oder ich entscheide mich nach einigen Atemzügen in der Haltung wieder aufzutauchen. In beiden Fällen ist es die aufstrebende Einatmung, die mich wieder zurück in die Aufrichtung trägt. Im Mondgruß läuft vieles synchron. Er spiegelt sich in der Mitte der Sequenz, das heißt, die Bewegungen verlaufen zu beiden Seiten spiegelbildlich, und ich passiere dabei immer wieder die Mitte. Und so beginne ich erst den gerundeten Rücken so weit wieder nach oben zu führen, bis ich dazu in der Lage bin, diesen zu begradigen, egal auf welcher Aufrichtungshöhe ich mich gerade befinde. Um dann meinen unteren Rücken zu aktivieren, stabilisiere ich mich von den Füßen aus über die Knie bis hoch zu den Hüften. Ich hebe das Brustbein. Erst dann beginnt der letzte Aufstieg meines Oberköpers nach oben in die Vertikale. Damit mir nicht schwindlig wird, spanne ich die Muskulatur meiner Oberschenkel noch einmal besonders an. Falls der Schwindel, verursacht durch das Hochkommen, stark ist, balle ich kurz meine Hände zu Fäusten und drücke fest die Daumen in den Fäusten. Sobald ich wieder aufgerichtet bin, bringe ich die Handflächen vor dem Herzen in der Gebetshaltung zusammen. Als Auswirkung, sozusagen als Frucht, der Vorbeuge spüre ich hier tiefe Demut. Meine Handflächen schmiegen sich mit ihrer ganzen Fläche aneinander. Manchmal lasse ich auch eine kleine Höhle dazwischen entstehen, wodurch sich die Fingerkuppen stärker aufeinanderlegen. Auch wunderschön! Meine Daumenrücken platziere ich am Brustbein und schiebe dann das Brustbein geführt nach oben, wodurch ich mich noch mehr aufrichte und meinen Puls spürbar wahrnehme. In mir breitet sich eine wohlwollende Präsenz aus, die mich, meinen Körper und meine Seele durchflutet. Manchmal schleicht sich hier das Gefühl ein, dass ich nicht mehr bei mir sein kann, als ich es jetzt gerade bin.

> Möchtest du den Mondgruß in einer tieferen, bodennaheren Variante ausführen, dann findest du die Haltung 14 im Abschnitt »Varianten für Fortgeschrittene«.

15 PRANAMASANA
Gebetshaltung

AUSATMEN: vorderes Knie beugen – Oberkörper parallel zum Boden – Hände in der Gebetshaltung lassen – Daumenrücken zum Augenbrauenzentrum – Ellbogen anheben – Blick leicht nach vorn

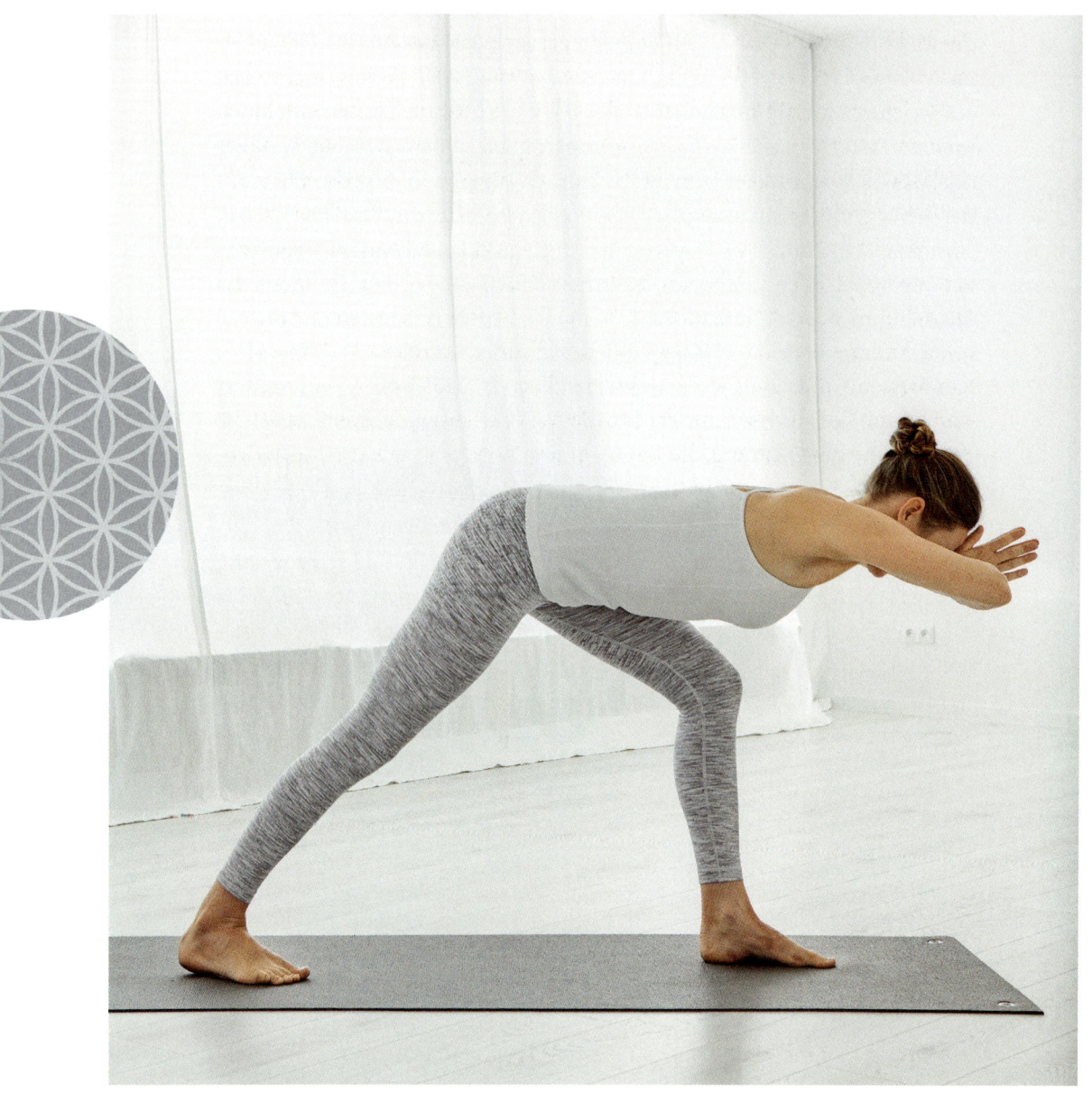

Mit der nächsten Ausatmung beuge ich das vordere Knie. Dabei achte ich darauf, dass sich das Knie über dem Fußgelenk befindet. Den hinteren Fuß beachte ich noch einmal ganz besonders, damit dieser nicht »abhebt«. Wie schon im ersten Teil der Vorbeuge lasse ich den Rücken so weit sinken, wie es gerade noch angenehm ist, aber maximal so weit, dass er sich – ähnlich einem Tisch – parallel zum Boden befindet. Sobald sich mein Rücken hier eingefunden hat, bringe ich die Hände in der Gebetshaltung zum Augenbrauenzentrum. Hier lege ich die Daumenrücken sanft ab. Das ist kühl, beruhigend, und mein Demutsgefühl wandert vom Herzen in meinen Kopf und lässt die Gedanken, die vielleicht noch da sind, angenehm in den Hintergrund treten. Damit ich wirklich gerade im Rücken sein kann, hebe ich nun meine Ellbogen an, wodurch die Schulterblätter etwas näher zueinander kommen und das Herz nach vorn strebt. Es ist wie eine sanfte Rückbeuge bei gleichzeitig vorwärts gebeugter Haltung im Oberkörper. Und hier ist es nicht leicht, sich zu stabilisieren und nicht einfach zum Boden hin abzutauchen. Aber darum geht es nicht, sondern vielmehr um die Aufrichtung, um das Herz und die Demut. Es ist die Haltung des Gebets – in voller Präsenz bei sich und bei Gott (was immer wir damit verbinden) zu sein, wissend, dass wir nichts in der Hand haben und doch unser Leben in Anmut und Grazie durch unsere Haltung mitbestimmen können. So erlebe ich hier eine tiefe Haltung, die das Licht des Mondes in seiner Hingabe besonders zum Scheinen bringt.

    Möchtest du den Mondgruß in einer tieferen, bodennaheren Variante ausführen, dann findest du die Haltung 15 im Abschnitt »Varianten für Fortgeschrittene«.

    Möchtest du den Mondgruß in der Wahrnehmung ganz subtil oder in der Körperhaltung reduziert ausführen, dann findest du die Haltung 15 im Abschnitt »Varianten für Feinfühlige«.

16 NAMASKARASANA
Begrüßungshaltung

EINATMEN: Oberkörper leicht aufrichten – 90-Grad-Drehung nach rechts in die hohe Hocke – Handflächen vor dem Herzen zusammenbringen – Kopf leicht in den Nacken legen – dreimal im Wechsel mit Haltung 17 ausführen

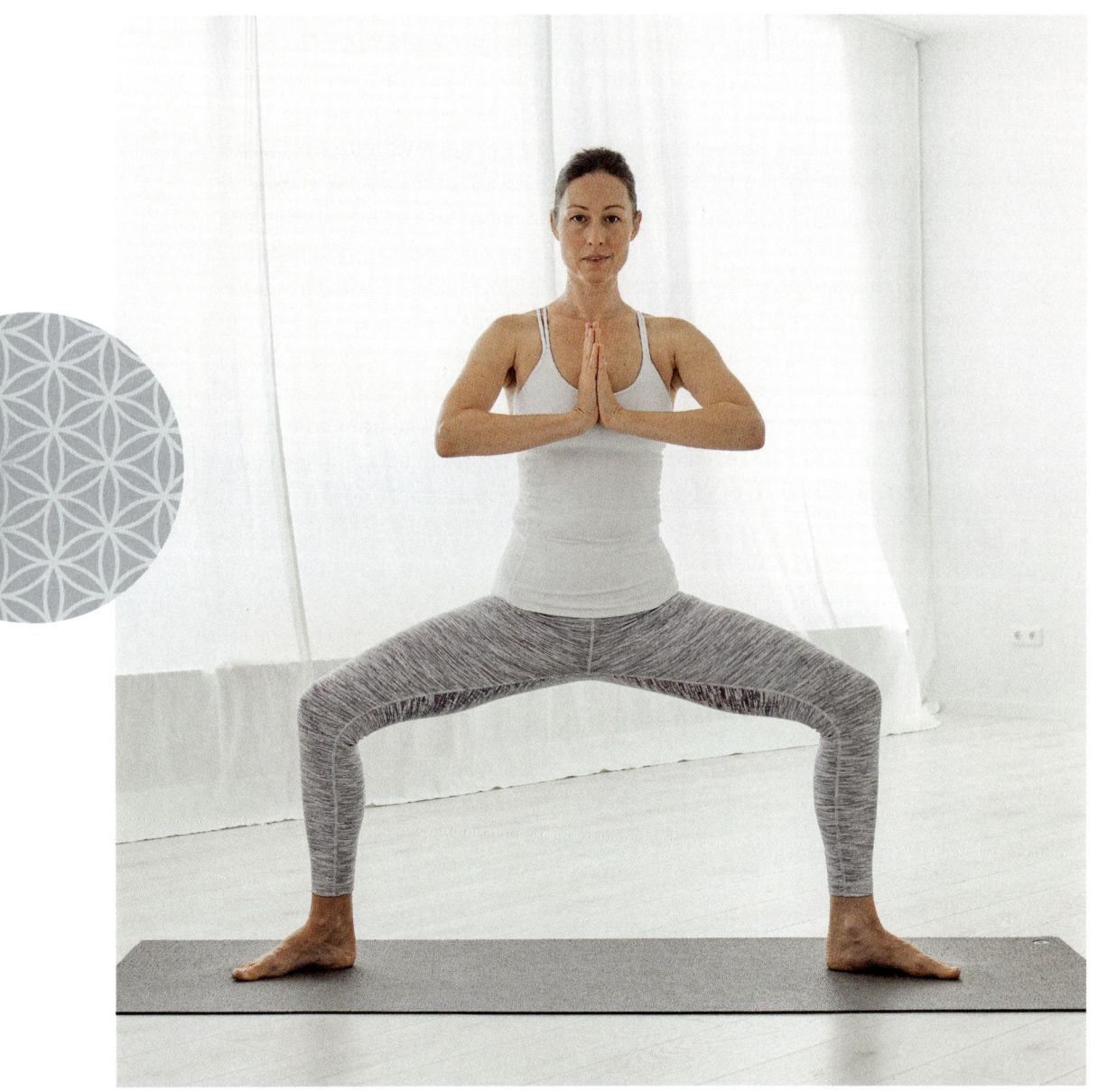

Der Mondgruß fokussiert vor allem drei Energiezentren: um das Becken herum *(Muladhara Chakra)*, um den Brustraum herum *(Anahata Chakra)* und an der Stirn *(Ajna Chakra)*. Alle drei Bereiche werden hier jetzt im Zusammenspiel ganz wichtig, weil die Drehung, die jetzt kommt, dann am meisten Spaß macht, wenn sie fließend ist. Mit der nächsten Einatmung halte ich also, noch bevor ich mich bewege, meine Aufmerksamkeit am Dritten Auge, da, wo jetzt die Daumenrücken noch liegen. Die Aufmerksamkeit dort behalte ich bei, wenn ich langsam meine Hände von diesem Punkt löse, sie aber weiter in der Gebetshaltung belasse und meinen Oberkörper leicht nach oben aufrichte, meinen Herzraum nach oben schiebe und aus dem Becken nach rechts drehe, bis ich zur Längsseite der Matte schaue. Meine Füße drehen wie auf Schienen so mit, dass ich in eine hohe Hocke finde (wie in Haltung 8, dem Halbmond). Mein Oberkörper hebt sich im Lauf dieser Drehung nach oben, sodass ich in meinem Zentrum stehend ganz aufgerichtet bin. Wie bei einer Ampel kann ich hier die drei Energiezentren aufgereiht spüren: Beckenboden, Brustbein, Augenbrauenzentrum. Dieser Dreiklang ist das Grundrezept der Aufrichtung im Mondgruß, und dies besonders hier in der Drehung, bei der man sonst leicht ins Wanken kommt. Mit der ausklingenden Einatmung berühre ich mit den Daumenrücken nun mein Brustbein und schiebe es leicht nach oben, während die Hände die ganze Zeit in der Gebetshaltung verbleiben. Von hier aus lege ich sanft den Kopf in den Nacken oder schaue einfach ein wenig nach oben, ganz so, wie es mein oft verspannter und etwas instabiler Nacken zulässt. Ich sinke innerlich und äußerlich noch einmal tief in die Hocke hinein. Es sind diese Momente des Sinkens, des Loslassens in der Einatmung, die ich so sehr am Mondgruß liebe. Man lässt sich nicht einfach reinsacken, sondern ist weiter aufgerichtet. Wunderschön!

Möchtest du den Mondgruß in einer tieferen, bodennaheren Variante ausführen, dann findest du die Haltung 16 im Abschnitt »Varianten für Fortgeschrittene«.

17 NAMASKARASANA
Begrüßungshaltung

AUSATMEN: Arme nach vorn strecken – Blick nach unten – Aufrichtung im Becken beibehalten – oberen Rücken runden – Ohren sind zwischen den Oberarmen – Arme parallel zum Boden – dreimal im Wechsel mit Haltung 16

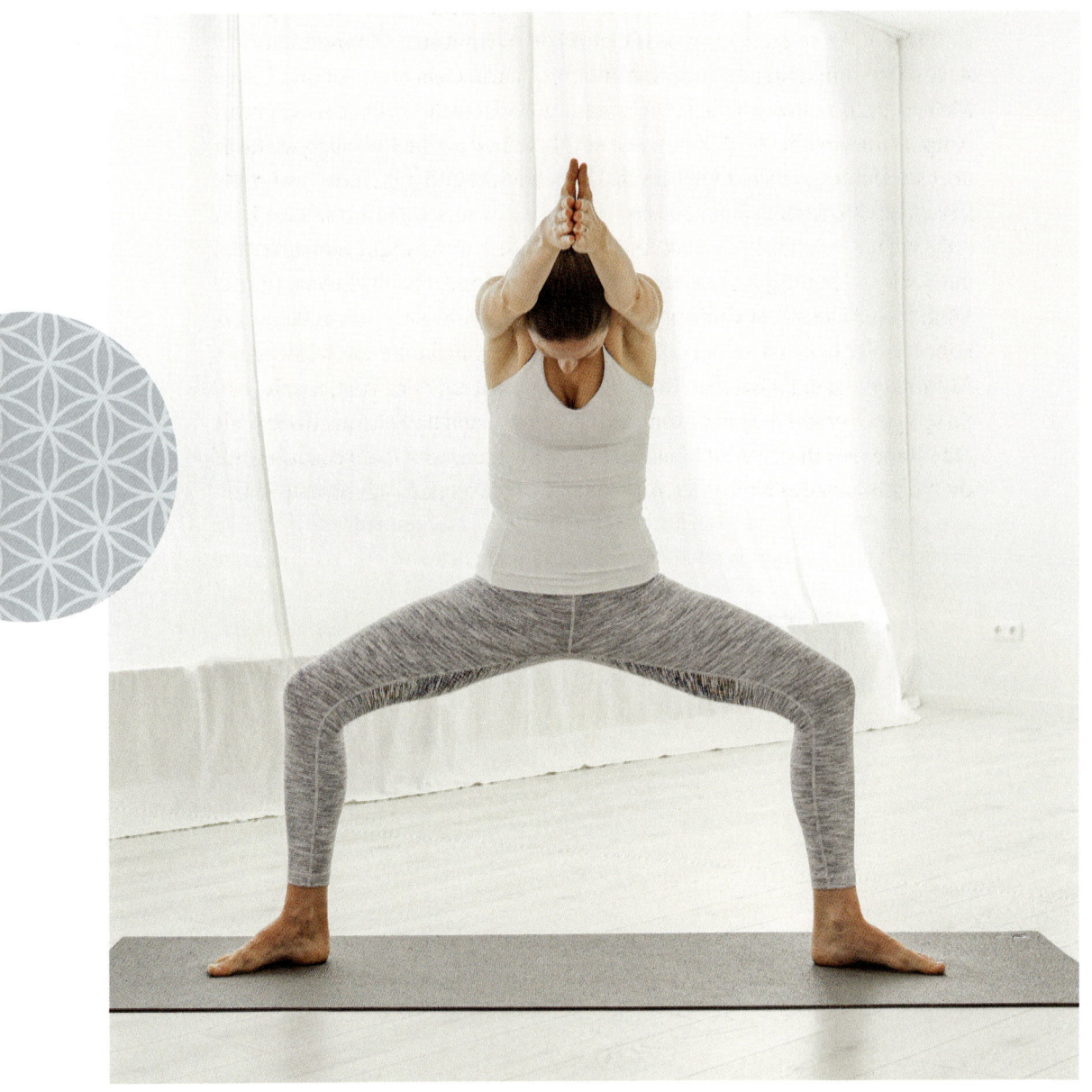

Ich atme aus und schiebe meine Arme nach vorn. Meine Handflächen bleiben dabei verbunden. Die Arme sind parallel zum Boden, und mit ihrer Bewegung zieht mein Oberkörper schon nach. Ich senke den Blick, wodurch sich mein oberer Rücken rundet. Das fühlt sich an wie in der Haltung der sich streckenden Katze, die am Morgen so guttut. Endlich rund werden dürfen, endlich die Schultern mitgehen lassen. Ich genieße das und koste die Ausatmung von der ersten bis zur letzten Sekunde gänzlich aus. In der vorigen Haltung habe ich zum Mond geblickt und diesen begrüßt. Jetzt ist die Verneigung dran. Das Gefühl der Demut aus Haltung 13 und 15 setzt wieder ein, und ich empfinde und finde darin Geborgenheit und Liebe. Mein Becken ist und bleibt aufgerichtet, ich verlasse die Achse der »Chakra-Ampel« nur im oberen Bereich. Das sorgt dafür, dass die Dehnung wirklich dort stattfindet, wo sie stattfinden soll: im Nacken und im oberen und mittleren Rücken, hinter dem Herzen – da, wo man so selten und schwer hinspüren kann und wo laut Chakren-Lehre das Selbstmitgefühl verortet ist. In der vorigen Haltung öffnete ich mich für den Mond, für das Leben, für die Welt. Jetzt öffne ich mich für mich selbst, ganz intim, ganz persönlich, ganz nah. Die Sequenz ist in der Mitte angekommen. Es kommen keine neuen Haltungen dazu. Es ist, als würde sich der Mond auf dem Wasser spiegeln. So spiegelt sich die Sequenz nun zurück über die andere Seite nach oben, als eine Reflexion ihrer selbst. Das lässt mich seufzen, und ich freue mich auf die Vollendung des Kreislaufs, die Vollendung des Zyklus der Mondphasen.

Möchtest du den Mondgruß in einer tieferen, bodennaheren Variante ausführen, dann findest du die Haltung 17 im Abschnitt »Varianten für Fortgeschrittene«.

18 PRANAMASANA
Gebetshaltung

EINATMEN: 90 Grad nach rechts in Schrittstellung – Hüften und Füßen zeigen zur kurzen Mattenseite – Hände in der Gebetshaltung vor dem Herzen – Blick nach vorn

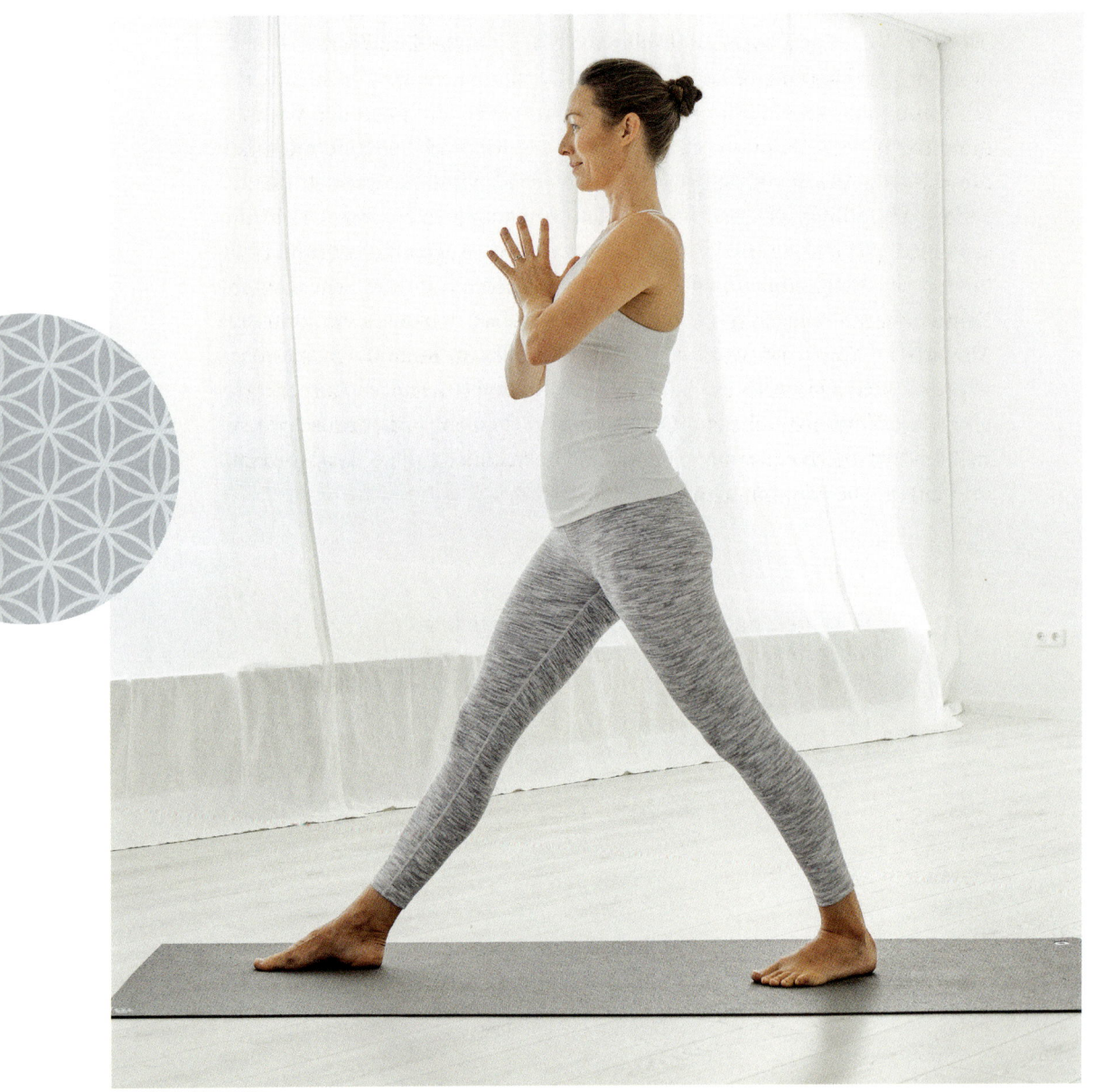

Die Einatmung, die jetzt für die Drehung genutzt wird, trägt die Hände, ebenso wie die drei Einatmungen vorher in Haltung 16, in der Gebetshaltung zum Herzen. Dabei drehe ich mich aber, anders als zuvor, 90 Grad nach rechts. Ich blicke nun zur kurzen, rechten Mattenseite, der ich mich bisher noch nicht zugewandt habe. Ich beginne mich einmal um mich selbst zu drehen, behalte dabei mein Zentrum bei und habe den Mond fest im Blick. Ich führe die Haltung genauso aus wie Haltung 14, mit dem einzigen Unterschied, dass nun das rechte Bein vorn steht. Ich bemerke, dass sich diese Seite anders anfühlt als die Seite zuvor. Das kenne ich aus dem Yoga und ich entspanne in dieses ein wenig irritierende Gefühl hinein. Ich freue mich schon jetzt auf die innere Balance, die nach der Vollendung der ganzen Mondgruß-Runde eintreten wird. Ich erinnere mich an die »Chakra-Ampel« – Becken, Herz, Stirn – und richte mich, wie an einem Faden aufgereiht, nach oben aus. Die Kopfkrone strebt zur Decke. Das Kinn senke ich leicht, ohne den Horizont dabei aus den Augen zu verlieren. Der Nacken wird lang, und ich spüre, wie die Dehnung an der Rückseite meiner Beine dadurch entspannter wird. Wie wunderbar, denke ich ein weiteres Mal, wie im Yoga, und im Üben des Mondgrußes im Besonderen, spürbar wird, wie sehr alles miteinander verbunden ist und den ganzen Körper und all unsere Körper durchzieht. Die Daumenrücken am Brustbein schieben meinen Brustkorb ein wenig nach oben. Die Schultern sinken nach hinten und unten. Die Ausatmung wird vorbereitet.

Möchtest du den Mondgruß in einer tieferen, bodennaheren Variante ausführen, dann findest du die Haltung 18 im Abschnitt »Varianten für Fortgeschrittene«.

19 PRANAMASANA
Gebetshaltung

AUSATMEN: vorderes Knie beugen – Oberkörper parallel zum Boden – Hände in der Gebetshaltung lassen – Daumenrücken zum Augenbrauenzentrum – Ellbogen anheben – Blick leicht nach vorn

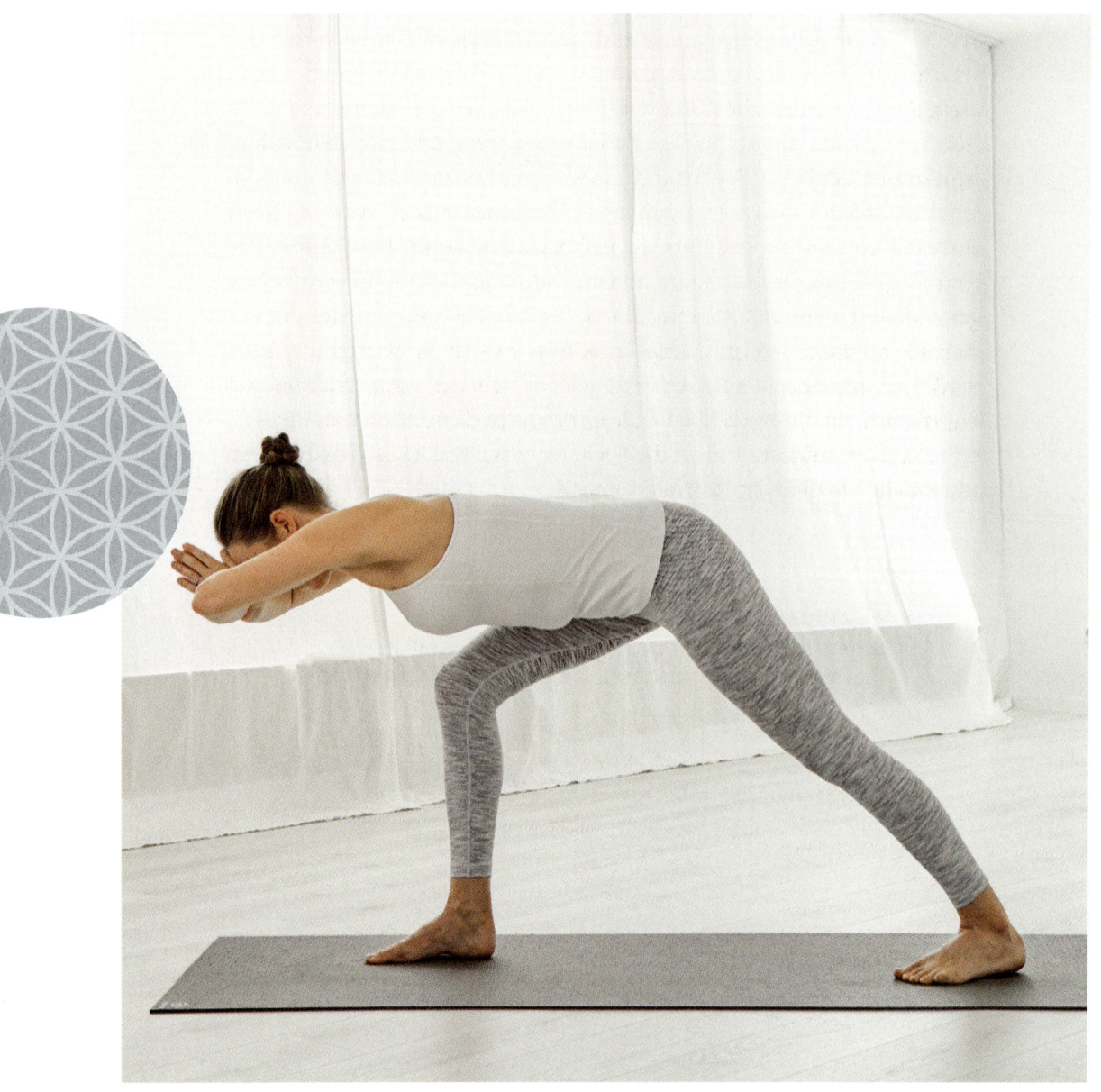

Mit der Ausatmung beuge ich das vordere Knie. Fußgelenk und Knie befinden sich übereinander, und das Knie weicht nicht nach links oder rechts aus, sondern bleibt, wie auf Schienen geführt, gerade. Kurz darauf beuge ich den Oberkörper parallel zum Boden. Wie schon in Haltung 15 nicht zu tief, sondern gerade so, dass man etwas auf meinem Rücken abstellen könnte. Da dieser aber noch etwas gerundet ist, hebe ich meine Ellbogen an, wenn ich die Hände in der Gebetshaltung zum Augenbrauenzentrum bringe, wo sich die Daumenrücken sanft auf das Stirn-Chakra legen. Durch das Heben der Ellbogen kann mein Brustbein nach vorn streben und sich aufrichten, ohne dass ich das bewusst intendiere. Es passiert wie von allein. Mein Rücken wird gerade. Da meine linke Hüfte in der Haltung dazu neigt, sich nach hinten wegzuschieben, weise ich sie sanft ein, damit sie sich so parallel wie möglich zur rechten Hüfte stellt. Vielleicht justiere ich den hinteren Fuß noch einmal nach, indem ich die Zehenspitzen ein wenig mehr eindrehe, aber nur so weit, dass ich die Balance weiterhin angenehm halten kann. Ich nehme die Dehnung und Öffnung in der linken Körperseite hier ganz bewusst wahr und atme tief durch das linke Nasenloch weiter aus, was dazu führt, dass die Länge, die hier im Körper entsteht, noch stärker spürbar wird. Ich lasse jeden Gedanken an Enge, der vielleicht noch da ist, los und ergieße mich in die Weite hinein, die immer auch da ist, ohne dass wir aktiv etwas machen müssen. Dies ist die Form von Passivität, die ich meine, wenn ich von der Qualität der Ida Nadi spreche.

※ Möchtest du den Mondgruß in einer tieferen, bodennaheren Variante ausführen, dann findest du die Haltung 19 im Abschnitt »Varianten für Fortgeschrittene«.

※ Möchtest du den Mondgruß in der Wahrnehmung ganz subtil oder in der Körperhaltung reduziert ausführen, dann findest du die Haltung 19 im Abschnitt »Varianten für Feinfühlige«.

20 PARSHVOTTANASANA
Haltung der gestreckten Flanken

EINATMEN: Oberkörper aufrichten – Hände auf den vorderen Oberschenkel legen – Hüften parallel – Schultern nach hinten wandern lassen – Blick nach vorn

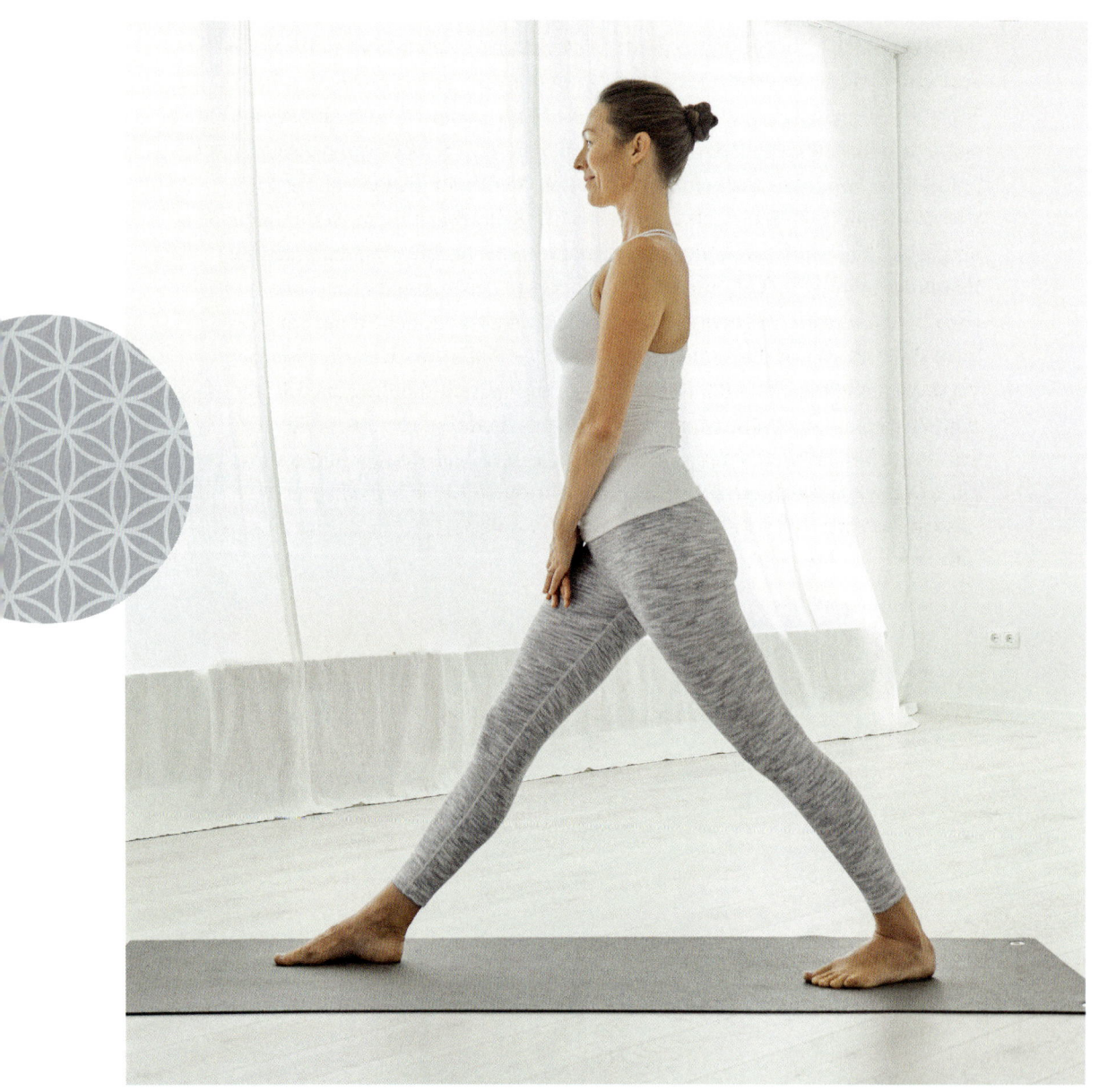

Ich atme ein und tauche aus der halben Vorbeuge auf, als würde ich durch Wasser oder durch die Lüfte gleiten. Ich mag beide Bilder. Das Wasser ist fließend und das Element des *Svadhisthana Chakra* auf Höhe des Kreuzbeins, das in der Vorbeuge immer »mitschwimmt«. Auch das Bild der Luft passt hier für mich, weil es die Leichtigkeit transportiert, die als Element des »Äthers«[7] dem *Ajna Chakra* zugeordnet wird. Und dieses Chakra führt mich hier nach oben, mit geradem Rücken, bis mein Oberkörper wieder ganz aufgerichtet ist. Die Hände lasse ich die ganze Zeit in der Gebetshaltung vor dem Dritten Auge, um diese Führung zu unterstützen. Ich habe auch das Gefühl, dass mir dieser Druckpunkt hilft, die Balance zu wahren und Schwindel vorzubeugen. Aber wie bei so vielem im Yoga weiß ich nicht, ob das reale physische Gründe hat oder ob es einfach ein Resultat meiner bildlichen Vorstellungskraft ist, die das Ergebnis überträgt. Aber was ist schon real? Für mich hier in diesem Moment ist real, dass es sich schön anfühlt, aus der Vorbeuge kommend wieder aufrecht zu sein und die entstandene Leichtigkeit in den Stand hinein zu übertragen. Ich löse die Hände und lege sie auf dem vorderen Oberschenkel ab. Mein Bein hat sich beim Aufrichten wie von selbst gestreckt. Wie schon in Haltung 12 achte ich darauf, dass meine Schultern parallel sind. Denn diese können leicht »verrutschen«, wenn ich die Hände vorn übereinanderlege. Auch die Hüften überprüfe ich noch einmal. Die rechte, in dem Fall vordere Hüfte ziehe ich erfahrungsgemäß ein Stück zurück und die linke, in dem Fall hintere Hüfte nach vorn. Ich schaue zum Horizont und finde dort vor der nächsten Haltung einen Moment der Ruhe und Stille

Möchtest du den Mondgruß in einer tieferen, bodennaheren Variante ausführen, dann findest du die Haltung 20 im Abschnitt »Varianten für Fortgeschrittene«.

21 PARSHVOTTANASANA
Haltung der gestreckten Flanken

AUSATMEN: Handflächen bleiben auf dem Oberschenkel – Oberkörper gerade nach vorn beugen – Herzraum noch einmal heben – Oberkörper sinken lassen – Rücken darf sich runden – Nase Richtung Knie oder ganz bis zum Knie – Nacken entspannt

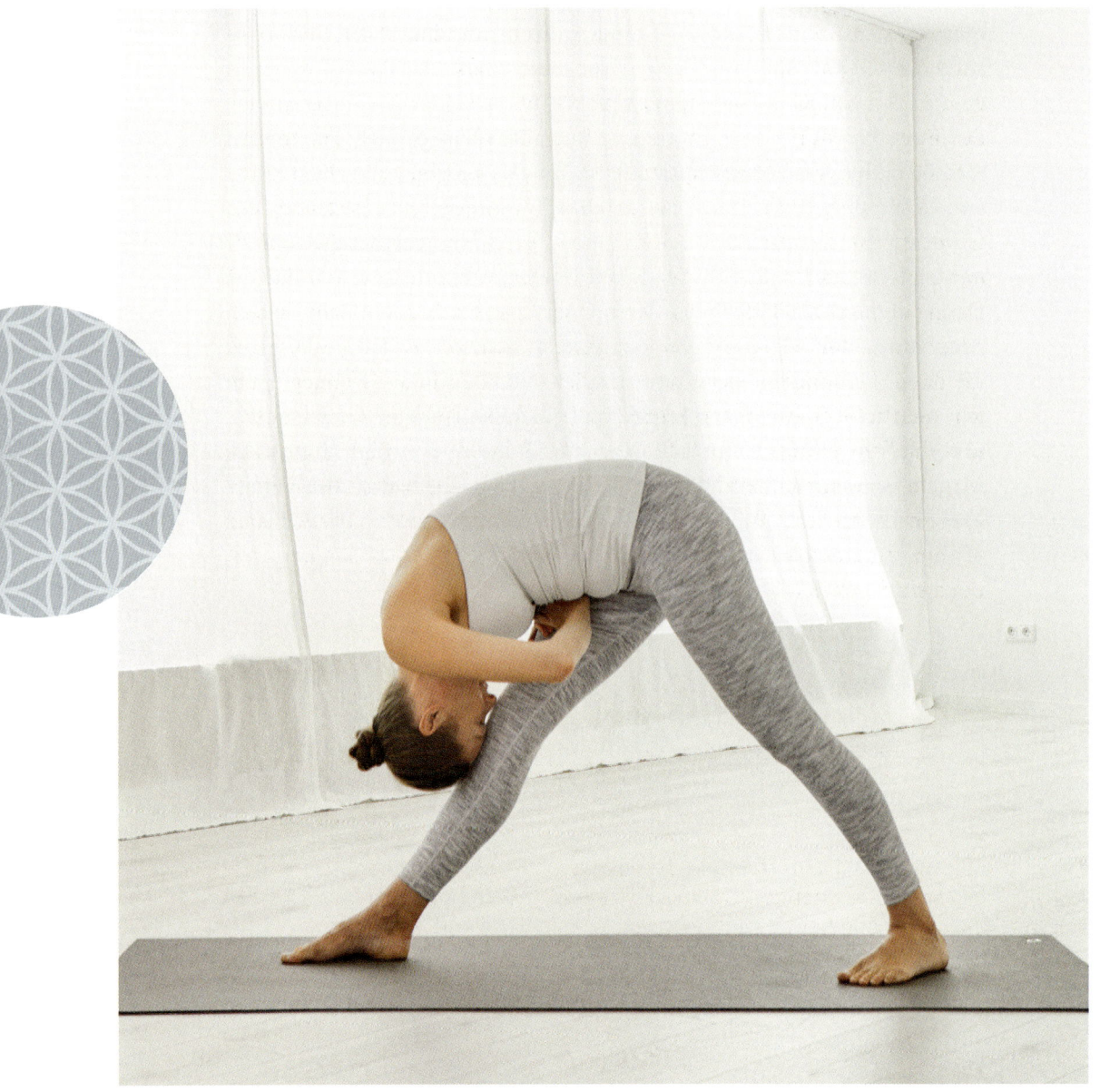

Ich beginne auszuatmen, und gleichzeitig mit der ausströmenden Luft senkt sich mein Oberkörper, wie in Haltung 13, gerade und mit geführtem Herzen zum Standbein. Sobald ich den Punkt passiere, an dem es zu viel Anstrengung kosten würde, den Rücken weiter gestreckt zu halten, lasse ich die Rundung genüsslich zu. Die Hände lasse ich auf dem Oberschenkel – manchmal ist es nicht leicht, dem Impuls, noch tiefer zu sinken und die Hände am Boden zu platzieren, zu widerstehen. Wenn ich das merke, weiß ich, dass ich in der nächsten Mondgruß-Runde die »Variante für Fortgeschrittene« wählen werde. Ich bringe meine Nase zum Knie, und wenn ich schon ein paar Runden gedreht habe, dann merke ich, wie das plötzlich ganz leicht geht. Es ist nicht einfach, die Balance zu halten, wenn die Hände den Boden nicht berühren, wodurch die Beine mehr gefragt sind, um für Stabilität zu sorgen. Das geht einmal durch die Stellung der Füße und die Aktivierung der Beinmuskulatur und dann auch durch die Verteilung des Gewichts auf die gesamte Fußfläche. Das sind Kleinigkeiten, die aber einen großen Unterschied machen können, wenn es darum geht, loszulassen. Denn wer lässt schon gern los, wenn er nicht sicher ist? Auch eine leichte Aktivierung von *Mula Bandha* kann hier helfen, den stabilen Stand und die damit verbundene Sicherheit zu spüren. Am Ende der Haltung spüre ich, wie ich bis in die Haarwurzeln hinein loslasse. Alles fließt nach unten, und die Schwerkraft sorgt dafür, dass aus Schwere Leichtigkeit entsteht. Manchmal, wenn ich den Mondgruß nicht im Flow übe, also nicht mit jeder Ein- und mit jeder Ausatmung die nächste Haltung einnehme, dann bleibe ich hier für ein paar Atemzüge und genieße mit jeder Ausatmung, wie ich noch ein Stück tiefer sinken kann.

Möchtest du den Mondgruß in einer tieferen, bodennaheren Variante ausführen, dann findest du die Haltung 21 im Abschnitt »Varianten für Fortgeschrittene«.

Möchtest du den Mondgruß in der Wahrnehmung ganz subtil oder in der Körperhaltung reduziert ausführen, dann findest du die Haltung 21 im Abschnitt »Varianten für Feinfühlige«.

22 PARIVRITTA TRIKONASANA
Gedrehte Dreieckshaltung

EINATMEN: Oberkörper aufrichten – Arme auf Schulterhöhe – Handflächen nach unten – Blick nach vorn

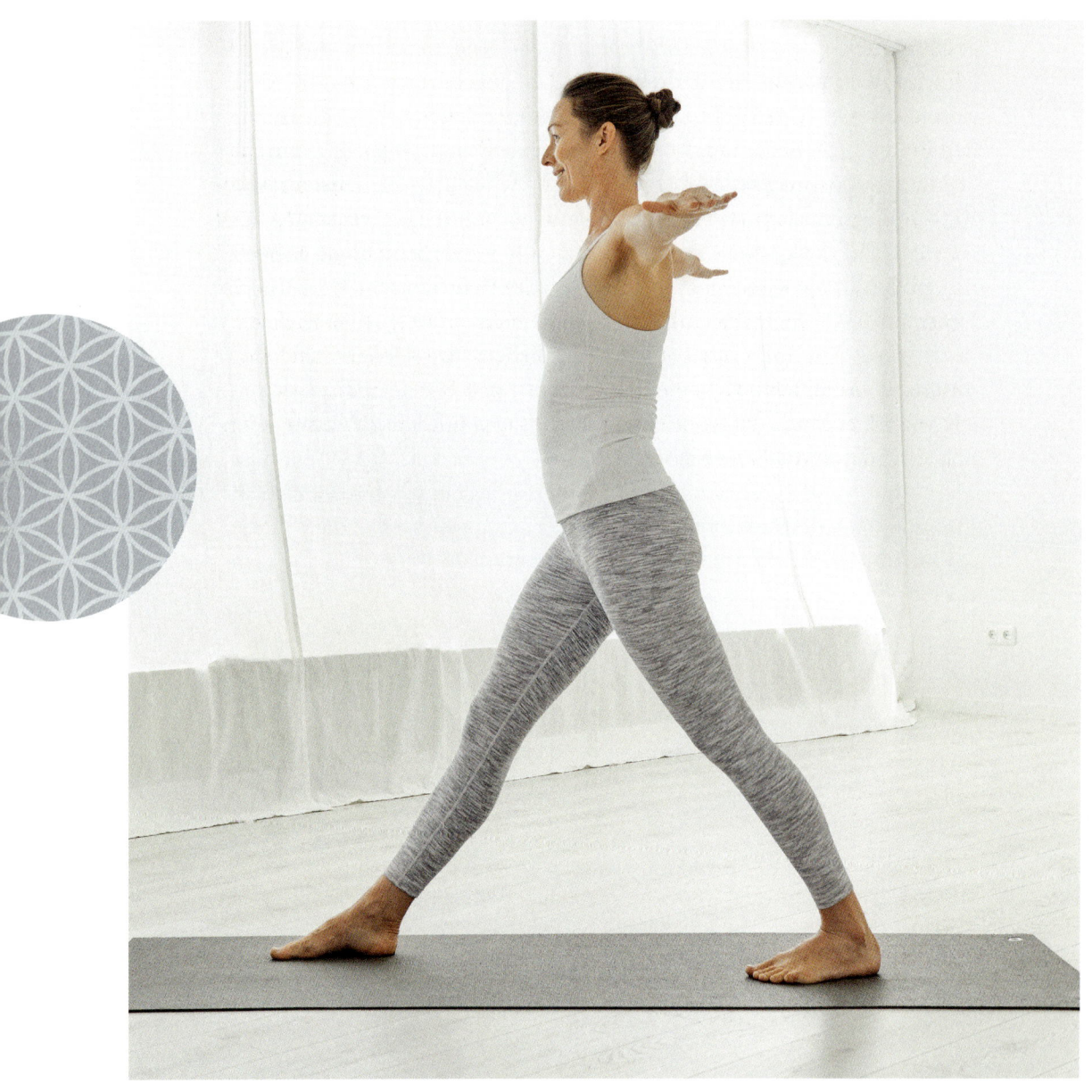

Mit der nächsten Einatmung hebe ich langsam, wie in Zeitlupe, meinen Oberkörper. Da, wo der Rücken beim Hinuntergehen rund werden wollte, beginne ich nun den Rücken wieder zu strecken. Das entlastet den unteren Rücken und verhindert den sonst einsetzenden Schwindel, der hier passieren kann, besonders wenn man lange unten war. Ich spanne meine Gesäßmuskulatur leicht an und ziehe die Kniescheiben hoch, sodass der Rücken Unterstützung hat, während ich den Oberkörper aufrichte. Sobald ich wieder ganz aufrecht bin, oder manchmal auch ein Stückchen vorher schon, löse ich die Hände vom Oberschenkel und breite die Arme, wie in Haltung 10, auf Schulterhöhe aus. Ich spüre dabei die Leichtigkeit nach dieser Vorbeuge, so als hätte ich Flügel, die ich zu den Seiten in ihrer ganzen Spannweite ausbreite. Meine Handflächen sind nach unten gerichtet, das hilft, nicht abzuheben … Der Blick geht weich nach vorn. Meinen inneren Blick richte ich auf den Punkt zwischen den Augenbrauen, der jetzt nach der Vorbeuge besonders empfänglich zu sein scheint für seine beiden Qualitäten – die Klarheit des Geistes und die Tiefe der Intuition. Mein Becken fühlt sich kribbelig und lebendig an, und mein Herz strebt nach vorn. Die »Chakra-Ampel« von Becken, Herzraum und Stirn ist leuchtender und klarer denn je. Ich entspanne die Schultern und lasse den Nacken weich werden. Der Mond und seine silbrige Kraft haben mich nun vollends durchflutet und in ihren Bann gezogen.

23 PARIVRITTA TRIKONASANA
Gedrehte Dreieckshaltung

AUSATMEN: Oberkörper und Arme nach rechts drehen – Hüften und Füße stabil – Handflächen aufstellen mit den Daumen nach oben – Blick zur hinteren Hand

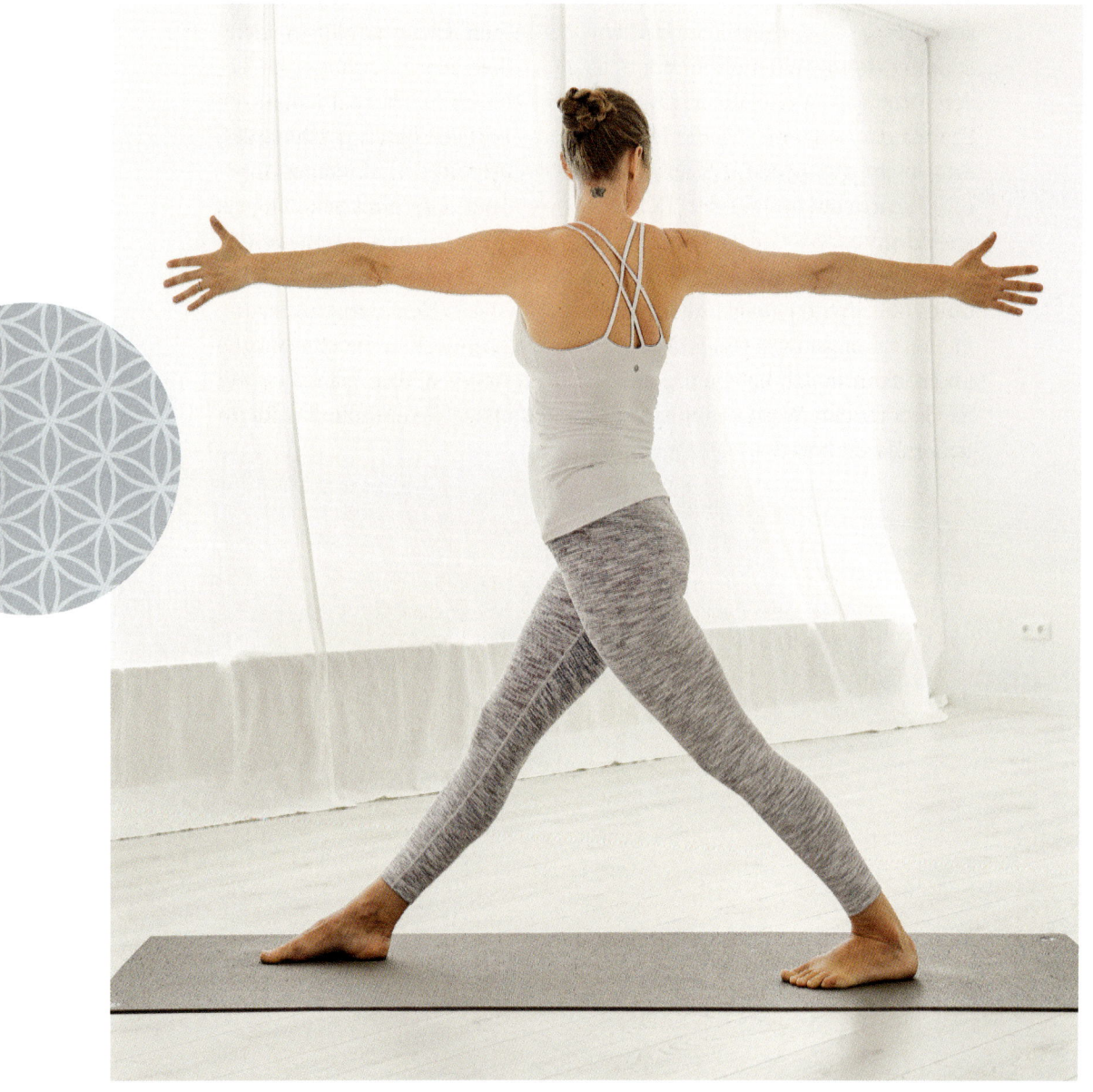

Noch einmal in die Tiefe des Raumes einsteigend und den Rundumblick der Weiblichkeit genießend, drehe ich meinen Oberkörper aus der Taille nach rechts. Als sei ich eine indische Göttin und hätte wie diese mehr als zwei Arme, stelle ich mir vor, dass ich zwei meiner »zusätzlichen« Hände auf meinen Hüften halte, um diese nach vorn zu stabilisieren, während sich mein Oberkörper wie eine Spirale windet. Der Blick folgt dieser Bewegung und schaut wie in Haltung 11 zur hinteren Hand, die sich mit dem Daumen nach oben aufgestellt hat. Die Füße bleiben vollflächig am Boden und drehen nicht mit. Ebenso bleiben Knie und Hüften stabil. Die Ausatmung und die dadurch entstehende Leere im Oberkörper helfen, den Twist ganz auszukosten. Die Arme wollen sich parallel zur Längsseite der Matte orientieren. Wenn der Kopf nach rechts dreht, achte ich darauf, dass dieser sich nicht nach hinten neigt, sondern in der vertikalen Achse bleibt. Die linke und die rechte Hand ziehen jeweils zu ihrer Seite hin, als würde an beiden Enden jemand stehen und mich zu sich ziehen wollen. Diese Streckung hilft, dass ich in meinem Zentrum bleibe und mich nicht durch die Drehung herauskatapultieren lasse. Es geht im Mondgruß darum, die Anziehungskräfte geschickt zu nutzen und dennoch in der Hingabe die innere Führung zu behalten. Sonst kann es passieren, dass man sich, von der betörenden Weiblichkeit gerufen, nicht mehr wiederfindet im Raum der endlosen Weite.

> ✤ Möchtest du den Mondgruß in einer tieferen, bodennaheren Variante ausführen, dann findest du die Haltung 23 im Abschnitt »Varianten für Fortgeschrittene«.

24 ARDHA CHANDRASANA
Halbmondhaltung

EINATMEN: nach links in die hohe gegrätschte Hocke drehen – Ellbogen sinken lassen – Handflächen nach vorn – Finger aktiv

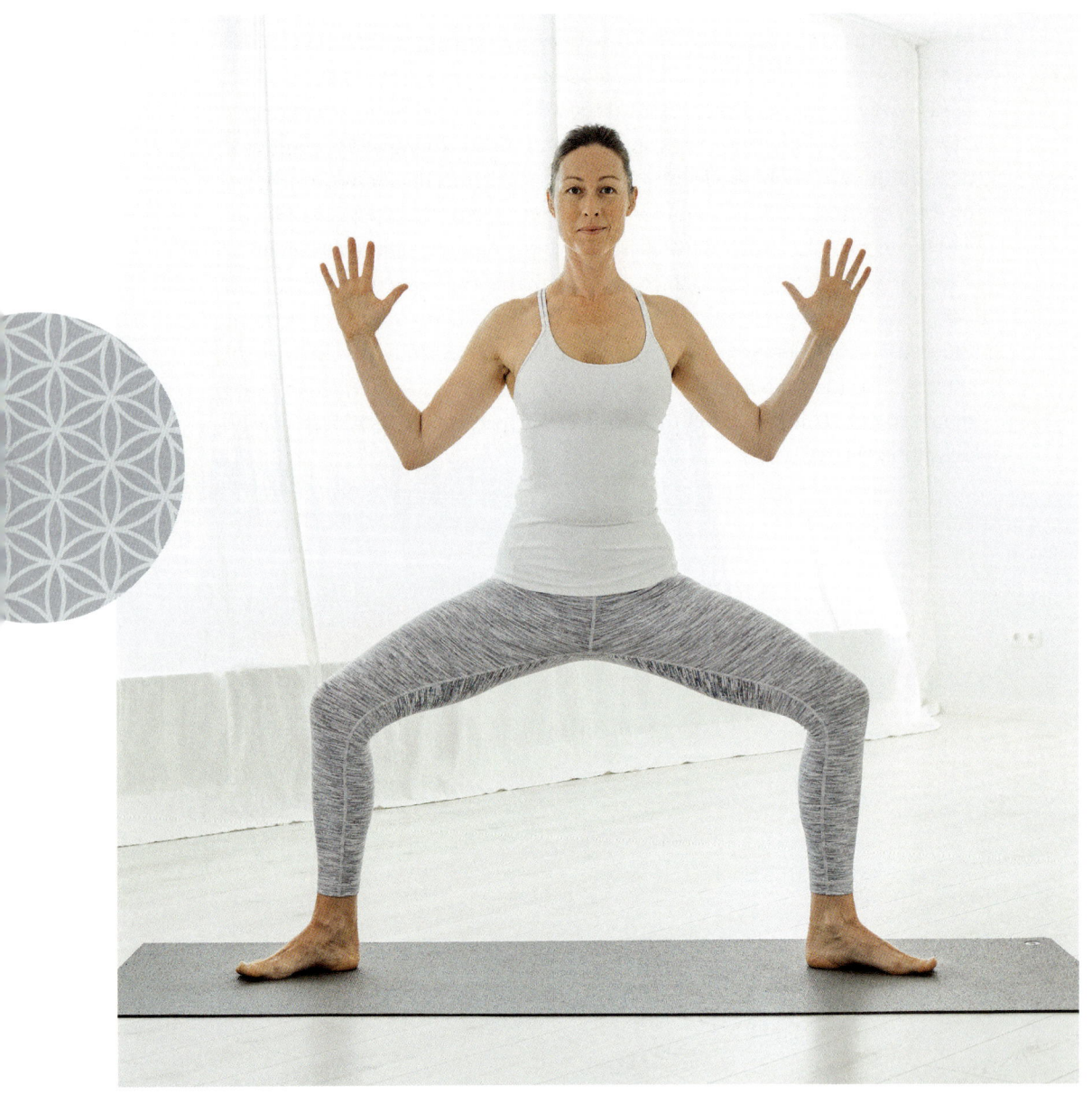

Die nächste Haltung beginnt mit einem geführten Übergang, für den ich mich, schon bevor ich die Haltung ausführe, gut vorbereite. Meine Wahrnehmung bündelt sich erneut am Dritten Auge, und ich halte hier meine Konzentration. Es ist, als würde ich innerlich eine *Drishti* aktivieren, die ich für die kommende Drehung als Blickrichtung auch brauche. Manchmal im Mondgruß richte ich den inneren Blick nicht zum Augenbrauenzentrum, sondern direkt zu dem Bereich hinter dem Herzen. Auch das funktioniert sehr gut, um bei mir zu bleiben, wenn sich die Welt zu drehen beginnt. Ich atme ein und drehe meinen Oberkörper nach links, mit weiterhin ausgestreckten Armen, die mich wie Flügel tragen, wobei meine Füße mitdrehen, sodass ich zur Längsseite der Matte ausgerichtet bin, genau dahin, wo ich mit der Praxis begonnen habe. Wie in Haltung 8 nehme ich eine gut ausgerichtete Hocke ein, die jetzt wie von allein ein wenig tiefer zu gehen scheint. Meine Arme sinken in der »W-Haltung«, die ich schon auf dem Hinweg im halben Mond eingenommen habe. Ich spüre in die Verbindung hinein, die sich zwischen dem Becken und dem Augenbrauenzentrum aufgebaut hat, und visualisiere einen goldenen Faden, der an der Mittellinie meines Körpers nach oben steigt und mich in die Aufrichtung zwischen Himmel und Erde aufspannt. Dies führt mich auch in die innere Verbindung mit mir selbst. Ich spüre, wie ein leichtes Lächeln über mein Gesicht huscht.

25 CHANDRASANA
Mondhaltung

AUSATMEN: Arme und Beine strecken – Handflächen nach oben – Blick nach vorn

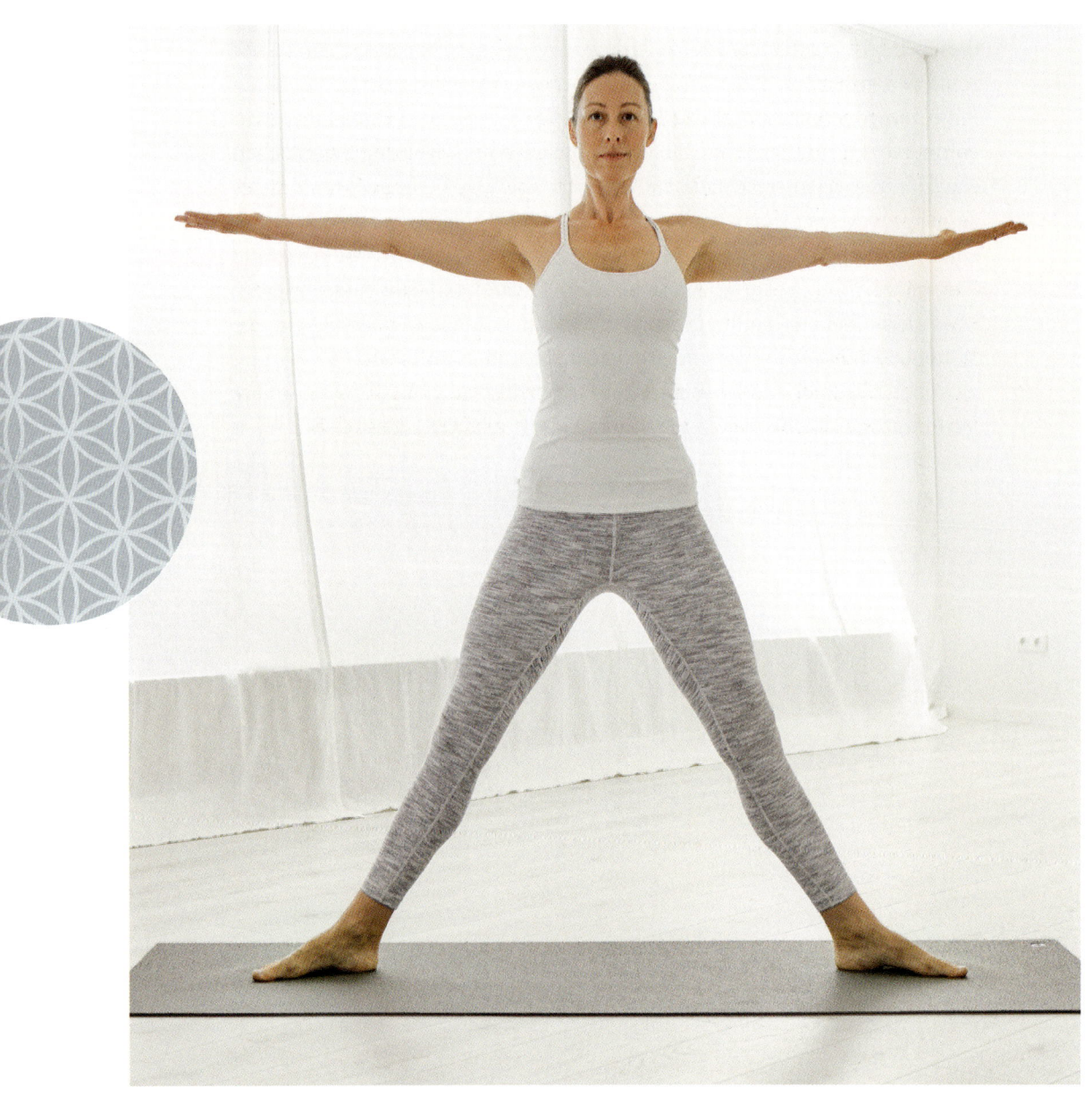

Mit der nächsten Ausatmung strecke ich gleichzeitig meine Arme und meine Beine in den Raum hinein. Meine Fußsohlen stehen gut geerdet auf dem Boden, und ich spüre Kraft von unten in mir aufsteigen. Meine Arme sind auf Schulterhöhe ausgestreckt, und die Handflächen zeigen nach oben. Ich breite mich komplett aus und spüre die Querachse zwischen rechtem und linkem Mittelfinger, die sowohl hinter meinen Schulterblättern als auch vor meinem Brustbein entlangläuft. Zwischen diesen beiden Linien richtet sich mein Oberkörper auf. Es stellt sich wieder, wie in Haltung 9, dieses Gefühl von Ausgeglichenheit ein, und Leonardo da Vincis Zeichnung des »vitruvianischen Menschen« drängt erneut in mein Bewusstsein. Ich fühle mich wie in der Mitte eines großen Rads oder Kreises, was diese wunderbare Rundheit ausdrückt und sich hier für den Moment vollkommen anfühlt. Ich will es nicht übertreiben, aber manchmal rührt mich die Haltung zu Tränen, weil sie zeigt, wie vollkommen wir tatsächlich alle sind und wie vollkommen auch ich bin. Und weil ich von mir selbst und vom Unterrichten weiß, wie schwer das einige von uns annehmen können, bin ich zutiefst berührt vom Menschsein und einem seiner größten inneren Kämpfe: der Annahme der Vollkommenheit. Frieden stellt sich sein, Liebe und Mitgefühl. Ich freue mich auf die kommenden drei Haltungen, die wie bei einem Abschiedsritual meine Dankbarkeit ausdrücken werden.

26 TADASANA
Berghaltung

EINATMEN: Füße zusammenstellen – Arme über die Seite nach oben führen – Handflächen berühren sich über dem Kopf – Blick nach oben richten

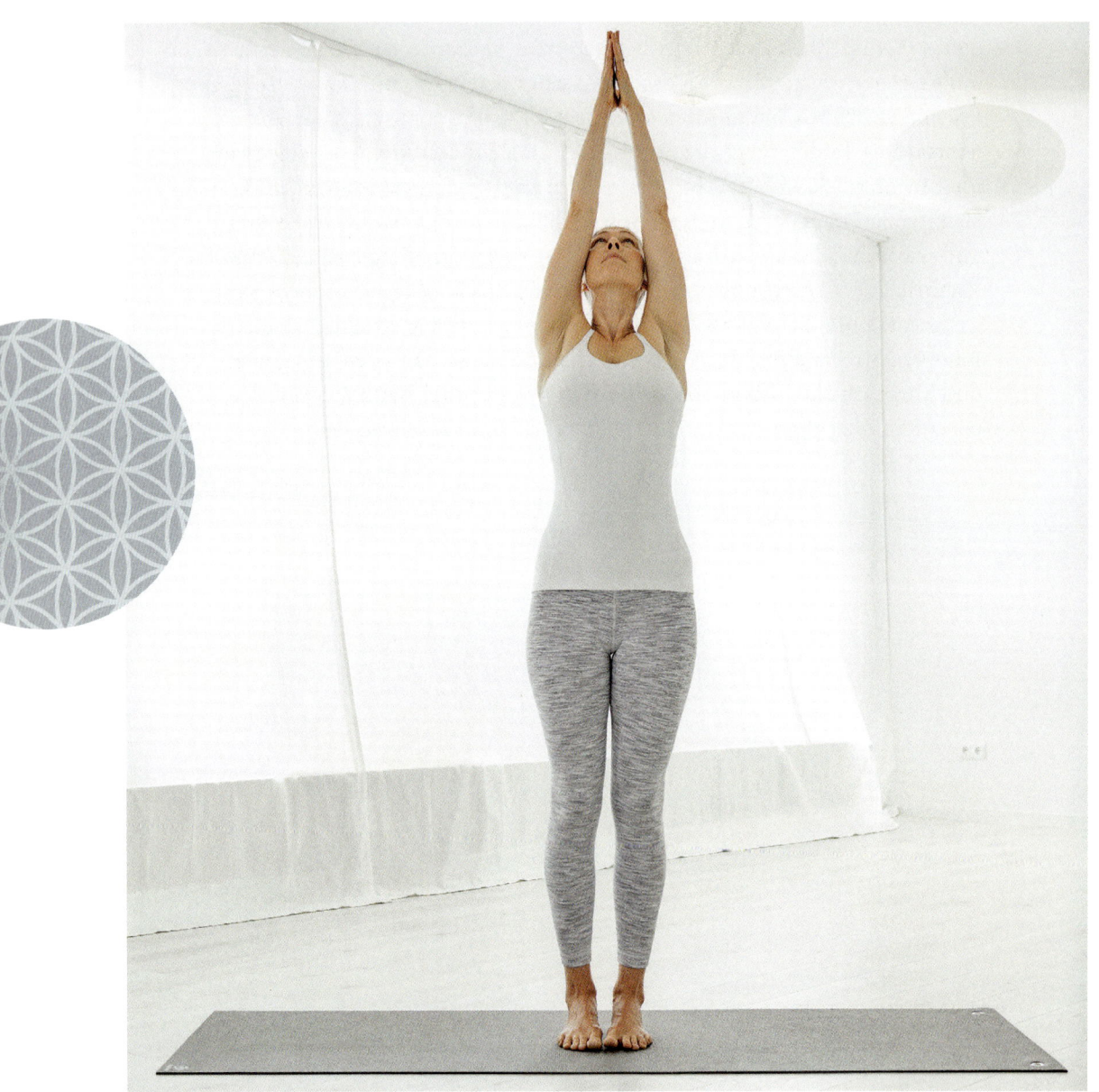

Mit der Einatmung schließe ich die Füße in der Mitte der Matte. Meine großen Zehen berühren sich, die Fersen sind leicht geöffnet. Ich spüre, wie ich wieder in die Linearität eintauche und das Runde verlasse. Meine Arme führe ich über die Seite nach oben, der Blick folgt dieser Bewegung, bis sich meine Handflächen über dem Kopf treffen. Die Linearität hat ihre Vollendung erreicht, und ich kann diese jetzt mehr genießen als zu Beginn in Haltung 2, denn ich habe in den vergangenen Haltungen das Runde erleben dürfen, mich ausbreiten dürfen, den Raum erforschen dürfen. Und wie so oft im Leben ist es einfach diese Erlaubnis, die einen Unterschied macht. Ich spüre ganz deutlich die beiden Pole von Himmel und Erde, zwischen denen ich mich aufspanne und die sich zu einem perfekten Zusammenspiel verbinden. In der Berghaltung am Anfang hat mein physischer Körper fast meine ganze Aufmerksamkeit auf sich gezogen. Ich habe die Streckung in jeder Faser gespürt, besonders da, wo es eng war. Jetzt, da mein Körper durchlässiger geworden ist, kann ich zu *Pranamaya Kosha* durchdringen und mehr in die energetische Ausrichtung hineinfühlen. Dieser goldene Faden entlang der Mittellinie, von dem ich in Haltung 24 sprach, hat sich ausgebreitet und reicht nun von den Füßen bis zu den Fingerspitzen. Ich schaue hoch zum Mond, dessen Licht liebevoll auf mich herabscheint.

27 PRANAMASANA
Gebetshaltung

AUSATMEN: Hände in der Gebetshaltung zum Herzen sinken lassen – Daumenrücken am Brustbein – Augen eventuell schließen

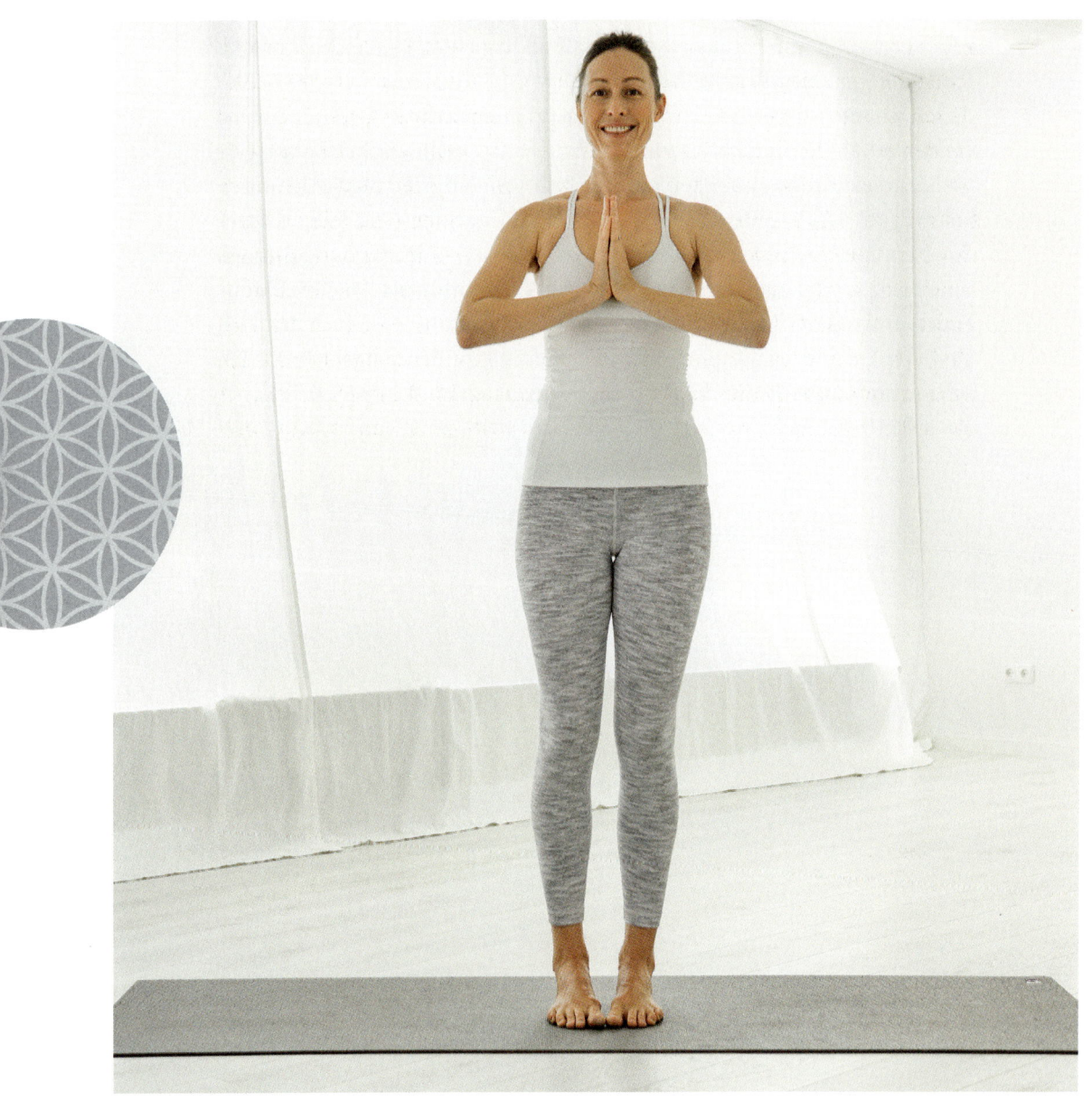

Langsam lasse ich mit der nächsten Ausatmung die Hände, die Arme, den Blick sinken, ganz synchron, ganz geführt, wie auf Schienen. Ich möchte keine Sekunde davon verpassen. Wenn die Daumenrücken das Dritte Auge passieren, pausiere ich kaum merklich und nehme noch einmal den Punkt wahr, der mich unterschwellig durch die ganze Sequenz geführt hat. Dann lasse ich die Daumenrücken weiter sinken, bis sie das Brustbein berühren und ich diese hier zum Stillstand kommen lasse. Dieser zweite Punkt der »Chakra-Ampel« liegt nun im Fokus meiner Wahrnehmung. Mein Blick geht nach vorn zum Horizont, und ich finde erneut diese Weite, die mich durch die Sequenz getragen hat. Die Haltung, die ich hier einnehme und die vorher, anders als die anderen Haltungen, so noch nicht aufgetaucht ist und die den pendelnden Einstieg am Anfang ersetzt, heißt »Gebetshaltung« – und fühlt sich auch so an. Die Weite, die im Mondgruß aufgebaut wurde, bündelt sich hier im Herzraum, wo sie sich nach innen hin ausbreitet und ihre Fortführung findet. Es ist nicht nur Platz im Außen, sondern auch im Innen entstanden. Ich fühle mich bereichert um die Dimension der Entfaltungsmöglichkeiten meines Körpers, meines Geistes und meines Herzens. Und dafür sende ich hier innerlich ein Danke wie ein Gebet an den Mond, wo auch immer er in diesem Moment stehen mag. Danke zu sagen schadet nie, selbst dann nicht, wenn man nicht genau weiß, wem man gerade dankt.

28 TADASANA
Berghaltung

AUSATMEN: Hände in der Gebetshaltung zum Becken sinken lassen Hände öffnen, Fingerspitzen nach unten, Handflächen nach vorn – gleichmäßig weiteratmen.

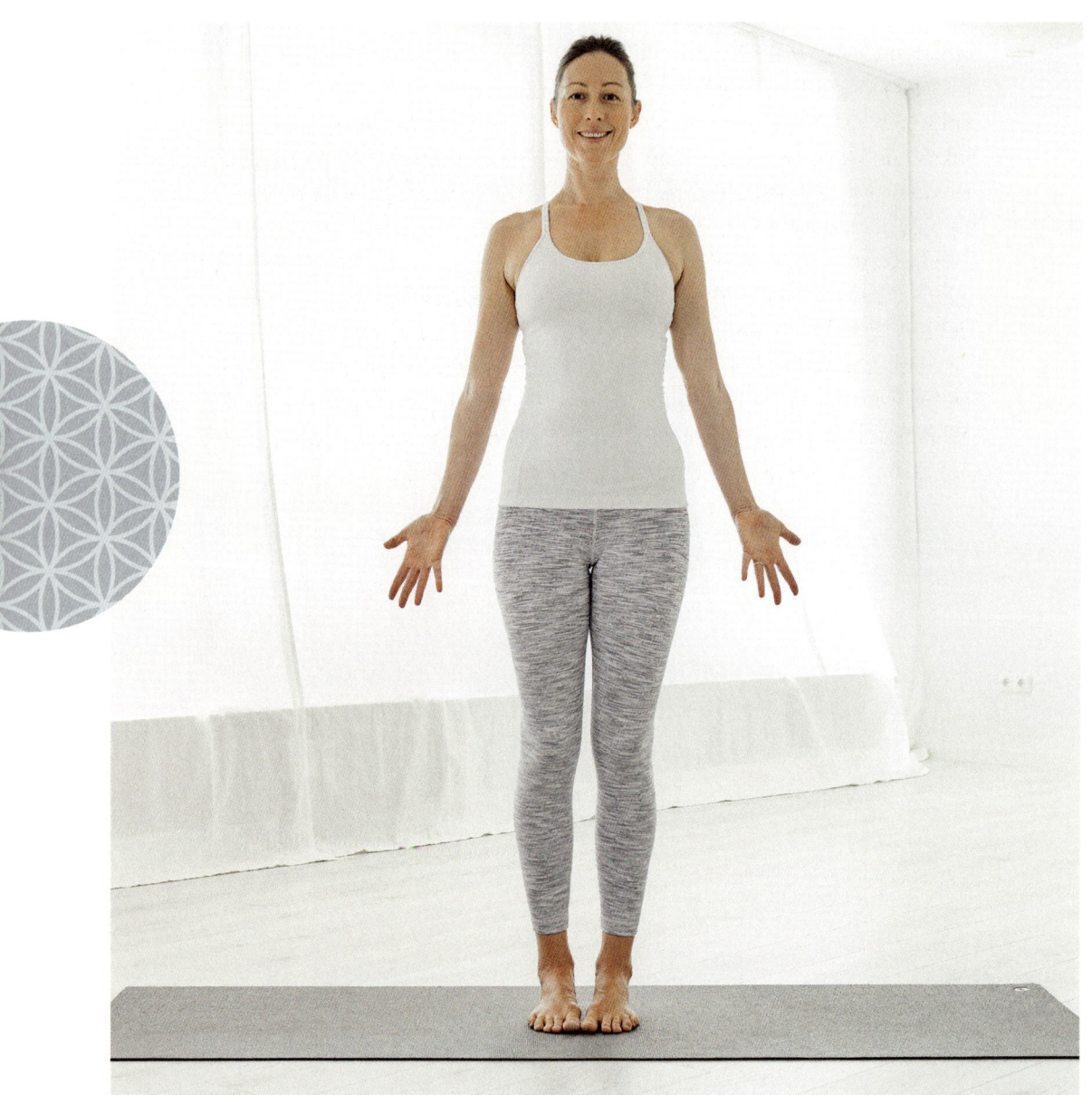

Egal ob ich in der Haltung vorher ein paar Atemzüge genommen habe oder mich noch im gleichen Ausatmungszyklus befinde, lasse ich die Hände in der Gebetshaltung weiter nach unten sinken, bis sie mein Becken erreichen oder sich von allein voneinander lösen. Dann lasse ich die Hände hier am dritten Punkt der »Chakra-Ampel« auseinandergleiten und sich neben dem Körper mit den Handflächen nach vorn ausbreiten. In dieser Abschlusshaltung, bestehend aus Haltung 27 und 28, die ineinander übergehen, verbinden sich die drei Kräfte, die während des Mondgrußes »gesammelt« wurden: Erdung, die in den Füßen, aber auch im entspannten Unterleib fühlbar wird; Weite, die im Herzraum angekommen ist; und Anbindung an die eigene innere Führung, die sich durch den entstandenen Fokus am Augenbrauenzentrum zeigt. Diese drei Kräfte verbinden sich in der Sequenz des Mondgrußes, führen durch die Haltungen und erzählen die Geschichte der Hingabe, in der »Ida« Protagonistin ist und die man guten Gewissens als »Mondkraft« bezeichnen kann.

Da ist viel zu spüren, und so nehme ich mir die Zeit zum Nachspüren, hier im Stand, hier in der Berghaltung, bevor ich in die zweite Seite des Grußes eintauche, auf der das ganze Feld von rechts her aufgerollt wird … Oder ich beginne direkt im Anschluss mit der Einatmung die Sequenz erneut, wobei ich mich in Haltung 4 dann erst nach rechts statt nach links beuge und mich in Haltung 10 nach rechts statt nach links drehe.

DIE SEQUENZ MIT VARIANTEN

Das Schöne am Mondgruß ist, dass er sich den Übenden anpassen kann, selbst in seiner Grundform, die hier in diesem Kapitel vorgestellt wird. Es ist wichtig, dass du dich beim Praktizieren zu Hause fühlen kannst und nicht zurücksteckst oder dich überforderst. Denn beides kann Stress bedeuten. Und im Mondgruß geht es ja genau darum: Ruhe finden, bei sich ankommen, entspannen.

Ich stelle dir hier zwei Varianten des Mondgrußes vor: In der Form für Fortgeschrittene geht es noch mehr in Richtung Boden, und der ganze Körper wird tendenziell stärker gefordert, während die Sequenz für Feinfühlige noch mehr in der Aufrichtung stattfindet, den Körper mehr in der Ruhe lässt als die hier bereits vorgestellte Grundform und den Fokus auf die Wahrnehmung der kleinen Gesten legt.

VARIANTE FÜR FORTGESCHRITTENE

Was ist fortgeschritten? Ich frage mich das im Yoga oft, wenn ich dieses Wort höre. Es kann sich auf einen flexiblen Körper beziehen, auf eine große Wahrnehmungsfähigkeit oder auch auf eine lange Erfahrungspraxis. In diesem Fall ist gemeint, dass der Körper in seiner Dehn- und Kraftkompetenz entweder durch eine vorausgegangene Aufwärmphase, durch eine bereits bestehende Yoga-Übungspraxis oder auch durch die angeborene Anatomie bereit ist, Körperhaltungen auszuführen, die Dehnung, Koordination und Kraft erfordern.

Die Sequenz lässt sich so beschreiben, dass du dich dabei nah an den Boden anschmiegst, wofür es hilfreich ist, wenn die Öffnung der Hüften und die Dehnung der Beine und des Rückens vorbereitet sind bzw. von Natur aus diese Voraussetzungen erfüllen. Diese Variante ist wunderbar fließend und bringt die Schwerkraft noch ein wenig mehr ins Spiel, weil man ihr hier nachgeben kann. Du kannst dich richtig fallen lassen, im wahrsten Sinn des Wortes. Probier es einfach aus!

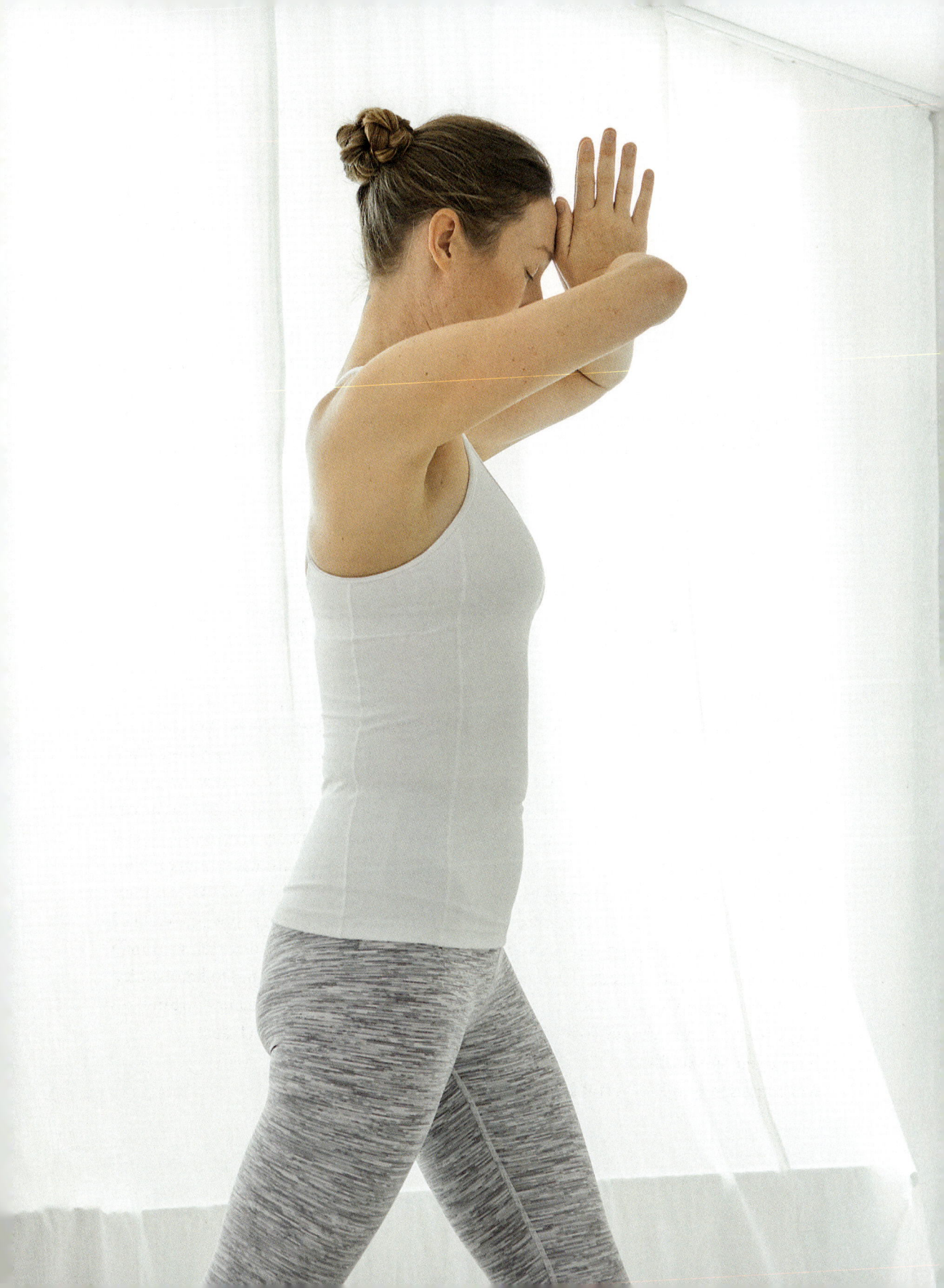

Haltung 11 für Fortgeschrittene:
PARIVRITTA TRIKONASANA
Gedrehte Dreieckshaltung

ATME AUS und kippe den Oberkörper zunächst in die Waagerechte. Setze dann die rechte Hand zum linken Fuß. Öffne den Oberkörper nach links. Der linke Arm ist nach oben gestreckt. Die Finger sind aktiv. Der Blick geht nach oben, wenn es für den Nacken möglich ist. Sonst blicke nach vorn oder unten.

TIPP: *Beuge gern das vordere Knie, wenn die Dehnung in den Beinen oder im Rücken zu heftig wird oder du aufgrund dessen die Symmetrie der Haltung verlierst. Wenn du einen Yoga-Block als Unterstützung nehmen möchtest, ist das auch eine gute Idee. Denke nur daran, dass der Block schon an der richtigen Stelle auf deiner Matte stehen sollte, weil der Mondgruß durch Unterbrechungen (um schnell den Block zu holen …) seinen Fluss verlieren kann.*

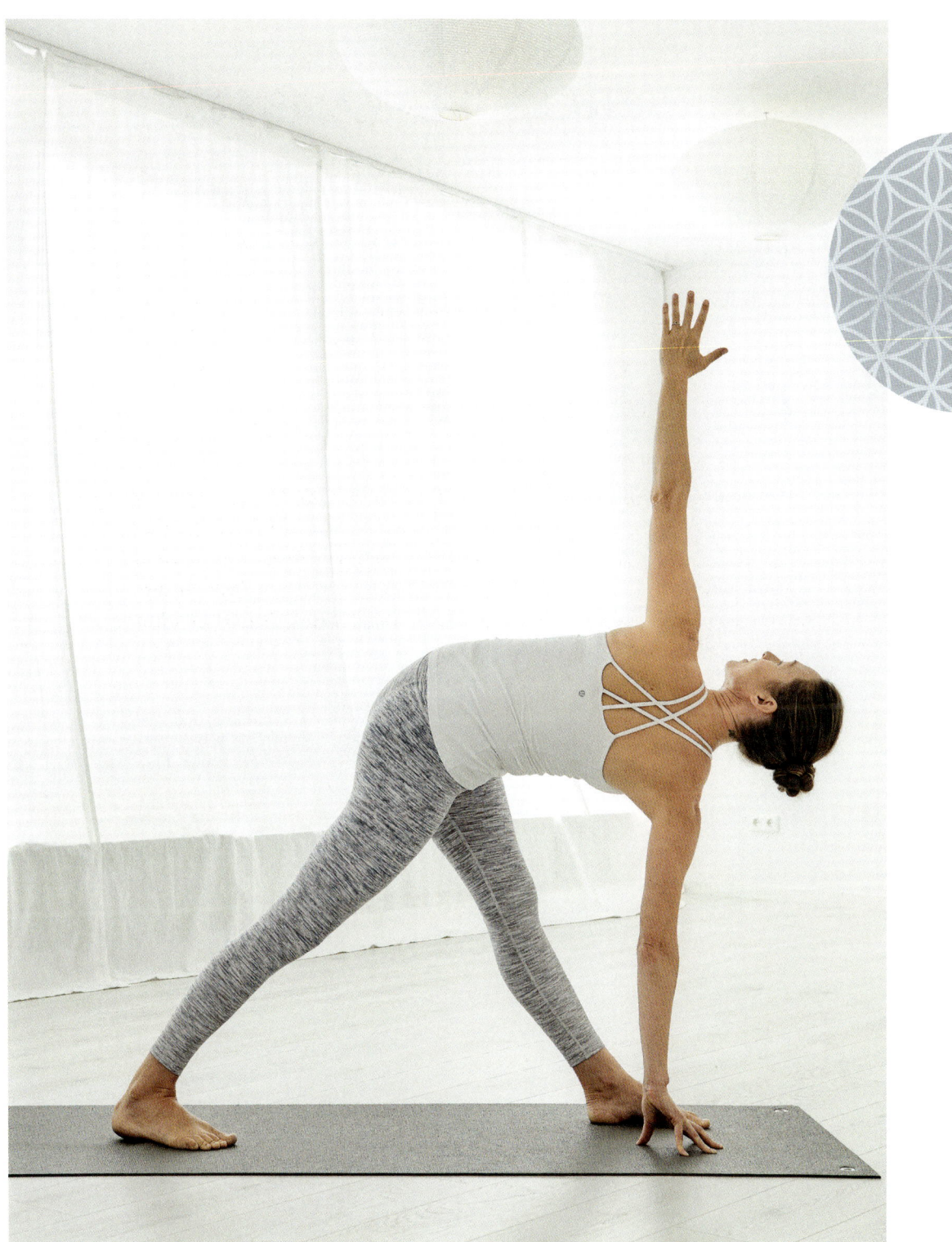

Haltung 12 für Fortgeschrittene:
PARSHVOTTANASANA
Haltung der gestreckten Flanken

ATME EIN und führe den oberen Arm nach unten. Die Fingerspitzen der Hände sind jeweils links und rechts neben dem vorderen Fuß. Die Hüften sind parallel, der Rücken gerade, und der Blick geht nach vorn und unten.

TIPP: Beuge auch hier das vordere Knie und/oder lege die Hände auf dem Schienbein ab, um die Abstützung ein Stück nach oben zu verlegen. Wenn du gern mit Blöcken übst, dann kannst du hier auch zwei Blöcke auf dem Boden platzieren und die Hände darauflegen. Denke daran, dass du die Blöcke dann später auf der anderen Seite brauchst.

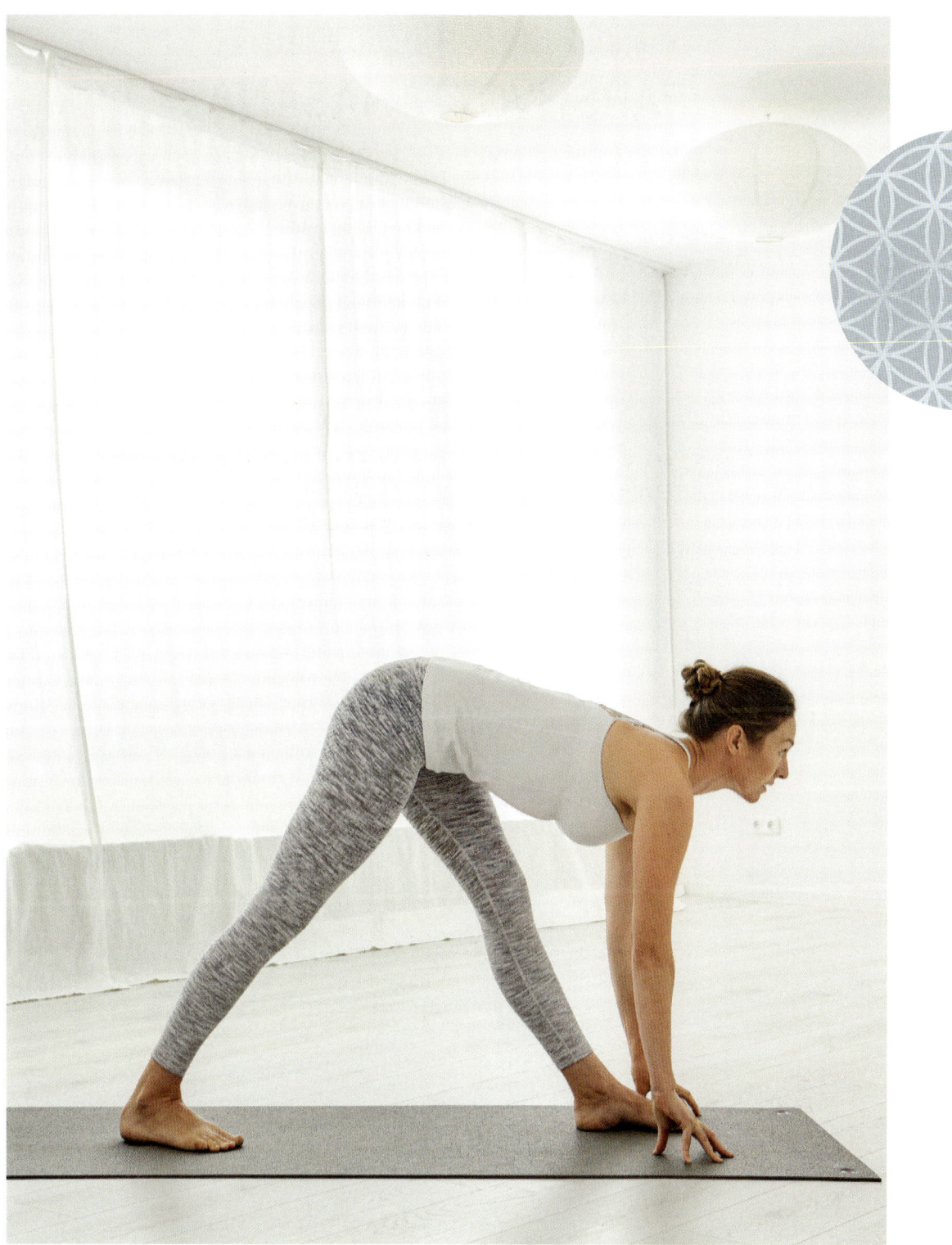

Haltung 13 für Fortgeschrittene:
PARSHVOTTANASANA
Haltung der gestreckten Flanken

ATME AUS und bringe die Handflächen zum Boden oder mehr Gewicht auf die Fingerspitzen. Lass den Oberkörper Richtung Standbein sinken und bringe die Stirn oder die Nase zum Knie.

TIPP: *Auch in dieser Haltung können die Hände auf dem Schienbein oder auf zwei Blöcken abgelegt werden oder auf den Fingerspitzen am Boden bleiben. Wähle die Art und Weise, die es dir ermöglicht, im Oberkörper loszulassen.*

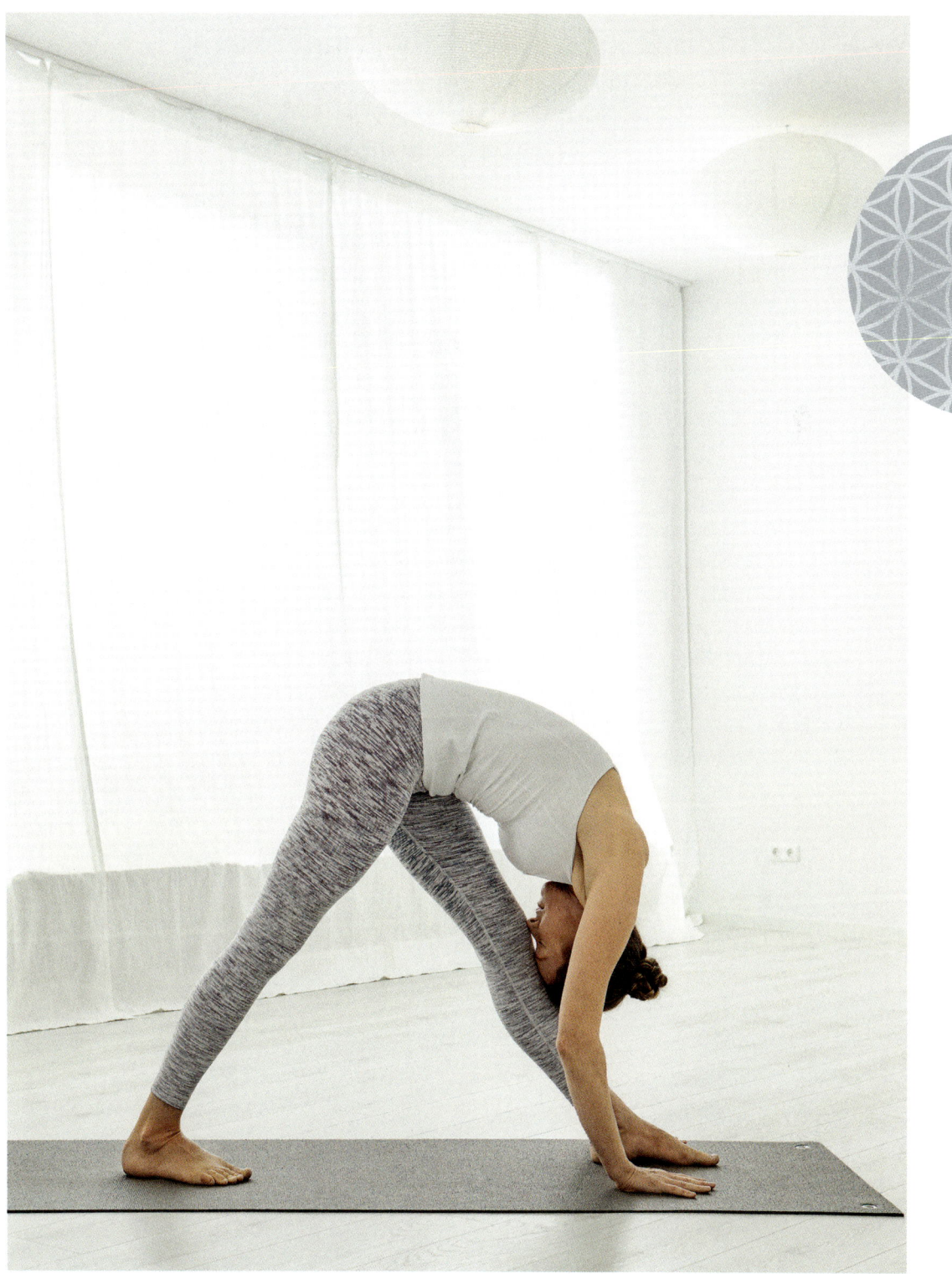

Haltung 14 für Fortgeschrittene:
PRANAMASANA
Gebetshaltung

ATME EIN und beuge das vordere Bein. Das Knie befindet sich über dem Fußgelenk. Mache mit dem anderen Bein einen großen Schritt nach hinten. Wandere mit dem vorderen Bein ein wenig Richtung Mattenaußenkante. Platziere beide Handflächen an der Innenseite des vorderen Fußes auf dem Boden. Das hintere Bein und beide Arme sind gestreckt.

TIPP: *Das hintere Knie kannst du auch am Boden ablegen. Manchmal ist es hilfreich, das vordere Knie noch ein wenig mehr nach außen zu bringen. Achte aber darauf, dass das Knie nicht nach außen »wegbricht«. Wenn die Hände den Boden nicht erreichen, dann kannst du die Hände auch vor dem Herzen zusammenführen, was eher Kraft statt Dehnung braucht. Der Oberkörper »fliegt« oder liegt in der linken Flanke leicht am Oberschenkel. Die Daumenrücken berühren dann hier das Brustbein. Rücken und Hinterkopf bilden eine Art gleichmäßige »Rampe«. Wenn du das Bedürfnis hast, auch hier die Blöcke zu nehmen – gern!*

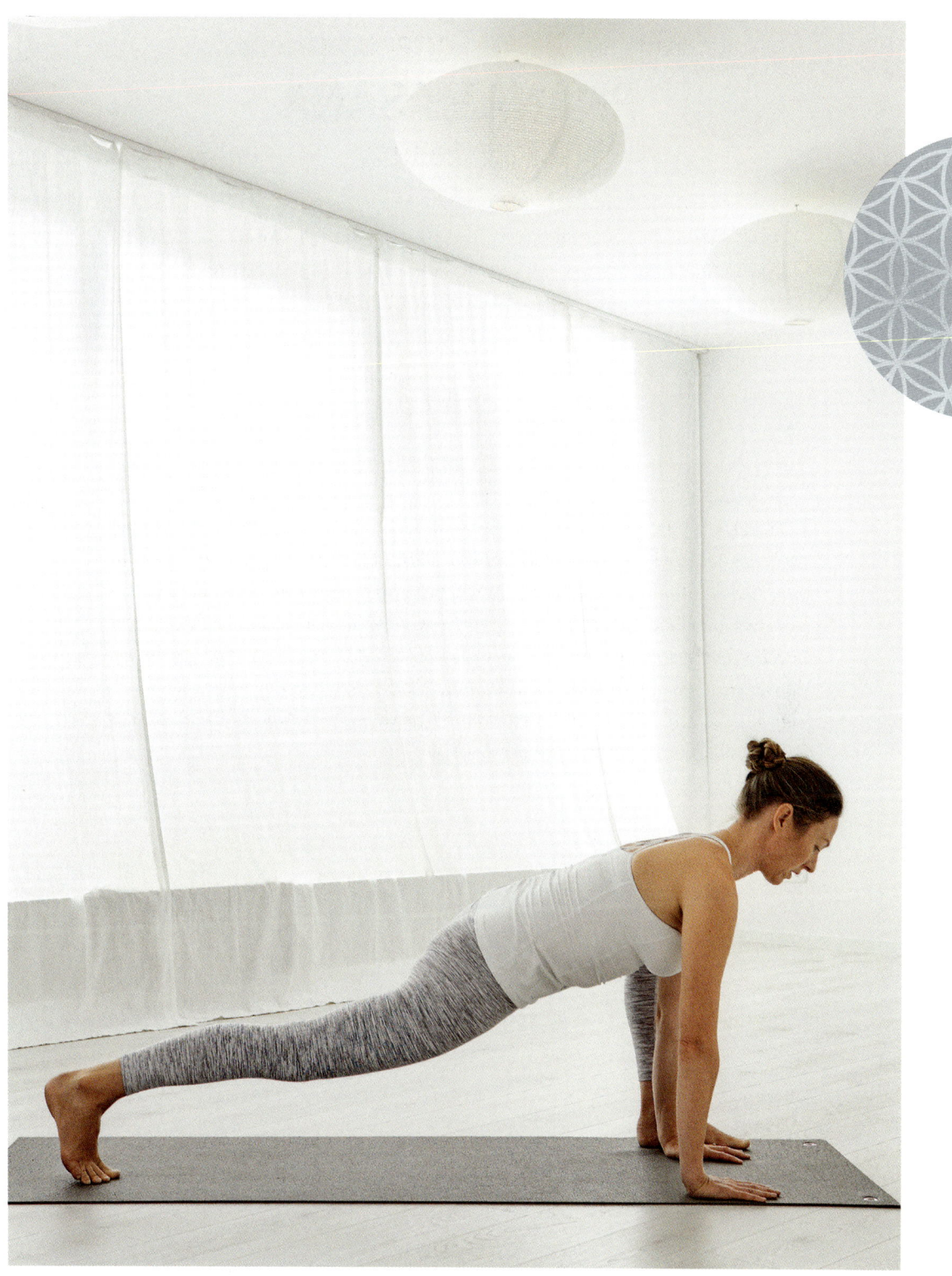

Haltung 15 für Fortgeschrittene:
PRANAMASANA
Gebetshaltung

ATME AUS und platziere die Unterarme am Boden. Stelle die Handkanten auf und bringe die Hände in der Gebetshaltung zusammen. Lege die Stirn, und damit dein Drittes Auge, auf den Daumenrücken ab.

TIPP: *Die Stirn muss die Daumenrücken nicht berühren. Es kann hier auch einfach eine »gedachte« Verbindung geben. Wenn du die Hände in der vorigen Haltung bei gehobenem Oberkörper vor dem Herzen hattest, dann bringe jetzt die Daumenrücken zum Stirnzentrum. Die Ellbogen heben sich dabei leicht. Das hintere Knie kann zum Boden kommen. Wenn nur einer von beiden Ellbogen aufliegt und der andere »schwebt«, dann ist das für die kurze Dauer der Haltung nicht dramatisch. Falls es aber zu einer Dysbalance führt, dann hebe lieber Oberkörper und Hände und wähle die Variante mit den Händen am Dritten Auge.*

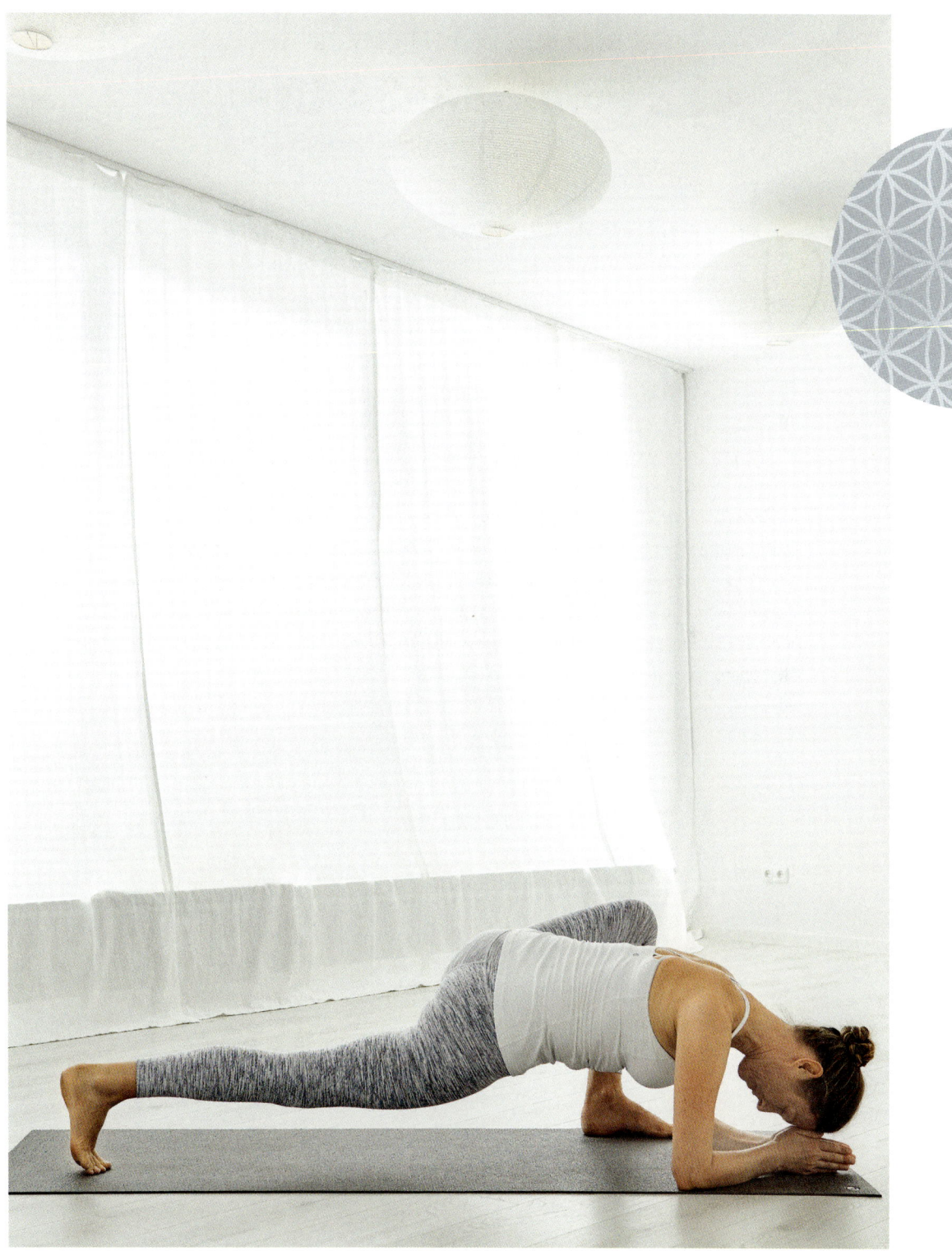

Haltung 16 für Fortgeschrittene:
NAMASKARASANA
Begrüßungshaltung

ATME EIN und drehe dich geschmeidig und dicht am Boden um 90 Grad nach rechts, bis du in eine tiefe Hocke in der Mitte der Matte kommst. Lege die Hände in der Gebetshaltung vor dem Herzen zusammen. Die Ellbogen sind zwischen den Knien und drücken diese nach außen. Bringe den Kopf leicht in den Nacken. Führe diese Haltung dreimal im Wechsel mit der nachfolgenden Haltung aus.

TIPP: Wenn die Ellbogen die Knieinnenseiten nicht berühren, dann lasse sie »schweben«. Achte aber darauf, dass der Rücken, durch das gehobene Brustbein aufrecht oder sogar fast in eine Rückbeuge kommt. Falls die Fersen nicht am Boden sind, dann kann das in Ordnung sein, wenn du die Balance halten kannst und keinen Stress damit empfindest. Ansonsten kannst du dich auf einen Block setzen und die Übung ausführen oder eine weitere gerollte Matte oder Decke hinten unter die Fersen legen.

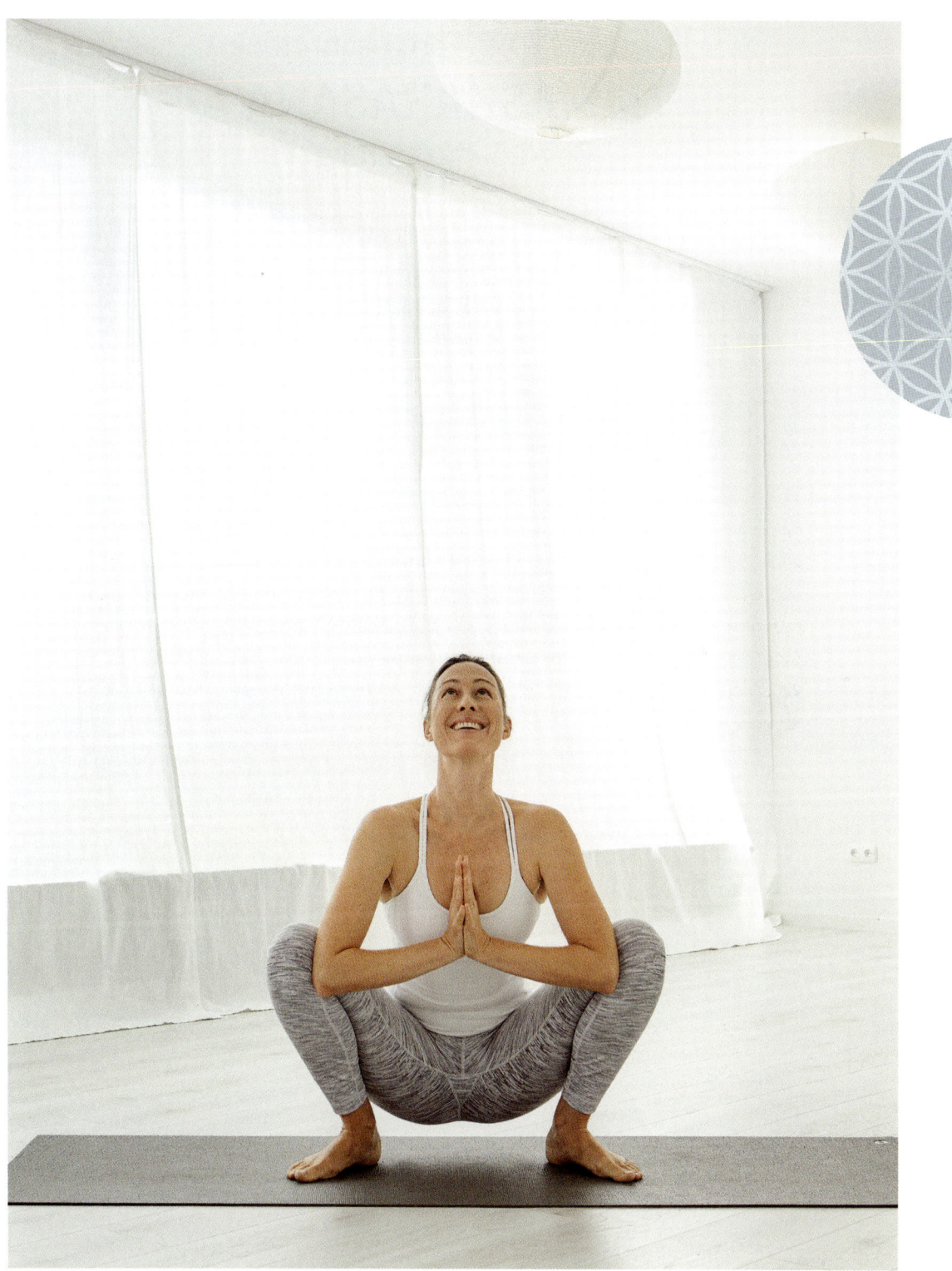

Haltung 17 für Fortgeschrittene:
NAMASKARASANA
Begrüßungshaltung

ATME AUS und strecke die Arme nach vorn. Der Blick geht nach unten, und der obere Rücken rundet sich. Die Knie drücken die Oberarme nach innen und bleiben parallel zum Boden. Die Daumen zeigen nach oben, und die Hände bleiben in der Gebetshaltung. Führe die Haltung dreimal im Wechsel mit der vorherigen Haltung aus.

TIPP: *Wenn die Oberarme nicht mit den Beininnenseiten im Kontakt sein können, dann lass die Beine, wie sie in der vorherigen Haltung waren, und bringe die Arme nach vorn. Falls es sich durch die Gebetshaltung der Hände zu eng im unteren Rücken anfühlt, dann können auch die Daumen ineinander verhakt werden, während die Handinnenflächen nach unten zeigen. Auch in dieser Haltung gelten die gleichen Möglichkeiten, die Hocke zu vereinfachen, wie schon in der vorherigen Haltung.*

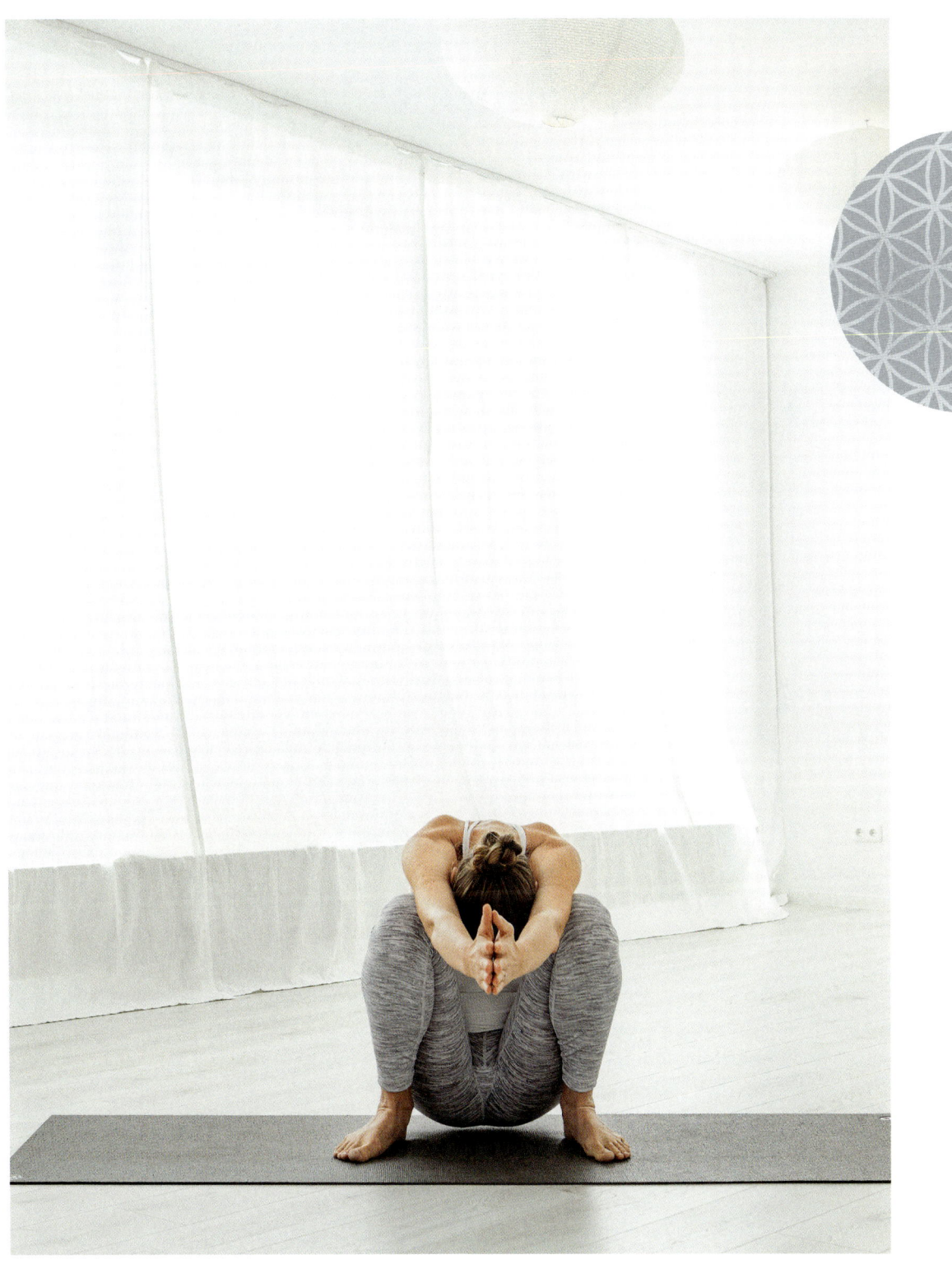

Haltungen 18 bis 23 zur anderen Seite

Jetzt geht der Mondgruß über die andere Seite wieder zurück und nach oben. Die Übungen der Varianten wiederholen sich auf der anderen Seite, wobei das rechte Bein nun vorn ist.

Haltung 18 entspricht Haltung 14, nur dass das rechte Bein vorn ist.
Haltung 19 entspricht Haltung 15, nur dass das rechte Bein vorn ist.
Haltung 20 entspricht Haltung 12, nur dass das rechte Bein vorn ist.
Haltung 21 entspricht Haltung 13, nur dass das rechte Bein vorn ist.
Haltung 22 bleibt gleich wie in der Grundsequenz.
Haltung 23 entspricht Haltung 11, nur dass das rechte Bein vorn ist.

Auch in dieser Variante wird der Mondgruß, nachdem die Runde einmal durchlaufen ist und du wieder in der Mitte der Matte angekommen bist, auf der anderen Seite ausgeführt, indem du dich erst nach rechts neigst und dann nach rechts drehst.

VARIANTE FÜR FEINFÜHLIGE

In dieser Variante liegt der Fokus auf einem noch subtileren Fühlen als bei der vorgestellten Grundform. Die Körperhaltungen sind dabei weniger Richtung Boden ausgerichtet als in der Grundsequenz, und dieser Mondgruß ist bestens geeignet für dich, wenn du körperlich im Moment oder generell weniger machen musst oder möchtest, zum Beispiel während der Schwangerschaft, bei Verletzungen oder im Alter. Aber Vorsicht! Das heißt nicht, dass der Mondgruß weniger wirkt! Im Gegenteil. Diese Variante erfordert zwar viel Feingespür, kann aber entsprechend auch ein richtiges Empfindungsfeuerwerk auslösen. Lass dich überraschen!

Haltung 13 für Feinfühlige:
PARSHVOTTANASANA
Haltung der gestreckten Flanken

ATME AUS und lass dein Kinn zum Brustbein sinken. Der Oberkörper ist aufrecht, und die Hände bleiben auf dem Oberschenkel.
Es verändert sich an der Körperhaltung nichts, außer dass das Kinn still und sanft zum Brustbein sinkt.

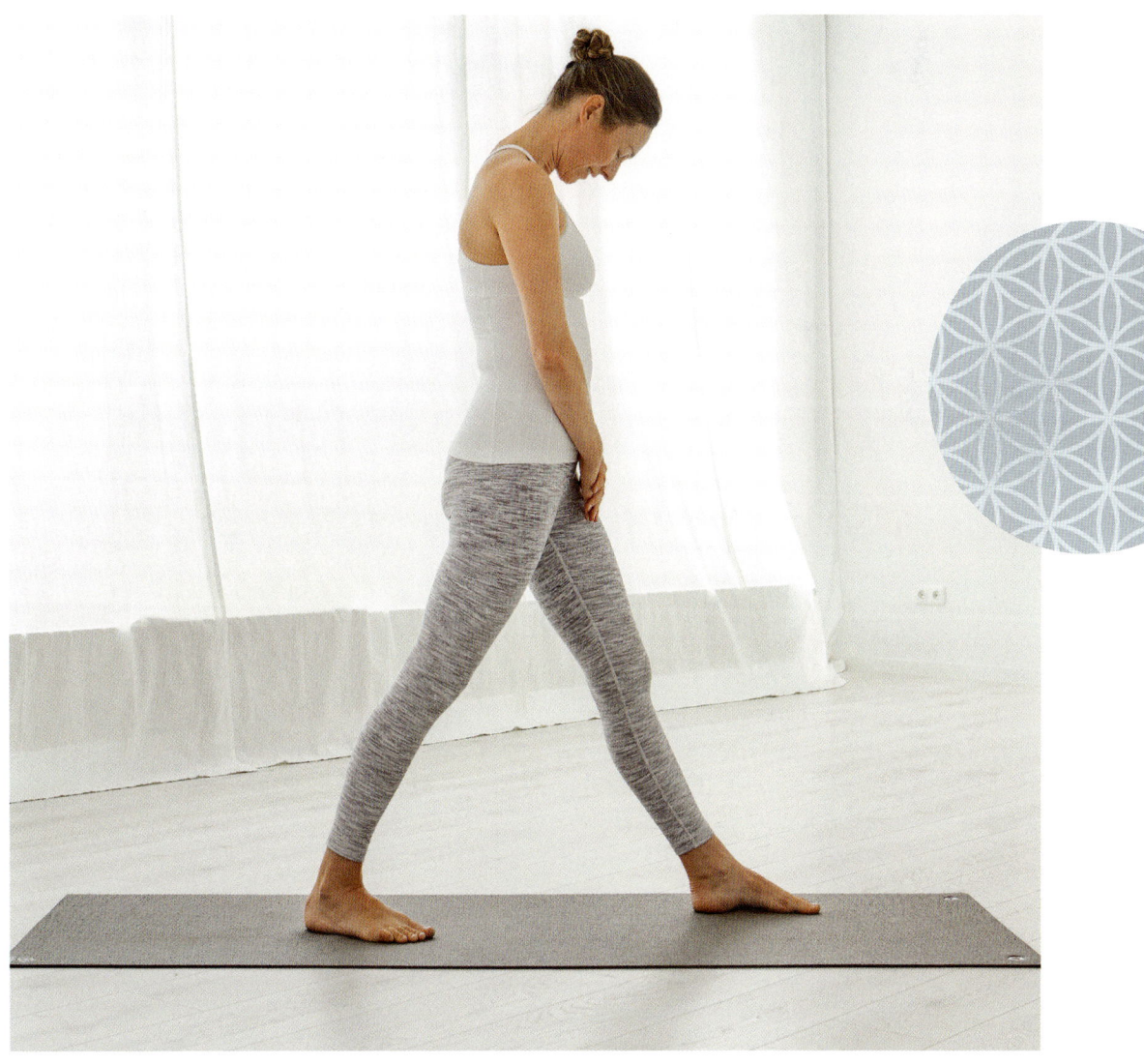

Haltung 15 für Feinfühlige:
PRANAMASANA
Gebetshaltung

ATME AUS und führe die Hände in der Gebetshaltung hoch zur Stirn. Lege die Daumenrücken an das Dritte Auge. Der Oberkörper bleibt aufrecht, der Nacken gestreckt. Es verändert sich an der Körperhaltung nichts, außer dass die Hände still und sanft zum Augenbrauenzentrum geführt werden.

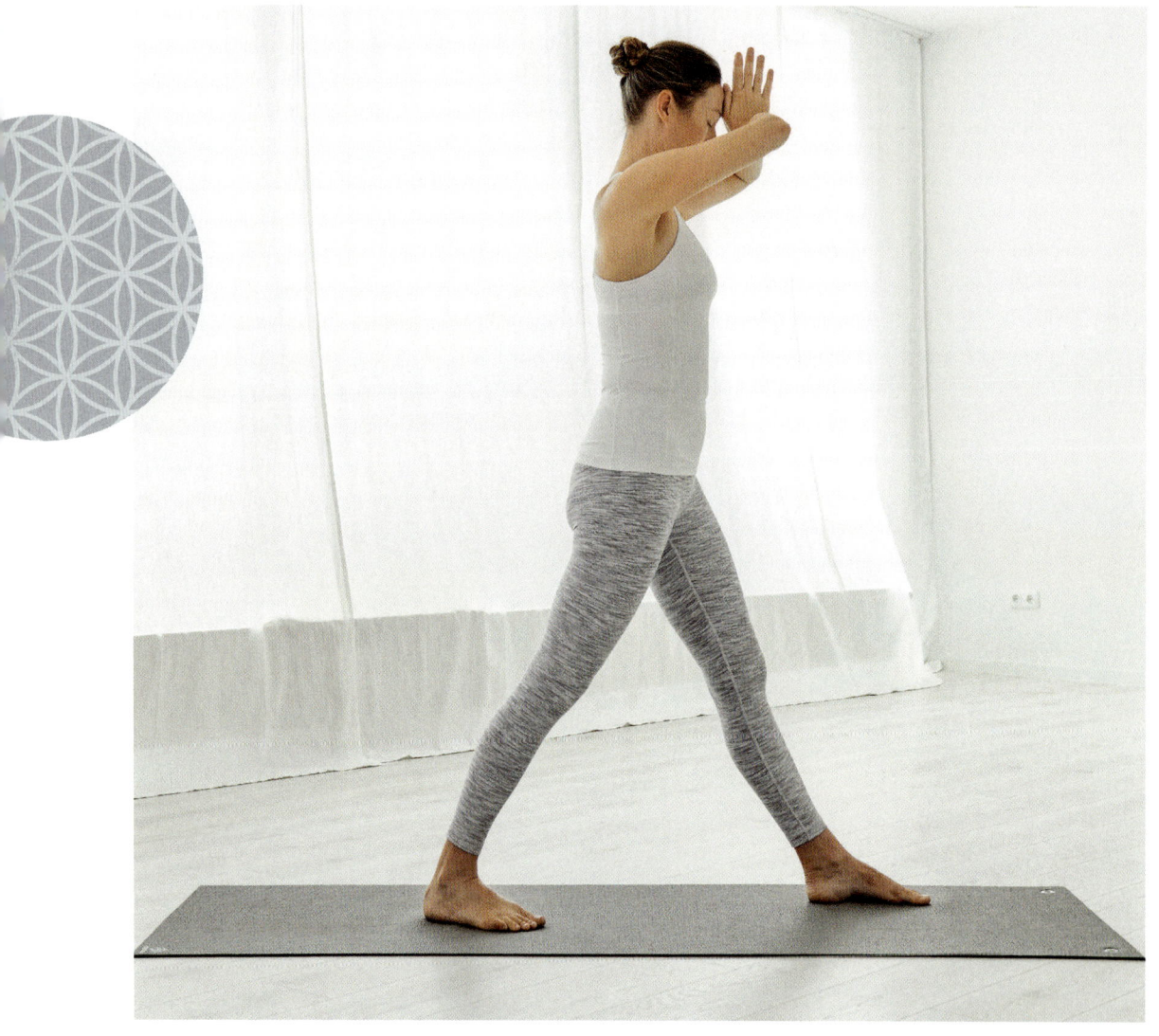

Haltungen 19 und 21

Jetzt geht der Mondgruß wieder zurück und über die andere Seite nach oben. Die Übungen der Varianten wiederholen sich auf der anderen Seite, wobei nun das rechte Bein vorn ist.

Haltung 19 entspricht Haltung 15, nur dass das rechte Bein vorn ist.
Haltung 20 bleibt gleich wie in der Grundsequenz.
Haltung 21 entspricht Haltung 13, nur dass das rechte Bein vorn ist.

Auch in der Variante für Feinfühlige wird der Mondgruß, nachdem die Runde einmal durchlaufen ist und du wieder in der Mitte der Matte angekommen bist, auf der anderen Seite ausgeführt, indem du dich erst nach rechts neigst und dann nach rechts drehst.

DIE SEQUENZ IN DER ÜBERSICHT

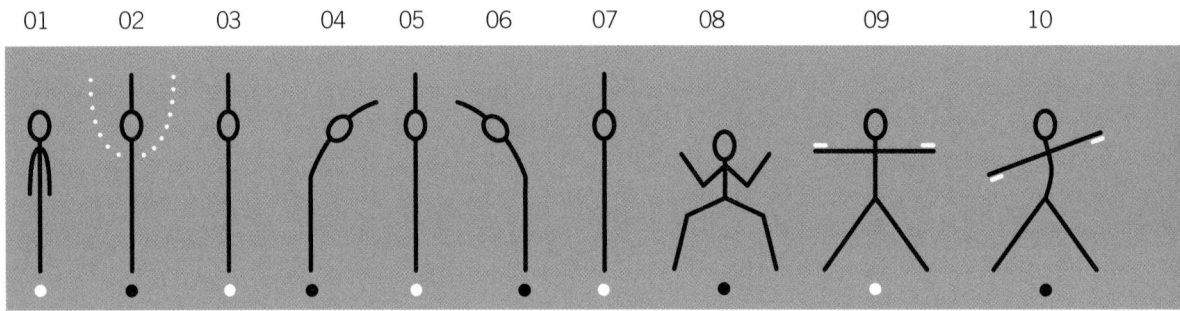

Grundsequenz Basis-Variante

Grundsequenz Variante für Fortgeschrittene

Grundsequenz Variante für Feinfühlige

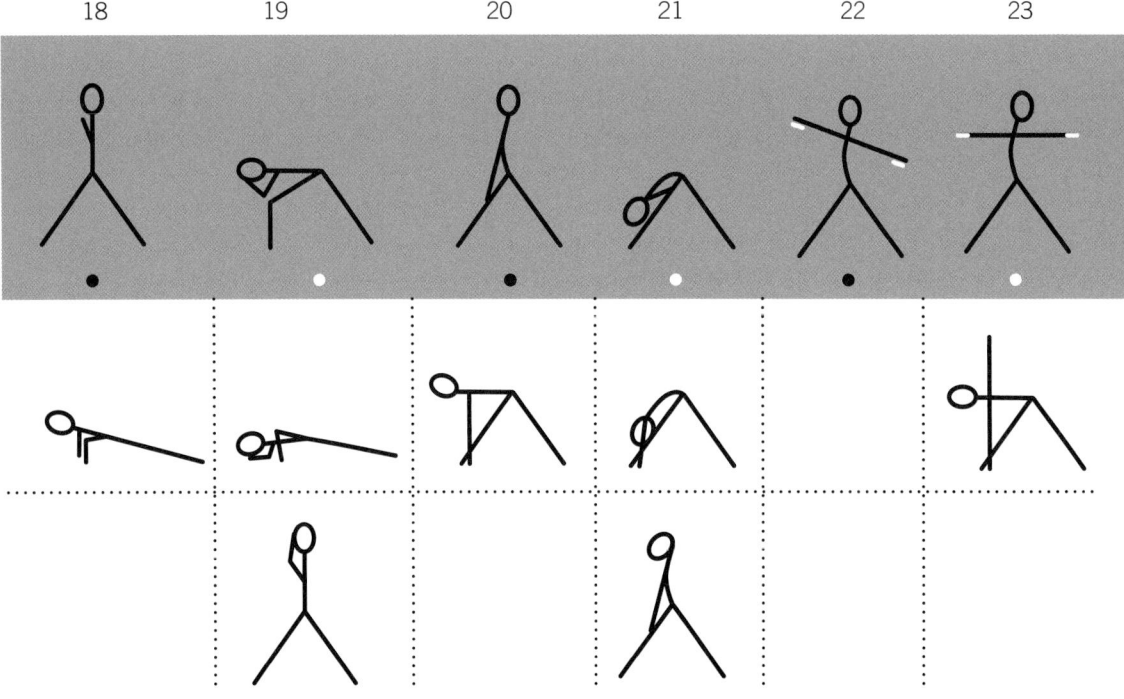

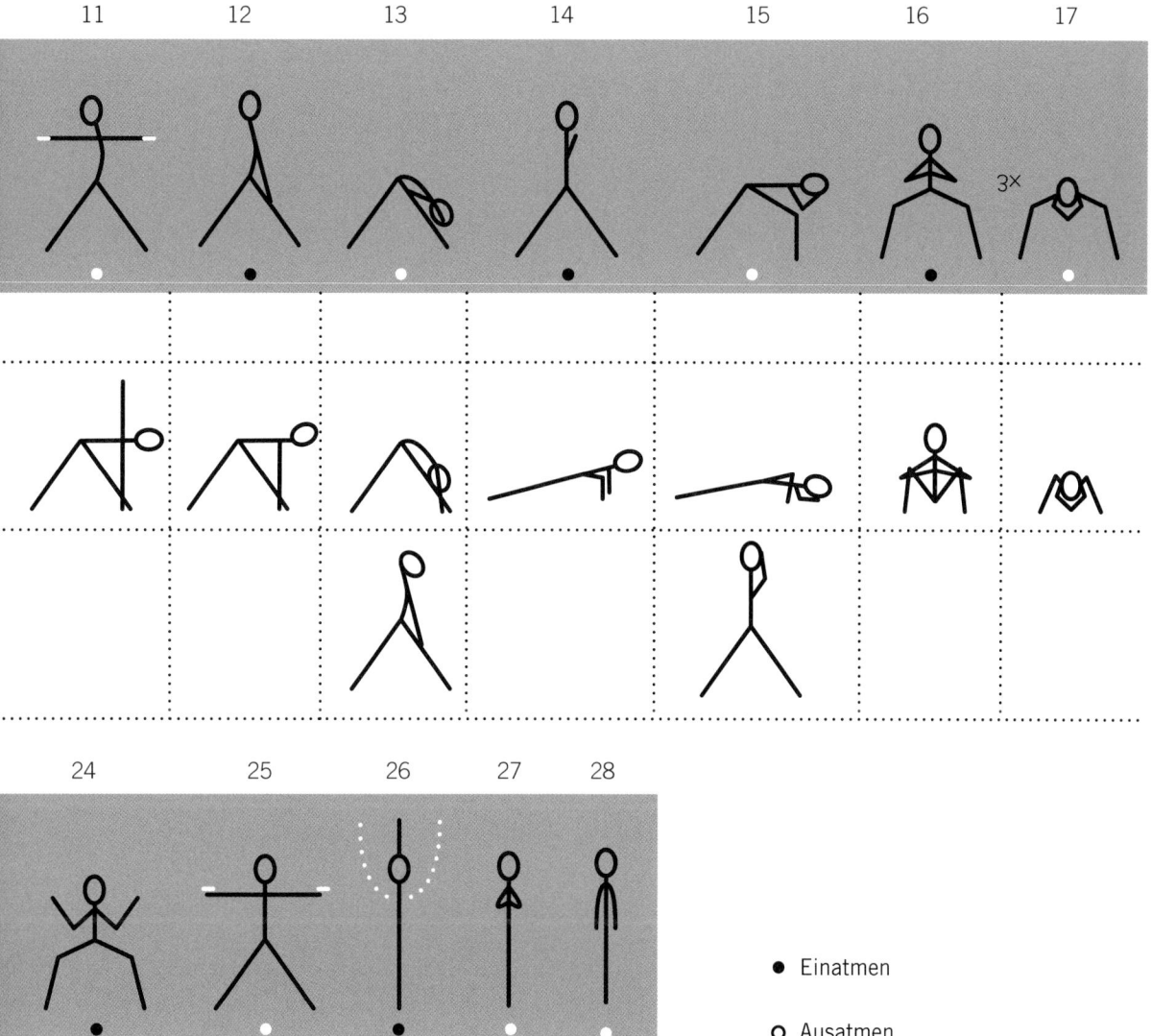

- Einatmen
○ Ausatmen

TSCHAKKA, TSCHAKKA, CHAKREN – SIEBEN AUF EINEN STREICH

Ich bin kein großer Esoterikfan. Das gebe ich ganz ehrlich zu. Leider werden die Chakren oft genau in diese Ecke der Spiritualität gesteckt. Manchmal im Unterricht merke ich, dass es fast schwer für mich ist, das Wort »Chakra« auszusprechen, in der Sorge, die Schüler und Schülerinnen schon allein durch das Wort abzuschrecken. Das finde ich deshalb schade, weil die Kenntnis der Chakren als ein ganz modernes Werkzeug zur Selbsterkenntnis und Selbstentwicklung dienen kann, mit psychologischen und philosophischen Aspekten und einer langen Tradition, die dem Ganzen die nötige Tiefe gibt.

Für mich gehören die Chakren, wenn man sie denn in eine Ecke packen möchte, eher in die Ecke moderner Psychologie. Wir finden hier eine exakte und dennoch sehr breit gefächerte Einteilung in Persönlichkeitsanteile, mit deren Hilfe man sein Leben, seinen Alltag, seine Stimmungen besser einordnen und, wie ich finde, auch besser nutzen kann, um subjektiv empfundenes Leiden zu minimieren.

»Lebe deine Vielfalt!« könnte ein Motto sein, das zu der Chakren-Lehre passt. Oder: »Du bist viele!« – als eine Erlaubnis, sich nicht auf einen Charakter, eine Persönlichkeit oder ein bestimmtes Verhaltensmuster festzulegen oder festlegen zu lassen. Und damit ist dieses Konzept meiner Ansicht nach nicht nur ein höchst menschliches, sondern im Rahmen dieses Buches auch ein höchst weibliches. Es bietet ein Themencluster an, in dem eine Menge Aspekte Platz haben, Platz, sich auszudehnen, sich zu verändern, sich zu inszenieren.

Das System greift auf sieben Urkräfte zurück, die in jedem Menschen, in jedem Mann und in jeder Frau, angelegt sind. Diese Urkräfte können wir »anzapfen« und in Situationen aufrufen, in denen wir sie brauchen oder sie uns wünschen. Sie schlummern entweder, oder wir sind uns deren bewusst. Und so freue ich mich, wenn du hier in diesem Buch alte Bekannte triffst oder auch ganz neue Bekanntschaften machst.

Es geht hier also weniger um die Frage »Wer bin ich?« im absoluten Sinn als um die Fragen: »Wer bin ich gerade?« oder »Wer will ich gerade sein?«. Und das Schöne ist, dass du mit diesen offenen Fragen nicht allein gelassen wirst, sondern dass die »Schubladen« der Chakren hier helfen, für Orientierung zu sorgen oder auch die Fantasie anzuregen oder Bedürfnisse zu formulieren, von denen du bisher vielleicht noch nicht wusstest, dass du sie hast.

Muladhara

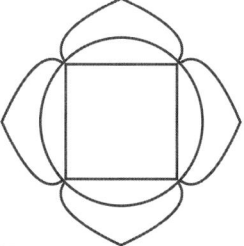

Svadhisthana

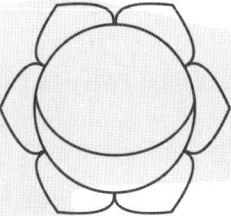

Manipura

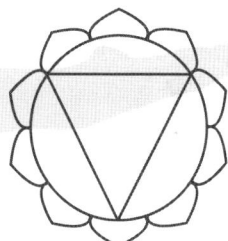

Sahasrara

Anahata

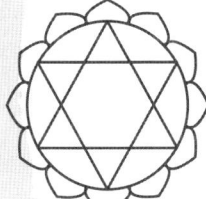

Ajna

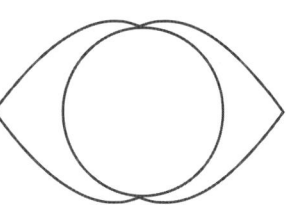

Vishuddha

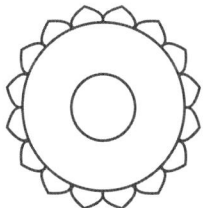

»Aber sollte man im Yoga nicht lieber bedürfnislos sein?«, könnte hier ein Einwand lauten. Hier liegt meines Erachtens eine nicht unbedenkliche Interpretation vor, mit der sich nicht wenige Yogis und Yoginis das Leben teilweise unnötig schwermachen. Denn mit einer solchen Messlatte – völlig bedürfnislos sein zu sollen – kann man ja nur scheitern oder zur »emotionslosen Maschine« werden. Meines Erachtens geht es vielmehr darum, kompetent mit den Bedürfnissen zu spielen und diesen dabei nicht zu unterliegen.

Lass uns also die Vielfalt mit Yoga feiern! Aus ihr können wir schöpfen, uns in unterschiedlicher Weise inszenieren, und die Bedürfnisse als Entwicklungsprozesse begreifen, innerhalb derer wir leben, lieben, lachen. Dabei kommen wir vermutlich ziemlich nah an das heran, was im Yoga »Selbst« genannt wird und um das wir in dem nächsten Kapitel herumtanzen und es gleichzeitig in den Tanz einbeziehen werden. Tschakka!

Im Kapitel »Frau sein, alles sein, eins sein« wird dann alles zusammenkommen: der Mondgruß, die Chakren und das Spüren. Und damit du immer wieder zwischendurch schauen kannst, was zu welchem Chakra gehört und was für welche Urkraft steht, gibt es hier eine kleine »Chakren-Schule«, die dir auf einen Blick zeigt, auf welchen Grundlagen die verschiedenen Urkräfte stehen und wie sich diese ganz praktisch und sichtbar in Farbe, Form und Figur präsentieren.

Urkraft 1 – Die Wurzel der Vielfalt

Wenn dieses Chakra ein Ort wäre, dann vermutlich ein frischer, herbstlicher Wald. Die Bedeutung des Sanskritwortes *Muladhara* ist »Wurzel« oder auch »Fundament«. Da wundert es wenig, dass das Quadrat mit seinen vier gleichmässigen Seiten das Zeichen dieses Chakras ist. Ebenso die vier Blütenblätter der Lotosblüte, in dem das Quadrat steht symbolisieren diese Stabilität.

Das Element ist die Erde, sein zweiter Name »Wurzel-Chakra«. Denkt man an einen Wald im Herbst, dann kann man die dunkelrote Farbe in den Blättern der Bäume sehen, die diesem Chakra zugeordnet wird. Und man kann den frischen, duftenden Waldboden riechen. Das Sinnesorgan dieses Chakras ist die Nase und sein Sinn das Riechen.

Im Körper befindet sich das Chakra in der Region des Beckenbodens am Muttermund bzw. an der Prostata, und wenn man damit von außen in Kontakt kommen möchte, dann kann man dafür den Damm berühren. Im Yoga macht man das im Sitzen oft dadurch, indem man die Ferse zum Damm bringt. Oder in der Baumhaltung, beim Stehen, wenn man die Ferse am Damm platziert. Wie ein Baum gibt auch dieses Chakra Sicherheit; es spendet Vertrauen und vermittelt Stabilität. Hier kann man sich geborgen und geschützt fühlen. Gleichzeitig birgt es im

Schatten seiner Äste die Gründe, die uns in die Flucht schlagen oder zum Rückzug treiben können, wie Angst, Gewalt oder Tendenzen, wegzulaufen.

Das passt alles gut zu dem Tier, das diesem Chakra zugeordnet wird: dem Elefanten, einem Tier, das schützen, aber auch alles niedertrampeln kann, wenn es in Gefahr ist und einfach nur anfängt zu rennen. Zusammengenommen ist das *Muladhara Chakra* der Ort deiner Urinstinkte, die tief bis ins Animalische reichen.

Es handelt sich hier um eine Urkraft der besonderen Art, die tatsächlich die Wurzel eines Themas ist, das uns im Alltag, im Leben, in unseren Beziehungen immer wieder begleitet und uns im Kern beschäftigt: der Wunsch, sicher zu sein.

Urkraft 2 – Im Meer der Möglichkeiten

Wenn dieses Chakra ein Ort wäre, dann vermutlich ein tiefer, stiller Ozean, ein Meer, auf dessen Oberfläche sich die Wellen wiegen. Auf jeden Fall etwas mit Wasser, denn das ist sein Element. Das dazugehörige Tier ist das Krokodil, das sich ja auch viel im Wasser aufhält. Dies ist aber nicht der einzige Grund, warum es so gut passt …

Das Sanskritwort *Svadhisthana* bedeutet »Wohnsitz des Selbst«, und es heißt, dass sich an diesem Ort all unsere abgespeicherten Erinnerungen befinden, die wir je aus diesem Leben oder aus anderen Leben angesammelt haben. Und das Krokodil symbolisiert diese Erinnerungen, die sich am Boden des Gewässers befinden und manchmal auf dem Rücken des Tieres an die Oberfläche gebracht werden, um dann entweder abgeschüttelt zu werden oder kurz darauf wieder in den Tiefen zu verschwinden. Das mutet ziemlich mystisch an, doch dazu passt auch seine Verbindung zum Mond, die das Chakra durch eine liegende Halbmondsichel in seiner Lotosblüte als Zeichen mit sich trägt.

Wenn ich an das Chakra denke, dann sehe ich einen Ozean mit ruhiger Wasseroberfläche und ein paar Strudeln hier und da, eingetaucht in das orange Licht der untergehenden Sonne und mit der Halbmondsichel, die bereits am Himmel steht. Das Chakra wird auch als Sakral- oder Sexual-Chakra bezeichnet, was vermutlich auch an der Region liegt, in der es verortet wird, am Steißbein oder Kreuzbein, wobei man es durch Druck am Schambein spüren kann.

In Vorbeugen, ob stehend, sitzend oder liegend, kann man gut in Kontakt mit diesem Bereich kommen. Ebenso in Rückbeugen, die im Liegen ausgeführt werden, wie der Kobra, wenn das Schambein im Kontakt mit dem Boden ist. Im Mondgruß – und deswegen gehört dieses Chakra zu der erwähnten »Chakra-Ampel« – nimmt es eine zentrale Rolle ein, denn es ist einer der drei Bereiche der Hingabe. Mit diesem Hintergrundwissen wird auch deutlich, warum im Yoga-Unterricht oft angesagt wird: »Fließe in die Vorbeuge!« Das Chakra steht für Genuss, Freude und Lust, was ja auch dazu passt, dass es hier um Sexualität geht.

Das dazugehörige Sinnesorgan ist die Zunge und der Sinn das Schmecken. Auch der Genuss von Essen ist hier ganz zentral. Es verwundert daher nicht, dass als Schattenseiten Sucht, Scham und Schuld auftauchen. Fragen wie »Darf ich das genießen?« sind genauso präsent wie die Aussage »Einmal ist keinmal«. Es ist das Chakra mit der Urkraft deiner absoluten Lustfähigkeit und Sinnlichkeit, gepaart mit der Tiefe deines Selbst und der Fähigkeit zur Hingabe.

Urkraft 3 – Feuer und Flamme sein

Wenn dieses Chakra ein Ort wäre, dann vermutlich eine Feuerstelle mit lodernden Flammen. Ob Kamin oder Lagerfeuer, das ist egal, aber Flammen gehören in jedem Fall zu diesem Chakra. Das Feuer ist also das Element dieser Urkraft, und der Ort des Geschehens ist der Bauch, also da, wo unser Verdauungsfeuer lodert. Es befindet sich im Bereich des Solarplexus, etwas über dem Bauchnabel, deswegen wird es auch Nabel-Chakra genannt.

Im Yoga sind es alle Twists und Drehungen, egal ob sitzend, liegend oder stehend, die dieses Chakra befeuern bzw. regulieren. Aber auch Augenübungen aus dem Yoga passen gut in dieses Feld hinein, denn sein Sinnesorgan ist das Auge und der Sinn das Sehen.

Seine Farbe ist ein leuchtendes Gelb, wie wir es auch in der Flamme finden. In Sanskrit heißt es *Manipura Chakra,* was wörtlich »Stadt der Juwelen« bedeutet. Es ist also der Bereich, der alles glitzernd und mächtig erstrahlen lässt und manchmal auch so einiges mit seinem Leuchten überstrahlt. Seine Form ist das Dreieck mit der Spitze nach oben, was das Aufstrebende unterstützt, das bereits durch das Bild des Feuers und der Flammen seine Entsprechung gefunden hat. Alles appelliert an die Urkraft der Vitalität, des Selbstbewusstseins und der Tatkraft. Sehenden Auges und voller Leidenschaft setzt man das um, was zu tun ist – jetzt, gleich, sofort. Man ist in Aktion, und zwar nicht mit 98 Prozent seiner Kraft, nicht mit 99 Prozent, sondern immer und überall mit 100 Prozent. Manchmal übertreiben wir es hier auch, und dann galoppiert der Widder, das zu diesem Chakra gehörige Tier, mit einem davon. Dann kann es sein, dass sich dieser Übereifer in Dominanzgebaren und vielleicht sogar Despotismus steigert. Das ist die Schattenseite dieses Chakras. Doch wenn du diese Urkraft, das lodernde Feuer in dir, zu handhaben weißt, dann ist sie deine Quelle der Vitalität und der Ort, der aus Vorsätzen Taten macht, der dich das umsetzen lässt, wofür du brennst.

Urkraft 4 – Von Luft und Liebe leben

Wenn dieses Chakra ein Ort wäre, dann vermutlich eine weite, grüne Talebene oder Wiese an einem lauen Frühlingstag. Die Luft, das Element dieses Chakras, umschmiegt sanft die Haut und duftet frisch. Der Himmel ist hellblau und die Wiese, auf der man sitzt, liegt oder wandelt, hellgrün. Alles ist frisch, leicht und unbeschwert. Unsere Haut ist das Sinnesorgan dieses Chakras und das Spüren der dazugehörige Sinn. Kannst du den Lufthauch auf der Haut spüren?

Der Sanskritname *Anahata* bedeutet »ungebunden«, und diese Freiheit spürt man hier. Und doch ist es so, und das ist das Schöne, dass diese Freiheit immer auf etwas bezogen ist, denn schließlich befinden wir uns hier im Herzen – das *Anahata Chakra* wird auch »Herz-Chakra« genannt. Direkt hinter der Brustwirbelsäule am Brustbein, da können wir es verorten.

Im Yoga legen wir oft die Hände vor dem Herzen zusammen und berühren mit den Daumenrücken das Brustbein. Das ist eine Geste, mit der wir dieses Chakra berühren. Auch durch Rückbeugen sprechen wir das Herz-Chakra an, da dabei der Brustraum weit geöffnet wird. Es heißt in der Chakren-Lehre, dass hier im *Anahata Chakra* zum ersten Mal die Polarität in uns eine Vorhochzeit, oder vielleicht Verlobung, feiert. Hier treffen sich im geometrischen Symbol dieses Chakras die zwei Dreiecke von Shiva (nach oben strebendes Dreieck) und Shakti (nach unten strebendes Dreieck) und verbinden sich zu einem Sechseck. Das Tier für dieses Chakra ist die Antilope. Sie ist leichtfüßig und flink, sodass sie schwer zu schnappen ist. Und manchmal verfängt sie sich mit ihren Hörnern, die übrigens an den Rändern messerscharf sind, im Gestrüpp. Ich finde, das passt ganz gut zum Herzen und dem Thema Liebe, besonders zu den »Nebeneffekten«, wie Flüchtigkeit, Eifersucht und Verletzung, die dann einsetzen, wenn sie sich nicht sicher fühlt. Ihre Urkräfte, auf die sie jedoch immer wieder zurückgreifen kann, sind Offenheit, Empathie und Toleranz – für andere, aber auch für sich selbst. Und Letzteres scheint für manche Menschen schwerer zu sein ...

Das *Anahata Chakra* nimmt die mittlere Position in der »Chakra-Ampel« ein und ist ebenfalls ein Bereich der Hingabe. Hat man sich beim *Svadhisthana Chakra* dem Lauf der Dinge und dem Fluss des Lebens hingegeben, so gibt man sich hier ganz der Kraft der Liebe hin, der Liebe für andere, für die Welt und für sich selbst.

Urkraft 5 – Klare Worte sprechen

Wenn dieses Chakra ein Ort wäre, dann vermutlich ein kristallklarer Bergsee. *Vishuddha Chakra,* mit dem wir es hier zu tun haben, bedeutet »Zentrum der Reinigung«. Hier ist alles klar und ohne Schnörkel und genauso gemeint, wie man es sagt. Es wird auch als Kehl- oder Hals-Chakra bezeichnet – und das ist auch der Ort des Geschehens. Hier bleibt uns nichts mehr im Hals stecken, kein Kloß, kein Frosch, gar nichts. Es ist nicht eng hier, obwohl die Kehle ja schon eine recht schmale Passage ist. Du sagst vielleicht klar, was du denkst, was für dich richtig ist, aber du sagst damit nicht, dass andere falsch liegen, denn du bleibst in deiner eigenen Klarheit offen für die vielen Sichtweisen anderer. Dieser feine Unterschied kann mithilfe dieser Urkraft gemacht werden: Die eigene Wahrheit baut auf der eigenen Klarheit auf und nicht auf der vermeintlichen Unklarheit der anderen. Dazu passt das Element des Äthers. Äther wird oft als fünftes Element bezeichnet und bedeutet so viel wie Raum. Hier hat alles Platz, auch das Unbequeme. Wir müssen uns dann ja nicht allem anschließen, aber es hat zumindest Platz hier. Klarheit wird hier nicht hergestellt, indem man andere Sichtweisen »wegputzt«, sondern indem man diese anerkennt und dennoch seiner inneren Wahrheit Ausdruck verleiht.

Im Yoga gibt es viele »klärende« Übungen, die auf dieser Ebene wirken. Vielleicht kennst du die Löwenhaltung, bei dem man die Zunge weit heraustreckt und ein lautes »Ahhhhhhrh« ertönen lässt? Oder die Meeresrauschen-Atmung, bei der wir den Atem durch die Stimmritze ziehen und auch hier ein hörbares Geräusch entsteht, das sich beim einen wie Meeresrauschen anhört und beim anderen wie ein leichtes Schnarchen.

Die Art und Weise, wie wir unsere Wahrheit ausdrücken, hat meist weniger mit der Kommunikation in einer konkreten Situation zu tun als vielmehr mit unserer Haltung an sich, die wiederum nicht selten durch die bisher erwähnten »unteren« Chakren geprägt ist. Das Symbol dieses Chakras, der Kreis, kann hier am ehesten im Zusammenhang der beginnenden Einheit gesehen werden. Denn hier, wo alles da sein darf, da ist zwar noch nicht alles eins, aber es ist zumindest schon einmal alles da. Und da, wo alles da sein darf, drückst du dich deiner Wahrheit entsprechend aus. Da, wo alle deine Wahrheit teilen, ist das fast ein Selbstläufer, aber da, wo deine Sicht der Dinge nicht gern gesehen ist, da wird es spannend … Kannst du zu deiner Klarheit stehen?

Mit Striktheit, Einsilbigkeit und Schärfe wirst du die Früchte dieser Urkraft vermutlich verpassen. Doch das Sinnesorgan der Ohren und der Sinn des Hörens, die hiermit verbunden sind, können stille Beobachter sein und darauf achten, wenn

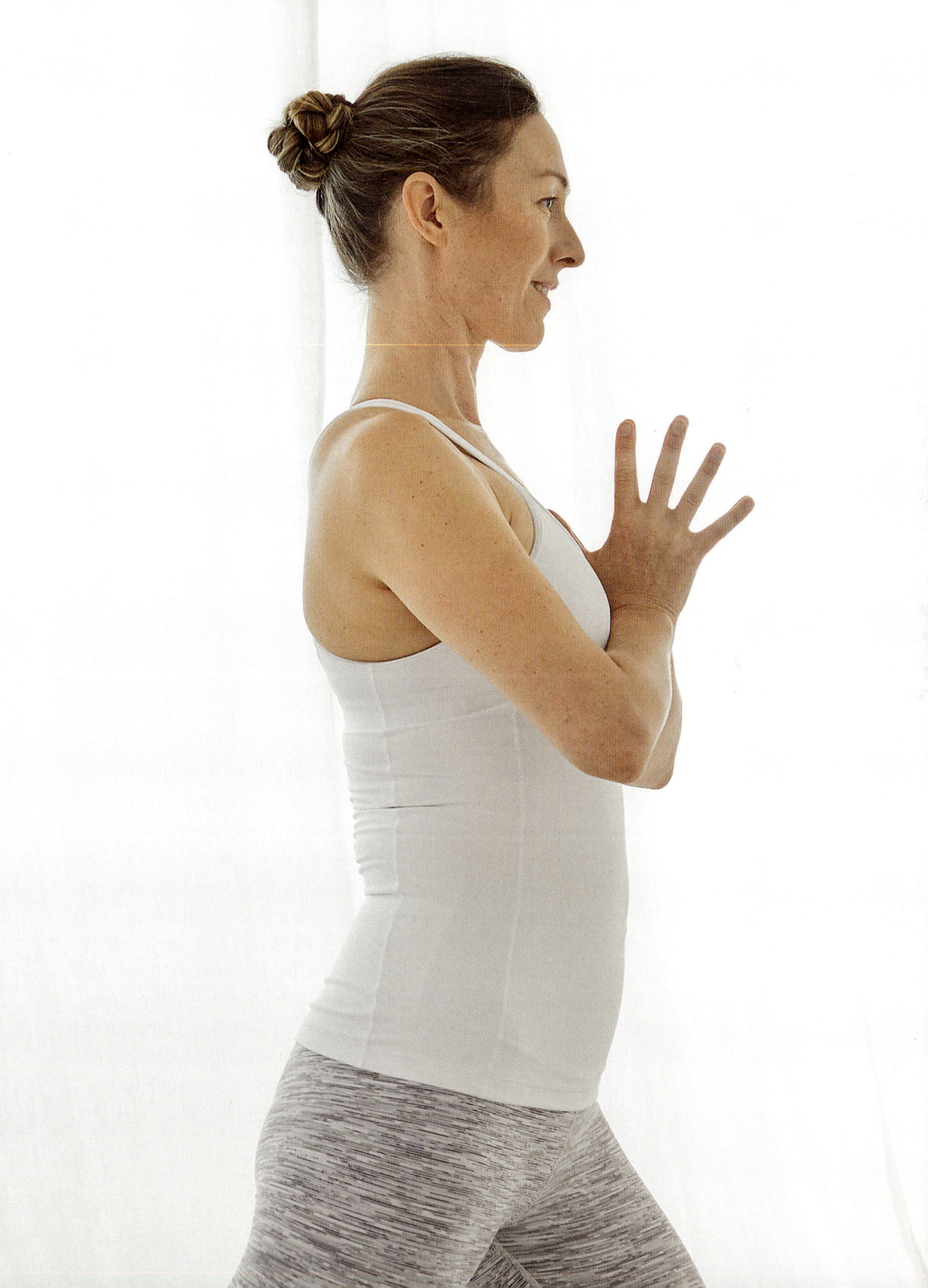

der weiße Elefant, das Tier für dieses Chakra, mit dir durchgeht. Man hört sich ja immer auch selbst sprechen, und wenn man die Ohren gut aufmacht, dann kann man recht schnell erkennen, ob die Klarheit kalt oder wirklich klar ist. Die diesem Chakra zugeordnete Farbe Violett ist eine Farbe der Spiritualität, aber auch der Diplomatie. Und manchmal ist es gar nicht schlecht, als Diplomat oder Diplomatin und nicht als Missionar oder Aktivistin seinen inneren Überzeugungen Ausdruck zu verleihen. Aber eben nur manchmal ...

Urkraft 6 – Den sechsten Sinn haben

Wenn dieses Chakra ein Ort wäre, dann vermutlich eine schneebedeckte Bergspitze. Hier sind wir dem Himmel ganz nah. Das Element, das dem Chakra zugeordnet ist, ist noch weniger greifbar als Äther – es ist der Geist. Der Geist ist ja an sich nach unserem Verständnis kein Element, und dennoch drückt er die Feinstofflichkeit dieses Chakras, des *Ajna Chakras,* sehr gut aus. Der Geist ist auch das Sinnesorgan, das diesem Chakra zugeordnet wird, auch wenn er wiederum kein Sinnesorgan nach unserer Auffassung ist. *Ajna* bedeutet »Kommando, Befehl«. Das klingt stärker, als es gemeint ist.

Auch bekannt als Drittes Auge oder Augenbrauenzentrum gehört zu ihm die Urkraft der Intuition, etwas »Eingesagtes«, von woher dies auch immer kommen mag. Es kann sich anfühlen wie ein innerer Befehl, das zu tun, was man ganz deutlich spürt und von dem man weiß, dass es jetzt dran ist. Manchmal meinen wir allerdings, unserer Intuition zu folgen, und es fühlt sich an wie fremdgesteuert und als ob wir uns dabei auflösten. Aber das ist hier nicht gemeint bzw. das ist nicht die Urkraft, die hier ihren Kraftplatz hat. Diese Urkraft ist weitsichtig und weise. Und sich aufzulösen ist nicht unbedingt weise.

Das dazugehörige Symbol ist auch hier der Kreis, wie schon beim Chakra zuvor. Die Einheit rückt näher. Das symbolisieren auch die zwei Lotosblüten, die sich hier treffen. Die eine steht für Ida und die andere für Pingala, und zusammen stehen sie als Platzhalter für Dualität. Aus zwei wird eins. Beide Kräfte fließen zusammen und verbinden sich, ohne sich aufzulösen. Zu Beginn fast jeder Yoga-Stunde tönt man das »OM«. Und dieses OM ist das Mantra, das diesem Chakra entspringt. Damit kannst du dich schon zu Beginn der Stunde mit dem intuitiven Spüren anfreunden, das ein wunderbarer Begleiter der Yoga-Praxis sein kann, weil es uns »stopp« sagen kann, wo wir über unsere Grenzen gehen, und »los«, wo wir gerade im Begriff sind auszusteigen.

Seine Farbe ist Silbergrau. Es ist ein Farbton, der nur wenige Farbpigmente aufweist, was gut zu der Feinstofflichkeit passt. Zu diesem Chakra gibt es kein Symboltier, denn die Welt der Materie weicht hier der Landschaft des Geistes.

In Indien bekommt man bei vielen Zeremonien einen farbigen Punkt auf das Augenbrauenzentrum getupft. So kann man sehen und sich erinnern, dass wir nicht nur die Fähigkeit haben, mit unseren beiden Augen zu sehen, sondern auch das Dritte Auge zur Verfügung haben, das uns sicher den Weg weisen kann.

Urkraft 7 – Wenn alles eins wird

Wenn dieses Chakra ein Ort wäre, dann vermutlich der weite blaue Himmel oder vielleicht sogar das ganze Universum. Hier sind wir im *Sahasrara Chakra*. Das Sanskritwort *Sahasrara* bedeutet »Tausend«, und diese hohe Zahl steht hier symbolisch für »das Unendliche«. Es gibt hier keine Form, kein Element, kein Tier, kein Sinnesorgan und auch keine Schattenseiten. Und ebenso grenzenlos ist auch diese Urkraft, denn hier ist alles eins. Hier ist der Sehende das Gesehene und umgekehrt, der Hörende das Gehörte und umgekehrt, der Schmeckende der Geschmack und umgekehrt, der Riechende der Geruch und umgekehrt, der Fühlende das Gefühlte und umgekehrt.

Der Sitz, wenn man überhaupt noch von Verortung sprechen kann, ist etwas oberhalb der Kopfkrone. Am nächsten dran ist da der Scheitel, weshalb man diesen Bereich als Aktivierungspunkt bezeichnen kann. Im Yoga sind es die Umkehrhaltungen, bei denen man den Scheitel Richtung Boden sinken lässt, die uns mit dieser Urkraft in Kontakt bringen können. Aber für alle, die keinen Kopfstand machen mögen oder können, sei gesagt: Es gibt viele andere Übungen und Wege, diese Fähigkeit der Transzendenz in ihrem Potenzial, in ihrem Samenkorn, zu erspüren. Eigentlich sind alle Yoga-Übungen dafür geeignet, denn schließlich geht es ja gerade um Transzendenz im Yoga. Ein Kopfstand führt da nicht schneller zur Erleuchtung als andere Haltungen. Außerdem ist »Erleuchtung« meiner Ansicht nach eher ein Zustand, an dem wir zwischendurch immer wieder mal schnuppern können, den wir aber nicht so einfach als dauerhafte Ebene erhalten. Ein kleiner, nützlicher Überprüfungstipp in diesem Zusammenhang, frei nach Eckhart Tolle: Wenn du denkst, du seist erleuchtet, dann verbringe ein Wochenende mit deinen Eltern … Für manche reichen da schon ein paar Stunden, um festzustellen, dass es mit der Erleuchtung noch etwas dauern kann.

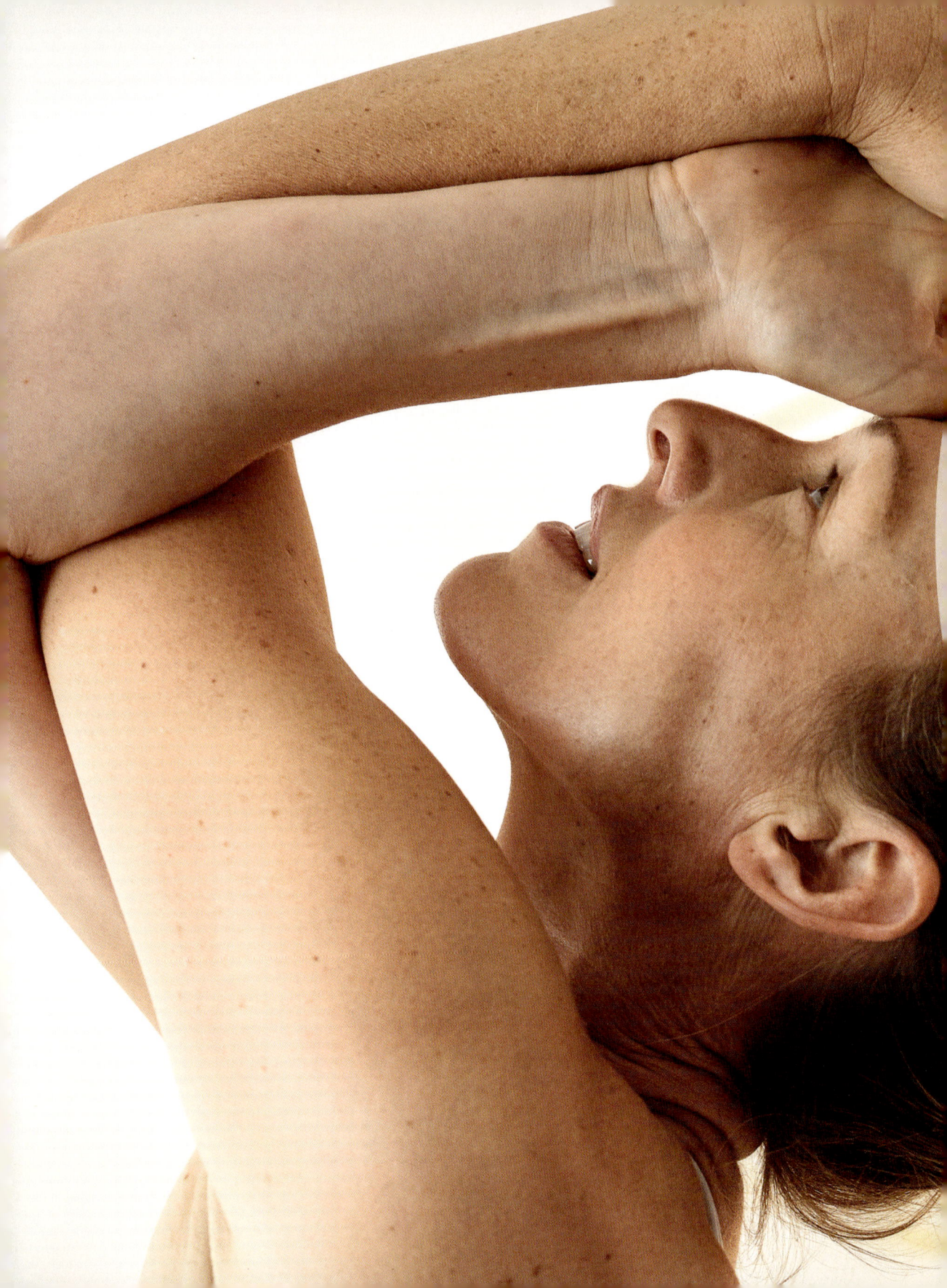

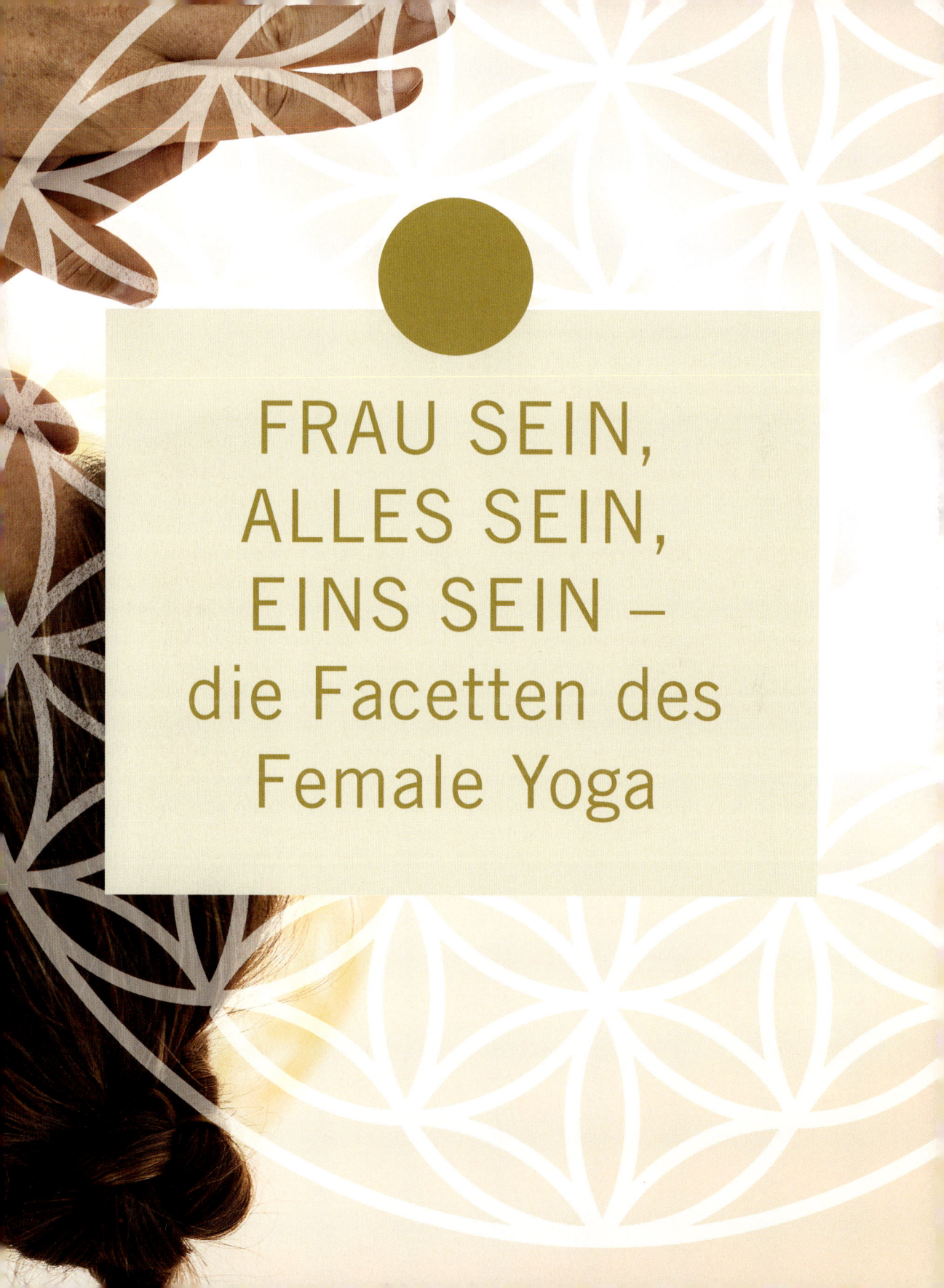

FRAU SEIN, ALLES SEIN, EINS SEIN –
die Facetten des Female Yoga

AUF DIE PLÄTZE, FERTIG, URKRAFT!

Jetzt bist du auf das Folgende schon bestens vorbereitet: Du kennst einerseits den Mondgruß als dynamische Yoga-Sequenz der Weiblichkeit und andererseits die Facetten des Frauseins in ihren sieben Dimensionen durch die sieben Chakren.

Das kommt jetzt zusammen: Du übst die Sequenz des Mondgrußes, wie vorn im Buch beschrieben, als Grundrhythmus der weiblichen Seite. In der Mitte der Sequenz, wo sich diese vorbereitet, ihre Spiegelung auf der anderen Seite aufzunehmen (Haltung 16/17), ersetzt du die dort beschriebene Übung durch etwas, was deiner jetzigen Stimmung oder deinem jetzigen Bedürfnis entspricht, oder fügst entsprechend etwas hinzu. Du kannst dich damit also auf die Suche machen nach einem Aspekt in dir, von dem du das Gefühl hast, dass er gerade nicht da ist oder »Urlaub macht«. Oder du kannst etwas in dir verstärken, von dem du fühlst, dass du davon gerade besonders viel brauchst.

Die sieben Kapitel machen dafür Vorschläge und geben dir Inspirationen auf drei Ebenen: Bewegen (Asana), Innehalten (Mudra) und Spüren (Chakra).

Mit dem Flow gehen

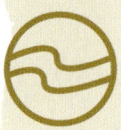

An der Stelle im Mondgruß mit den Haltungen 16/17 (Namaskarasana/Begrüßungshaltung) führst du jeweils – passend zur jeweiligen Urkraft – eine andere Übung aus. Diese Übung ist ähnlich aufgebaut wie in der Grundsequenz, da sie ebenfalls aus einer Ein- und Ausatmung besteht und sich nahtlos anschließen lässt, wie ein kleiner Miniflow. Wie in der Grundsequenz des Mondgrußes wiederholst du diese Übung dreimal oder, wenn du Lust hast, auch öfter hintereinander. Die jeweilige Übungsvariante findest du im Folgenden in jedem der Kapitel zur Urkraft unter dem Stichwort »Bewegen« detailliert beschrieben.

Ich empfehle dir hier die Grundsequenz oder die Varianten für Feinfühlige. Bei der Version für Fortgeschrittene müsstest du durch ihre tiefe Hocke selbst ein wenig erfinderisch werden, wie du die Übungen der hier folgenden Kapitel integrierst.

Zwischendurch innehalten

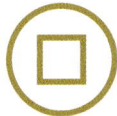

Anstelle des Asanas oder auch zusätzlich zum Asana gibt es für jedes Kapitel eine *Mudra,* die an dieser Stelle ausgeführt werden kann. Ob du jeweils nur die Mudras praktizierst oder sie mit den Asanas kombinierst, kannst du ausprobieren und auch variieren. Die Mudra ist von außen betrachtet deutlich stiller als der kleine Asana-Flow, doch kann sie ein richtiges Empfindungsfeuerwerk auslösen. Wie lange du die Mudra halten oder ausführen möchtest, kannst du selbst entscheiden. Der Mond ist geduldig und wartet gern, auch wenn du mal fünf Minuten aus dem Bewegungsablauf »aussteigst«. Die Mudra-Ebene findest du in jedem Kapitel unter dem Stichwort »Halten« beschrieben. Diese, ebenso wie die folgenden Spürhilfen, kannst du fantastisch auch mit der Variante für Fortgeschrittene kombinieren.

Unter allem die Essenz spüren

Zur Grundsequenz oder auch für die Varianten (Fortgeschrittene oder Feinfühlige), die du wählst, gibt es in jedem Kapitel eine Spürhilfe, die du anwenden kannst, um den eher feinstofflichen Teil der Urkraft zu erobern. Diese Spürhilfe beschränkt sich nicht auf die Stelle der Haltungen 16/17, sondern durchzieht die ganze Sequenz. Sie bietet Möglichkeiten, um mit der jeweiligen Energie (dem jeweiligen Chakra) der Urkraft auf einer ganz subtilen Ebene Kontakt aufzunehmen. Diese Ebene findest du in jedem Kapitel unter dem Stichwort »Spüren«.

Tipps, Tricks und andere Ideen

Yoga und »Schnickschnack« gehören ja eigentlich nicht zusammen. Und doch können wir uns manchmal das Leben ein wenig leichter und bunter machen, wenn wir der Kreativität freien Lauf lassen. Und unter uns: Ich kann mir nicht vorstellen, dass Shakti mit ihrer Fülle und Mehrdimensionalität etwas dagegen haben könnte. Und Shiva, der Purist, hat im »Female Yoga« jetzt auch einfach mal etwas weniger zu melden. Du kannst deine Umgebung und dich selbst also so gestalten und ausstatten, dass du noch mehr in die Stimmung eintauchen kannst, die in dem jeweiligen Kapitel angesprochen wird: Düfte, Musik, Bilder etc. – alles ist hier erlaubt. Lass deinen Sinnen freien Lauf. Sie werden dich nicht ablenken, sondern tiefer ins Erleben schicken.

Wenn du Lust hast, dann lass dich inspirieren und schöpfe ruhig aus dem Vollen!

So tun als ob …

»Ich spüre aber nichts!« Manchmal höre ich diesen Satz, wenn ich im Yoga-Unterricht zum Nachspüren anrege. In dem Moment weiß ich dann immer, dass ich a) nicht genug konkrete Spürhilfen gegeben habe und b) dass man sich fürs Spüren auch entscheiden kann.

Als ich am 17. Januar 1996 18 Jahre alt wurde, dachte ich: »Jetzt bin ich erwachsen«, aber ich fühlte mich nicht anders als am 16. Januar. Als ich ein paar Jahre später eine eigene Wohnung hatte und mein Studium begann, dachte ich wieder das Gleiche – »Jetzt bin ich erwachsen« –, und weil ich aber immer noch nichts anderes fühlte, verschob ich den Gedanken auf: »Wenn ich einen Job habe, dann werde ich mich wohl erwachsen fühlen.« Als auch das eintrat, hatte sich bis dahin aber minimal etwas verändert: Ich wartete nicht mehr auf das Gefühl, erwachsen zu sein. Ich hatte begonnen, einfach zu spielen, dass ich erwachsen sei.

Was sich jetzt vielleicht unauthentisch anhört, ist eigentlich eine ganz berührende Methode: *»Fake it, until you make it«* – Tue so als ob, bis es dir gelingt. In vielen Fällen funktioniert das wirklich, sogar langfristig! Eine Erklärung dafür ist im Yoga zu finden. Da gibt es, wie bereits weiter vorn im Buch beschrieben, verschiedene Körper *(Koshas),* über die wir verfügen. Und diese kann man nutzen, um sich Schicht für Schicht eine Einstellung oder ein Gefühl zu erobern, das von sich aus noch nicht da ist, von dem wir aber wissen, dass wir es gern erleben würden, und von dem wir außerdem wissen, dass es uns in der aktuellen Situation sogar helfen würde.

In meinem Beispiel begann ich mit meinem »Erwachsenseinspielen« ganz materialistisch. Das entspricht in der Lehre der yogischen Körper dem ersten Körper *(Annamaya Kosha)*. Ich kleidete mich erwachsener, richtete meine Wohnung anders ein, etc. Zusätzlich begann ich, meinen Geist und meine Gefühle auf das auszurichten, von dem ich dachte, dass man es fühlt und denkt, wenn man erwachsen ist. Ich suchte mir Vorbilder und stellte mir vor, wie diese sich wohl fühlten. Ich nahm, nur für mich sichtbar, eine andere Form an. Und damit diese auch möglichst genau auf das zutraf, was ich mir vorstellte, begleitete mich der Körper der Bilder *(Vijnanamaya Kosha),* indem ich die Vorbilder, die ich mir gesucht hatte, immer wieder visualisierte. Das klingt jetzt vielleicht ein wenig »spooky«, aber das ist nicht einfach Hokuspokus, den ich hier mit Methoden aus dem Yoga verbinde, sondern dies sind Techniken, die in verschiedenen Ansätzen der Psychotherapie zur Veränderung psychischer Abläufe im Menschen verwendet werden.

Es ist also das eine, ob wir Eigenschaften von Kindesbeinen an erlebt haben, und es ist etwas anderes, wofür wir uns später einmal entscheiden.

Zum Trüffelschwein werden

Neben dem Prinzip von *Fake it, until you make it* gibt es noch etwas anderes, was ich anwende, wenn ich etwas Bestimmtes brauche oder suche und mir dies aber nicht wie auf dem Präsentierteller angeboten wird. Ich gehe auf die Suche nach den »Samen« in mir, von denen ich sicher bin, dass sie in mir angelegt sind, und von denen ich weiß, dass ich sie nur suchen muss, bis ich sie finde.

Yoga ist für mich eine Möglichkeit, um auf die Suche zu gehen, bzw. ermöglichen es Entspannung und Stille, dass sich die Samen von allein zeigen, indem sie ihre Köpfchen leicht aus der Erde recken. Es ist, als würde ich zum Trüffelschwein werden und so lange suchen oder warten, bis ich Hinweise bekomme, denen ich dann nachgehe und die mich an mein Ziel führen.

Mein Tipp ist hier: Werde zu deinem eigenen »Detektor« und mache dich neugierig auf die Suche nach den kleinsten Anzeichen der Stärken, die du gerade brauchst. Sie sind da! Manche zeigen sich ganz deutlich, als würden sie schon rufen und winken, während andere erst leise Hallo rufen oder auch einfach schweigend in einer Ecke sitzen. Sei offen für die unterschiedlichen Arten, wie sich diese Kräfte zeigen oder zeigen wollen, und sobald du ein Anzeichen findest, entsprich diesem auf die gleiche Art, wie es sich gezeigt hat: überschwänglich oder zart. Ihr seid Freunde, die sich vielleicht schon länger nicht gesehen haben. Was für ein Glück, sich wiederzuhaben!

Wissen, wonach man sucht

Der Witz, oder auch manchmal die Tragik, beim Suchen ist, dass man wissen muss, wonach man sucht. Nicht jeden Tag ist mir nach den gleichen Dingen. Woran ich merken kann, was es ist, was ich gerade suche oder für den Tag oder die Nacht brauche, ist meistens das Erleben des Gegenteils. Klar stehe ich auch manchmal morgens auf und denke: »Heute brauche ich Klarheit!« So geht es mir zum Beispiel, wenn ich ein schwieriges Gespräch vor mir habe oder vor Menschen sprechen muss. Dann würde ich zum Kapitel »Urkraft 5: Klarheit« springen und mich von der Sequenz in diese Stimmung tragen lassen.

Urkraft 1: Geborgenheit
Urkraft 2: Sinnlichkeit
Urkraft 3: Kraft
Urkraft 4: Liebe
Urkraft 5: Klarheit
Urkraft 6: Intuition
Urkraft 7: Einssein

Doch das ist nicht immer so eindeutig. Was ist, wenn wir nicht wissen, was wir brauchen? Bei mir lohnt sich dann immer ein Blick auf das dahinterliegende Gefühl, das meist nicht so schön ist. In dem Kapitel über die Chakren habe ich sie bereits erwähnt – die Schattenseiten. Jedes Chakra kann sich durch Defizitgefühle ausdrücken, die ganz spezifisch zu einem der sieben Chakren passen. Das Gute dabei ist, dass sie dadurch gleich den Schlüssel mitliefern. Ich habe für mich gelernt, dass diese defizitären Gefühle Zeichen für mich sind, was ich gerade brauche. Das Gegenteil von dem, was ich mir wünsche, macht dann wach für das, was ich gerade brauche. In einer solchen Situation wache ich dann zum Beispiel auf und denke: »Mist, ich kann keinen klaren Gedanken fassen und verhasple mich schon jetzt.«

Schatten 1: Gefühl der Angst
Schatten 2: Gefühl der Schuld
Schatten 3: Gefühl des Getriebenseins
Schatten 4: Gefühl der Selbstaufgabe
Schatten 5: Gefühl der Starre
Schatten 6: Gefühl der Auflösung
Schatten 7: keiner (wow!)

Passt das auch für dich? Oder wie merkst du, was es ist, was du gerade suchst oder brauchst? Vielleicht geben dir die folgenden Kapitel Ideen und Inspirationen, diese gar nicht so leichte Frage zu beantworten.

URKRAFT 1 – DIE FRAU UND DIE GEBORGENHEIT

Geborgenheit ist ähnlich wie Liebe ein bedeutungsschwerer Begriff. Und ein Begriff voller Sehnsucht. Es ist ein Gefühl, nach dem sich die meisten Menschen sehnen, entweder weil sie es in der Kindheit so sehr genossen haben und es gern wiedererlangen möchten oder aber weil es im Prozess des Aufwachsens fehlte und die Suche danach und nach dessen Erfüllung das Leben in einem gewissen Maß prägt.

Geborgenheit ist wie ein Nährboden, auf dem wir uns gesund und entsprechend unserer Veranlagungen entwickeln und die Herausforderungen des Alltags meistern können. Und auch dieser Nährboden braucht Pflege und Zuwendung, besonders dann, wenn es darum vielleicht nicht so üppig bestellt ist. Indem wir Geborgenheit herstellen, kann wiederum mehr Geborgenheit entstehen. Das ist ein schönes und beruhigendes Bild, wie ich finde.

Es ist auch deshalb beruhigend für mich, weil ich selbst weiß, wie das ist, wenn in der frühen Kindheit schon an diesen Manifesten gerüttelt wurde: Alkoholkrankheit des Vaters, Trennung der Eltern, als ich fünf war, Augenzeugin beim Tod des Vaters mit nur sechs Jahren. Das ist keine Kindheit, von der man sagen würde: »Wow, dieses Mädchen kann sich sicher und geborgen fühlen!« Und was bedeutet das nun? Es bedeutet sicher nicht, dass der Geborgenheitszug für alle, die in eher dysfunktionalen Familien aufgewachsen sind, abgefahren ist. Ich habe mich entschieden, das nicht zu glauben, denn es fühlt sich hoffnungslos an. Und ich kann sagen, dass ich im Selbstexperiment und auch in der Beobachtung von Schülern und Schülerinnen, von Klienten und Klientinnen erleben durfte, wie sich Geborgenheit auch nachträglich herstellen lässt. Das geht deswegen – und hier spielt meine Liebe zur Philosophie des Yoga eine große Rolle –, da diese Gefühlsmöglichkeiten in uns allen angelegt sind. Das Spektrum der Chakren liefert das Bild für diese yogische Vielfalt, die uns Spielräume eröffnet und uns in die Position der Handelnden versetzen kann.

Viele Dinge können Geborgenheit vermitteln. In regelmäßigen Rhythmen und in Ritualen kann viel Geborgenheit liegen, also darin, Dinge auszuführen, von denen du genau weißt, wie sie gehen und wann sie stattfinden. Es geht um Altbekanntes und dabei auch um Neues, was altbekannt werden darf, indem wir es uns aneignen. Die Nähe zu geliebten Menschen, körperlich oder emotional, bewirkt, dass das Kuschelhormon *Oxytocin* ausgeschüttet wird, das uns Geborgenheit vermittelt und die Sehnsucht danach nährt. Eine

Tasse dampfenden Kaffees am Morgen, ein Sonntagsfrühstück im Bett, ein Liebeslied im Radio. Auch finanzielle Sicherheit, ein stabiles soziales Umfeld oder ein Arbeitsplatz, der von Menschlichkeit geprägt ist und an dem wir uns wohlfühlen, können dazu führen, dass wir uns geborgen fühlen.

Wo und wie fühlst du dich geborgen? Indem du die Dinge, die dir das Gefühl von Geborgenheit vermitteln, benennst, kannst du sie herstellen. Und wenn du sie herstellen kannst, dann kannst du dir sicher sein, dass sie da ist – und du darauf vertrauen kannst.

Und das ist ein ganz großer Schatz.

Dämonen im Mutterschoß

Manchmal steht mein Gefühl der Geborgenheit im Alltag ganz schön unter Beschuss. Im Alltag, besonders in stressigen oder Streitsituationen, die ich aufgrund von Müdigkeit, Überlastung oder diffusen Ängsten oft schwer gestalten kann, merke ich, wie wichtig es ist, einen Anker zu haben.

Als Mutter von drei kleinen Kindern bin ich, trotz Yoga, wie viele Eltern oft innerlich am Anschlag. Das wird immer dann besonders deutlich, wenn aus irgendwelchen Gründen plötzlich alle gleichzeitig einen Mama-Anker brauchen.

Neulich kam ich nach Hause, und schon als der Schlüssel im Schloss der Haustür zu hören war, kam meine älteste Tochter: »Ich muss dir was zeigen!« Die Jüngere, gleich hinterher: »Guck mal, ich bin aufs Knie gefallen!«, und der Jüngste bog »Armi!« (= »Auf den Arm, bitte!«) rufend um die Ecke. Das sind Momente, da komme ich nicht gerade vom Wellness-Wochenende zurück oder aus der Kur, sondern von einem oft anstrengenden Arbeitstag. Und zwischen Büro, Praxis oder Yoga-Studio gab es nur die kurze Fahrt mit dem Fahrrad oder den Fußweg. Neben der unermesslichen Freude, die da ist, wenn die Horde auf mich einstürmt, merke ich dann, wie leichte Panik in mir aufsteigt und das Gefühl, allem nicht gerecht zu werden. Gedanken, wie auf dem Absatz sofort wieder kehrtzumachen, Träume von leeren weißen Sandstränden oder Fantasien von Kindermädchen oder Kinderomas zeigen meine sofort aufkommenden Fluchttendenzen.

Die gleiche Situation am freien Wochenende, wenn ich morgens vom Joggen komme, und es zeigt sich ein völlig anderes Erleben: Ich bin gespannt, was mir meine Kinder zu zeigen haben, möchte Wunden pusten und sie alle gar nicht wieder loslassen. Kein Anzeichen von Flucht oder Angst, nicht zu genügen. Warum ist das so?

Ich glaube, dass es hier zwei Ebenen gibt: Die eine ist tief sitzend und die andere ganz profan, aber nicht weniger fundamental. Ich fange mal mit der zweiten an.

Dämonen verkloppen

Wenn ich Geborgenheit geben möchte oder, wie in meiner Rolle als Mutter, auch dazu aufgefordert werde und dazu da bin, dann fällt mir das leichter, wenn ich selbst genährt bin. Wenn ich genug geschlafen habe, satt bin und gut gegessen habe, wenn ich Sport gemacht habe und vielleicht sogar noch Streicheleinheiten von meinem Liebsten hatte. Dann also, wenn mein Akku so voll ist, dass überhaupt etwas zum Geben drin ist. Da ich es nicht immer in der Hand habe, ob ich gut schlafe oder nicht, tagsüber manchmal nicht zum Essen komme oder Junkfood esse und Sport nicht immer Platz hat, habe ich mir zwei Sachen angewöhnt, die mir helfen, mich in der Zeit zwischen der Arbeit und dem Empfang zu Hause aufzuladen. Und die sind klitzeklein, aber machen einen großen Unterschied.

Und zwar gestalte ich meinen Nachhauseweg so, dass ich dabei nicht telefoniere oder noch schnell etwas erledige, was ich ansonsten immer mache, wenn ich viele Dinge unter einen Hut kriegen muss. Stattdessen atme ich, schaue ich, rieche ich. Ich schenke meinen Sinnen und meiner Seele fünf Minuten Aufmerksamkeit. Das geht bei uns im Süden Berlins mit den schönen Bäumen und Seen ganz gut. Wenn ich zu Hause ankomme, habe ich mir angewöhnt, erst meinen Liebsten zu begrüßen und die Umarmung und den Kuss zu genießen, bevor ich mich den Kindern widme. Das sind zwei kleine Dinge, die für mich gut funktionieren, um als Mutter Geborgenheit authentisch geben zu können und dieses Bedürfnis meiner Kinder gern zu erfüllen. Ich war für fünf Minuten ganz mit mir und dann noch einmal für ein paar Momente ganz Frau.

Doch funktioniert das nicht immer. Denn manchmal macht sich etwas breit, was sich nicht durch diese kleinen Rituale einfangen lässt. Ich nenne das meine »Dämonenviecher«. Die sind wie Raktabija, ein Dämon aus der indischen Mythologie, der ganz besonders hartnäckig war. Denn aus jedem Tropfen von Raktabijas Blut, der zu Boden fiel, ist ein neuer Dämon entstanden.

Und wenn diese kleinen Viecher dann rufen: »Warum muss denn immer alles so viel sein?«, »Kann ich nicht mal freihaben?« oder »Ich bin eine schlechte Mutter, ich sollte mich freuen!«, dann fühlt es sich so an, als würden sich die Gedanken der inneren Abwertung oder Unzulänglichkeit vervielfältigen. Und das tun sie dann nicht nur in dem hier genannten Beispiel in Bezug auf das Muttersein, sondern das gilt für Ängste generell. Ängste, die sich in Wut gegen andere oder sich selbst verwandeln, und Ängste, die sich in sich zurückziehen und verkapseln. Egal welche dieser Dynamiken bei dir dann meistens einsetzt in diesen Momenten – du wirst den Kontakt zu dir verlieren, auch wenn sich das manchmal anders anfühlen mag und sich mit einem Mantel der Selbstfürsorge tarnt. Wenn diese Viecher wüten, dann wüten die Viecher, und nicht du. Du bist kein Viech. Du bist wunderbar. Auch wenn du das dann gerade nicht so sehen kannst. Was macht man also, wenn die Dämonen Karneval feiern?

Vielleicht Stopp sagen und alles erst einmal anhalten? Das kann eine Möglichkeit sein. Bei mir hilft ein Stopp leider weniger, weil es mir wie ein Verbot vorkommt. Wie ein Vorwurf: »Du bist zu viel! Hör auf, du nervst!« Und da geht mein inneres Kind auf die Barrikaden und produziert noch mehr Dämonen. Bei mir hilft also kein Stopp. Leider!

Wenn ich allerdings einfach bemerke, was gerade passiert und wie die Viecher wüten, dann kann ich entspannen und fühle mich zwar nicht direkt geborgen, aber immerhin wieder so stabil, dass ich etwas ändern kann. Der bekannte amerikanische Psychologe David Schnarch nennt das: »sich an sich selbst festhalten«. Und das ist ein Bild, das mir hilft. Ich kann mir selbst Geborgenheit geben, indem ich mich an mir festhalte wie an einem unsichtbaren Anker. Ich bin dann Schiff und Anker zugleich.

Mich selbst zu umarmen, wie es in manchen Therapieansätzen vorgeschlagen wird, ist mir in dem Moment nicht möglich. Ich muss erst einmal schauen, dass ich nicht absaufe. Denn meine Dämonen sind da zu aktiv. Aber ich kann die schützende Hand über mich selbst halten, statt den Arm um mich zu legen. Das ist ein großer Schritt Richtung Geborgenheit. Und wenn das gelingt, dann kann ich auch wieder Geborgenheit geben. In akuten Situationen funktioniert das mal besser und mal schlechter.

Was ich hier als Schlüssel ansehe, ist, dieses »mich selbst festhalten« zu praktizieren, wenn die Situation gerade nicht akut ist. Dann, wenn keine Alarmglocken läuten und keine Viecher durch mein System hüpfen. Dann, wenn ich auch meine inneren *Devas* spüren kann, also die Anteile in mir, die dann als Gegenspieler der Dämonen ins Spiel kommen. Und das kann ich gut im Yoga, denn das ist mein emotionales Übungssystem, um meine Ressourcen aufzuladen.

Ich finde im Yoga meistens Geborgenheit, und mittlerweile muss ich da gar nicht mehr lange suchen. Fast schon in dem Moment, in dem ich die Matte ausrolle, entsteht ein Gefühl von Sicherheit, Stabilität und Zuhause. Hier fühle ich mich angenommen, so wie ich bin und mit allem, was zu mir gehört. Hier kann ich mich einigeln, wenn mir danach ist, hier kann ich mich selbst umarmen. Yoga ist für mich Geborgenheit. Und manche Haltungen sind da ganz besonders hilfreich.

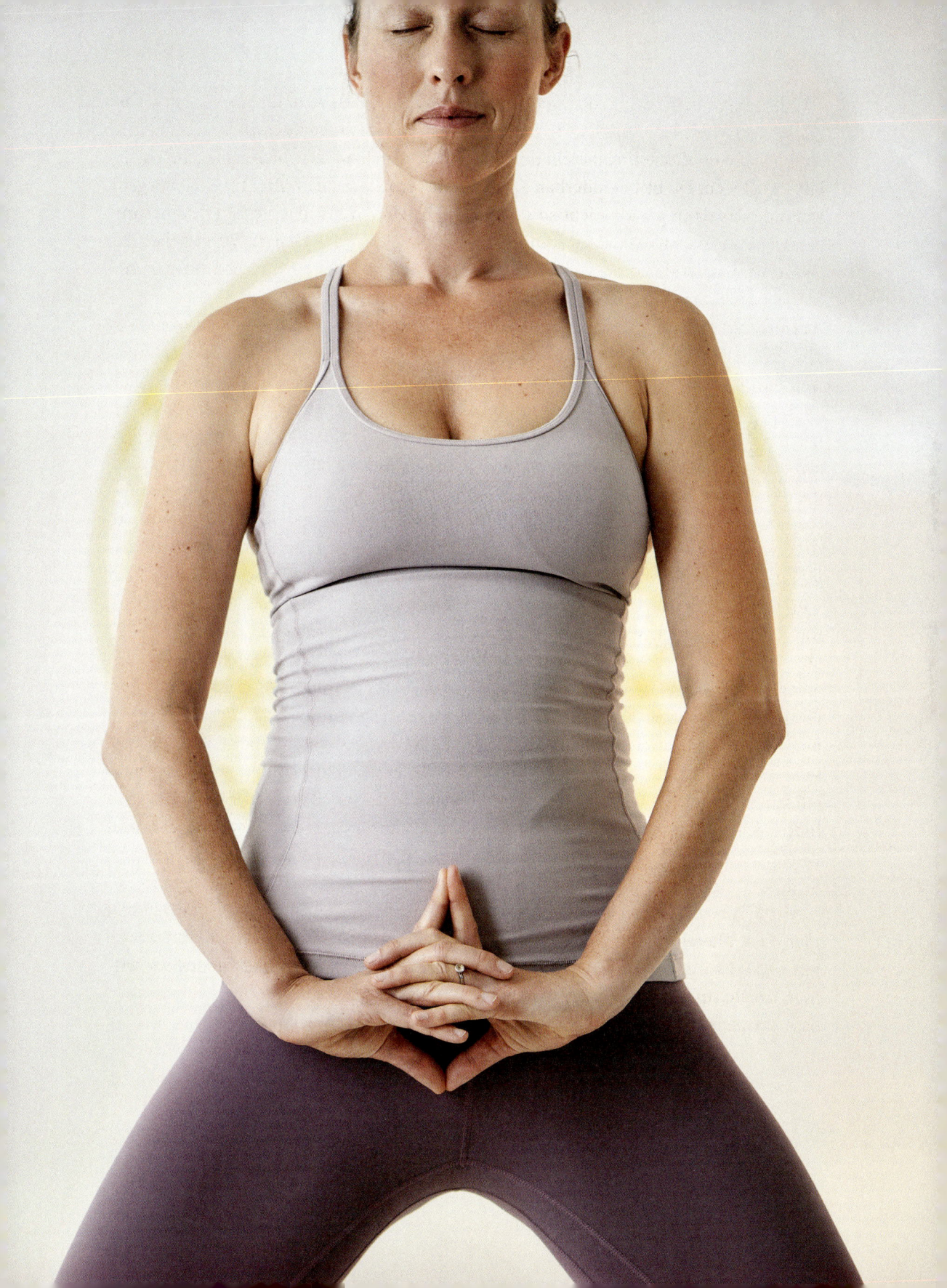

In den Mutterschoß sinken:
HOCKSTELLUNG MIT YONI MUDRA
Hinwendung zum Mutterschoß

EINATMEN:

Du stehst in der hohen Hocke. Verschränke die Finger ineinander. Löse die Zeigefinger aus der Verschränkung und lege diese aneinander. Dann löse die Daumen und lege die Daumenkuppen zusammen, möglichst so, dass sich die Verbindung der Zeigefinger nicht löst. Dann platziere die Hände vor und am Unterleib, indem die Zeigefinger nach oben zeigen.

AUSATMEN:

Beuge die Knie und sinke tiefer in die Hocke hinein. Achte dabei darauf, dass der Oberkörper möglichst aufrecht bleibt. Die Knie bleiben in der gleichen Achse wie die Fußgelenke. Es kann sein, dass du nur einige Zentimeter tiefer sinkst. Es kann aber auch sein, dass du bis in die bodennahe Hocke hinuntergleitest. Lass das Kinn zum Brustbein sinken und entspanne den Nacken. Vielleicht schließt du auch die Augen.

EINATMEN:

Mit der Einatmung richtest du zuerst den Kopf wieder auf und kommst erneut nach oben in die hohe Hocke. Mache diese Übung dreimal, bevor du mit dem Mondgruß fortfährst.

Bei den Übungen in diesem Kapitel dreht sich alles um deine Wurzeln. Als Frau verfügst du über eine Urkraft, die in deinem Becken schlummert und die im Yoga *Kundalini* genannt wird. Ob du diese Kraft auch so nennst oder nicht, ist hier nicht wichtig. Allein schon die Form deines Beckens zeigt, wie diese Kraft wohnt. Und man sagt ja: »So wie man wohnt, so ist man.«

Das weibliche Becken unterscheidet sich deutlich vom männlichen Becken. Bei der Frau sind die beiden Beckenschaufeln ausladender, und der Beckenausgang ist breiter. Der Winkel der Schambeinfuge ist beim weiblichen Becken in der Regel größer als 90 Grad, während er beim männlichen Becken kleiner ist als 90 Grad. Das Wort »Mutterschoß« hat hier seine anatomische Berechtigung, wie ich finde. Das Becken ist wie eine Schale, in die man Früchte legen kann. Und so ist es doch ein schönes Bild, dass sich hier auch ein Kind wie eine »Frucht« gemütlich in die Gebärmutter hineinkuschelt, wenn eine Frau schwanger ist. Dieses Bild kannst du im übertragenen wie im konkreten Sinn nutzen, wenn du in der oben beschriebenen Hockstellung in deinen Schoß hineinsinkst. Ob du schwanger bist oder schon einmal warst oder überhaupt irgendwann einmal sein möchtest, ist dafür nicht wichtig.

Neben diesen Analogien der Geborgenheit finden sich weitere Bilder, die zum Frausein im Yoga passen: Im Becken gibt es das Hüftbeinloch, das die Form eines nach unten gerichteten Dreiecks hat. Diese geometrische Form entspricht dem Symbol von Shakti, während Shiva das nach oben gerichtete Dreieck hat. Auch das kannst du nutzen und dir das Dreieck als Symbol für Shakti während der Übungen vorstellen, als äußeres Bild und auch als innere *Drishti*, am besten mit geschlossenen Augen auf Höhe des Augenbrauenzentrums.

Geborgenheit ist oft nur dann möglich, wenn Sicherheit da ist. Und so ist es schön, zu wissen, dass der Beckengürtel dazu da ist, dem menschlichen Körper einen sicheren Stand und eine aufrechte Haltung zu geben. Auch der Beckenboden dient dazu, indem er den Bauch- und Beckenorganen Halt gibt. Du lässt dich also nicht in etwas hineinfallen, was dich nicht halten kann. Du kannst gewiss sein, aufgefangen zu werden. In dem Sinn, lass dich tief in die Hocke sinken, wenn du die Hockstellung ausführst.

Deine Hände bilden mit der *Yoni Mudra* die Form deiner innen wie außen liegenden Geschlechtsorgane. *Yoni* bedeutet wörtlich »Ursprung« und ist der im Yoga verwendete Begriff für die weiblichen Genitalien (Vulva[1], Vagina[2] und Uterus[3]). Oftmals wird in der Alltagssprache der Begriff »Vagina« fälschlicherweise für die Vulva verwendet. Wenn du auf deine Hände in der *Yoni Mudra* blickst, dann ist es, als würdest du auf deine Vulva mit Vaginalöffnung blicken, die über den Muttermund bis in deine Gebärmutter hineinführt. Und damit du dieses »Bild« dort platzierst, wo es anatomisch hingehört, setzt du die Hände vor den Unterleib, so tief es je nach Länge deiner Arme möglich ist. Damit erfüllst du das Becken in der Hocke mit Leben. Du sinkst nicht nur in deinen Schoß hinein, sondern kannst hier durch Hockstellung und Handstellung doppelt Geborgenheit finden in der kraftvollen Schönheit des Mutterschoßes.

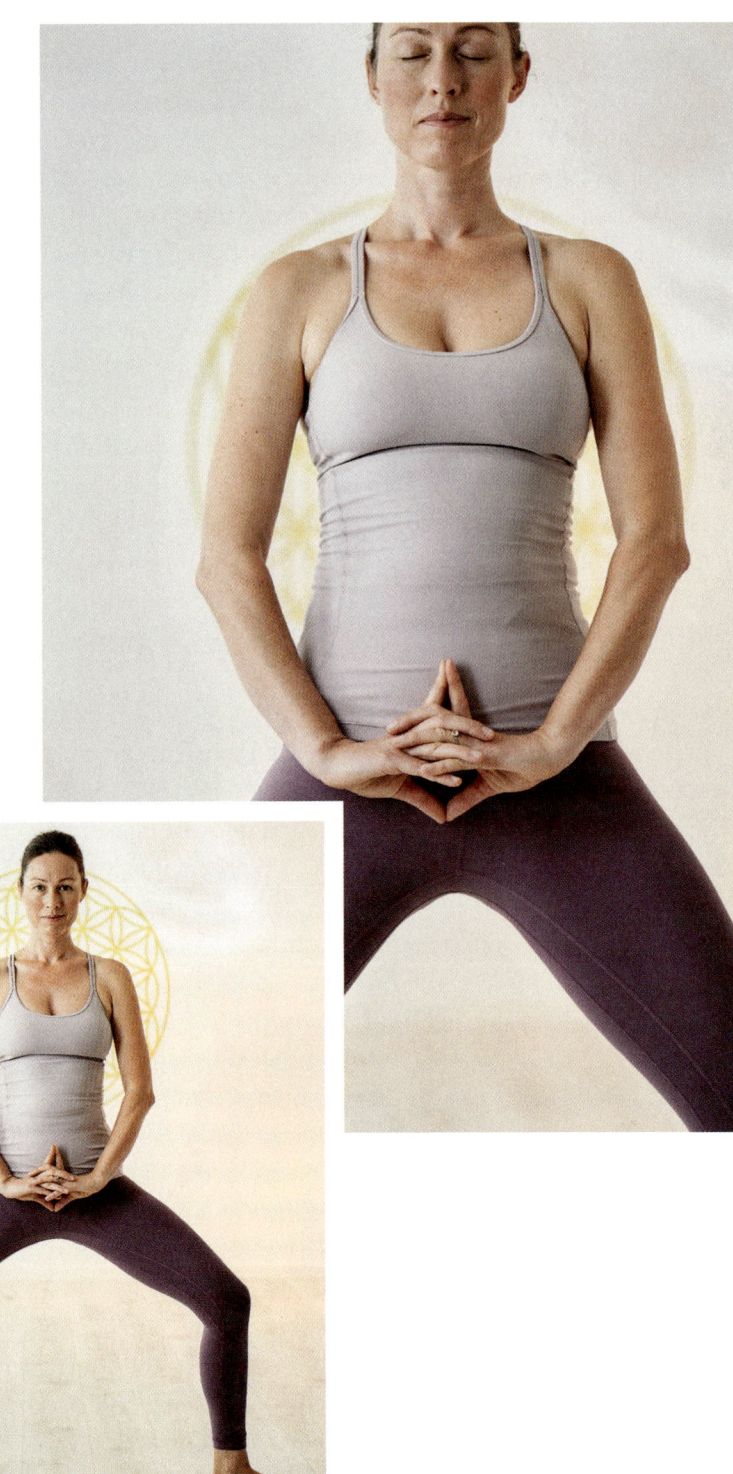

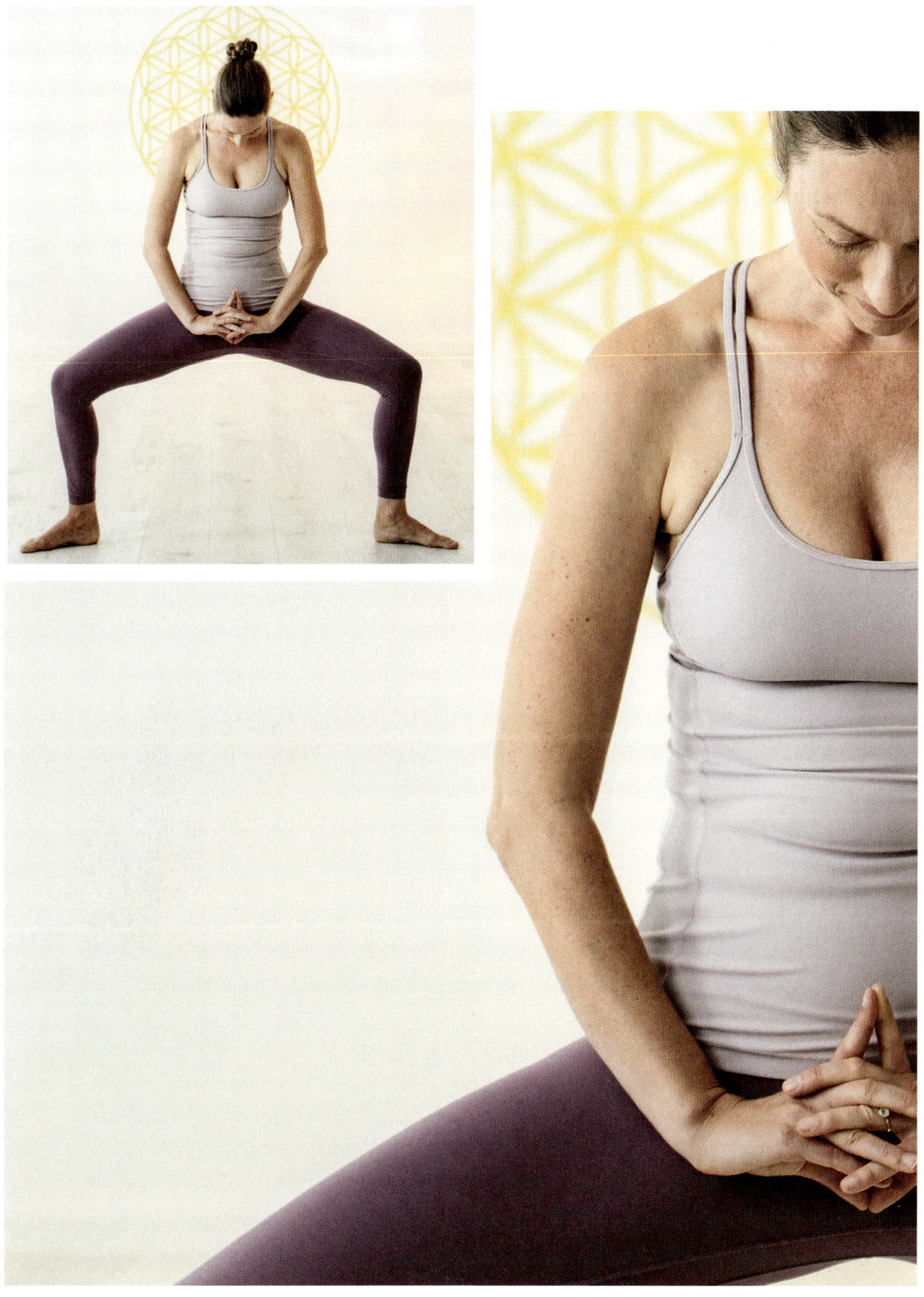

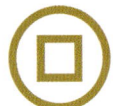

Das Becken im Blick haben:
NASIKAGRA DRISHTI
Fixieren der Nasenspitze

EINATMEN:

Richte die Augen auf die Nasenspitze. Hier wird ein doppelter Umriss der Nase für dich sichtbar werden. Diese beiden Linien laufen auf der Nasenspitze zusammen und formen hier ein umgedrehtes »V«. Konzentriere dich ohne Anstrengung auf die Spitze des »V«. Wenn das zunächst ungewohnt ist, dann nimm deinen rechten Zeigefinger und führe ihn aus der Entfernung an die Nase und folge den Augen mit der Bewegung.

AUSATMEN:

Schließe die Augen sanft. Entspanne die Augen und den ganzen Körper. Du kannst bis zur nächsten Runde, die wieder mit der Einatmung beginnt, einige Momente innehalten und entspannt weiteratmen. Mache das in deinem Tempo. Du entscheidest.

Auch wenn hier die Nasenspitze im Fokus ist, so geht es bei dieser Übung doch um nichts anderes als um das Wurzel-Chakra und damit um dein Becken und im engeren Sinn um deinen Beckenboden.

Was aber hat jetzt die Nase mit dem Becken zu tun? Im Yoga gilt die Nase als eine Miniaturnachbildung des Oberkörpers. Der Nasenrücken stellt dabei die Wirbelsäule dar, die Nasenwurzel den Punkt zwischen den Augenbrauen und die Nasenspitze das Becken. Wenn du also auf die Nasenspitze blickst, dann hast du dein Becken im Blick. Und wenn du dein Becken im Blick hast, dann bist du deiner Fähigkeit, Geborgenheit und Stabilität zu empfinden und zu geben, ganz nah.

Neben dieser positiven Wirkung auf das *Muladhara Chakra* hat die Übung ganz allumfassend auch dessen Schatten im Blick. Die Fixierung auf die Nasenspitze sorgt dafür, dass sich Wut und Ärger beruhigen können und Konflikte leichter lösbar werden. Das wäre doch eine Idee: Wenn keine Yoga-Matte in der Nähe ist und du wütend bist, einfach mal auf die Nasenspitze schielen … Dein Gegenüber wird auf jeden Fall ganz schön Augen machen!

MIT BEIDEN FÜSSEN AUF DEM BODEN

Richte die Wahrnehmung während des gesamten Mondgrußes auf die Füße. Sei dir jedes einzelnen deiner Zehen bewusst. Hebe die Zehen zwischendurch immer wieder leicht an und spreize sie auseinander, sodass du Kraft und Wachheit hineinbringst. Drücke dabei die Fußballen fest in den Boden. Die Zehen dürfen leicht schweben oder aber auch am Boden aufliegen. Egal welche Yoga-Haltung du übst und wohin deine Wahrnehmung in der Sequenz wandert, kehre immer wieder zurück zu den Füßen.

Zum Spüren des Dammes, des Beckens und der Chakra-Ampel jetzt also auch noch die Füße? Kann man mit seiner Wahrnehmung an mehreren Orten gleichzeitig sein? Ja, das kann man. Es ist nur eine Sache der Übung und der Einbeziehung all unserer Körper *(Koshas)*. Die Idee des Buches basiert darauf, dass wir viele sind. Also warum nicht auch viele Wahrnehmungsweisen? Im Yoga gibt es viele Übungen dazu, zum Beispiel dieser kleine Ablauf: Hebe beide Arme auf Schulterhöhe an und balle die Hände zu Fäusten. Dann kreise die linke Faust rechts herum und die rechte Faust links herum. Vermutlich teilst du deine Wahrnehmung am Anfang auf und schaust erst auf links, dann auf rechts. Nach einiger Zeit hast du beide im Blick. Und nach wieder einiger Zeit läuft das Ganze nicht nur synchron, sondern auch noch automatisch ab. So funktioniert das auch mit der Lenkung der Wahrnehmung: erst nacheinander, dann gleichzeitig, dann automatisch.

Man sagt, dass es neben den sieben Chakren noch mehr Chakren gibt, die unterhalb des Wurzel-Chakras liegen, also quasi in den unteren Stockwerken. Das sind in unserem Fall die Beine und die Füße. Man nimmt an, dass diese Chakren noch animalischer geprägt sind als das unseren Flucht- und Angriffsinstinkt steuernde *Muladhara Chakra*. Diesen Gedanken finde ich reizvoll und für Standhaltungen, wie sie im Mondgruß fast ausschließlich vorkommen, sehr hilfreich. Indem du also die Wahrnehmung auf die Füße richtest, fokussierst du nicht nur deine Standfestigkeit, die für das Gefühl der Geborgenheit wichtig ist, sondern auch die Chakren, die diese Qualität vorbereiten, die kleinen Helfer sozusagen.

 # SANDELHOLZ, WOLLE UND KERZENSCHEIN

Du kannst diese Sequenz unterstützen, indem du alles aus dem Reich der Sinne hinzuziehst, was dir das Gefühl von Geborgenheit vermittelt. Ich benutze hier zum Beispiel gern meine Fellmatte, die weich und warm ist und in die sich meine Füße förmlich einkuscheln können. Auch Kerzen finde ich hier wunderbar. Ebenso Räucherstäbchen, die es in verschiedenen Duftnoten gibt. Für diese Sequenz mag ich die mit Sandelholz am liebsten. Du kannst das Licht ein wenig dimmen oder nur bei Kerzenschein üben. Meine zweite Tochter wurde bei Kerzenschein geboren, und so erinnere ich mich dann an diese Geburtsstimmung und bin direkt und ganz nah bei dem körperlichen Fokus dieser Sequenz. Vielleicht hast du ein ähnliches Erlebnis, auf das du zurückgreifen kannst, um *Vijnanamaya Kosha,* den Körper der imaginativen Ebene, wach zu küssen?

Wann hast du dich geborgen gefühlt? Was hat dazu beigetragen? Und was davon lässt sich jetzt in dieser Sequenz für dich herstellen?

Eine Schülerin von mir trägt immer Dunkelrot, wenn sie Yoga übt, denn für sie ist das erste Chakra für ihr Leben ganz wichtig, und dessen Farbe ist eben Rot.

Es gibt unzählige Möglichkeiten, diese Übungspraxis auch für dich von außen sichtbar und fühlbar zu gestalten. Hab Spaß an deiner Kreativität!

URKRAFT 2 – DIE FRAU UND DIE SINNLICHKEIT

Mit der Sinnlichkeit ist es ganz ähnlich wie mit der Geborgenheit, und das wird auch mit allen folgenden Qualitäten hier in diesem Buch die gleiche »Geschichte« bleiben:

Alles ist schon da, auch die Sinnlichkeit. Jede Frau ist sinnlich. Und jede Frau hat eine eigene, ganz persönliche Verbindung zur Sinnlichkeit, und die kann einfach so erlebt werden, wie sie ist. Sinnlichkeit hat viele Gesichter, und einige davon sind ganz und gar nicht geläufig, manchmal nicht einmal für uns selbst.

In diesem Kapitel werde ich nicht nur aus den Erfahrungen mit mir selbst und als Yoga-Lehrerin schöpfen, sondern immer mal wieder auch aus meiner Arbeit als Paar- und Sexualtherapeutin berichten. Denn das Thema Sinnlichkeit ist nicht ausschließlich, aber doch zu einem gewissen Teil mit dem Thema Sexualität und dem Erleben des eigenen Körpers verbunden. Dabei ist es ein gleichzeitig ganz vordergründiges und ganz hintergründiges Thema, was es ziemlich spannend macht. Vordergründig ist es deshalb, weil es viele Frauen in ihrem täglichen Leben und Erleben belastet, dass sie glauben, keinen Zugang zu ihrer Sinnlichkeit zu haben, oder sogar denken, dass da gar nichts ist, was auch nur annähernd mit Sinnlichkeit zu tun hätte. Hintergründig ist es deshalb, weil es Scham und auch zuweilen Schuld verursacht, darüber zu sprechen, und sich Frauen dann schnell als Sonderlinge oder partnerschaftliche »Bremsen« fühlen. Doch die Zahlen und Studien dazu zeigen, dass dieses Erleben keine Ausnahme darstellt, sondern es vielen Frauen da ähnlich geht.

Das Erleben ist: »Ich empfinde wenig bis gar keine Lust. Ich bin nicht sinnlich.« Auf der Suche nach einer Erklärung taucht dann oft die Frage auf, ob man frigide oder asexuell sei, oder man kommt auf die Idee, ob es nicht gut wäre, lieber Nonne zu werden, oder aber, ob nicht ein Medikament wie »Viagra für die Frau« helfen könnte, damit der ganze Stress um das Thema Sinnlichkeit und Lust endlich ein Ende hat.

Ich finde es wichtig, diese Tendenz hier zu berücksichtigen und nicht einfach davon zu schreiben, wie toll Sinnlichkeit ist und dass man bzw. frau sich »einfach nur öffnen muss«, um Sinnlichkeit »zuzulassen«. Das greift zu kurz und verschreckt eher, als dass es ein Schlüssel für das eigene Erleben sein kann.

Und da wäre es schade, eines außer Acht zu lassen: Es kann viele gute Gründe geben, warum einige von uns den Kontakt zur eigenen Sinnlichkeit auch scheuen,

Gründe, die ein »Nein, Sinnlichkeit ist nichts für mich« oder ein »Ich weiß nicht so recht« ganz und gar sinnvoll machen und deren Aufrechterhaltung durchaus erstrebenswert sein kann. In diesem Kapitel möchte ich auch das im Blick behalten.

Wogegen ich mich hingegen ganz klar aussprechen möchte, und auch das finde ich, ist manchmal nötig, ist die in der spirituellen Szene oft vertretene Meinung, dass Frauen, die scheinbar nicht mit ihrer Sinnlichkeit in Kontakt stehen, weil sie zum Beispiel keine figurbetonten Kleider tragen, sich nicht schminken, keine Kinder kriegen möchten und kuscheln schöner finden als wilde Ekstase, nicht zu ihrer Weiblichkeit stünden.

Auf der anderen Seite stehen Frauen, denen die eigene Sinnlichkeit »nicht ganz geheuer« zu sein scheint und die über sinnliche und sexuelle Erlebnisse fantasieren, die ihnen ganz und gar nicht gesellschaftsfähig erscheinen. Und auch bei Frauen, die körperlich auf die unterschiedlichsten Reize mit Erregung unterschiedlichster Art reagieren, kann diese Erregung – und besonders deren Be- bzw. Abwertung – zu unglaublichem innerem Stress führen. Sie fühlen sich, ähnlich wie Frauen mit wenig Sinnlichkeitserleben, oft schuldig und schämen sich.

Ob Pluspol oder Minuspol oder, wenn man es in Yoga-Sprache ausdrücken möchte, ob Ida oder Pingala, in beiden Fällen kann es zu Schuld- und Schamgefühlen kommen, die dem Schattenreich des zweiten Chakras zuzurechnen sind.

Das sollten wir im Auge behalten, wenn wir uns auf die Facetten der Sinnlichkeit konzentrieren und uns hier langsam an die Yoga-Übungen annähern, die helfen können, die eigene Sinnlichkeit als stimmig zu erleben.

Sinnlichkeit kann wie ein gut behüteter Schatz sein, der manchmal schlummert, sich versteckt und sich in seiner ganz eigenen Logik verhält. Ebenso kann Sinnlichkeit ganz sichtbar sein, ganz greifbar, wie eine direkte Aufforderung zum Tanz. All diese Facetten gehören zu dem Wunderbaren an der Sinnlichkeit, und das Wunderbarste ist für mich, wenn diese ganz individuelle Sinnlichkeit sich auf ihre Art zeigen darf und man als Frau einen Zugang zum eigenen sinnlichen Raum findet, egal wie der aussieht. Denn dann kann man sich in sich zu Hause fühlen und die Gastgeberin in den eigenen Räumen der Sinnlichkeit sein.

Brave Mädchen kommen in den Himmel …

Sinnlichkeit beginnt eigentlich schon im Mutterleib. Ein »Beweis« dafür, dass wir Menschen von Geburt an sinnliche Wesen[4] sind, zeigen frühe Ultraschallaufnahmen. Wir saugen, drücken, nehmen auf und stoßen wieder ab.

Im Kindergarten, kurz vor der Einschulung, beginnt für viele Mädchen diese sinnliche Reise ganz konkrete Formen anzunehmen. Und zwar Formen, die oft von der Gesellschaft missverstanden werden. Viele Kinder in dem Alter, die lustvoll auf Stühlen oder Fahrradsitzen herumrutschen, sich die Hände in die Hose stecken oder das Kuscheln mit Stofftieren auch auf die erogenen Zonen ausdehnen, sind damit nicht immer in sicheren Händen. Das gilt natürlich auch für kleine Jungs, doch hier wollen wir vor allem in den Blick nehmen, wie es Mädchen damit geht.

Eine Klientin erzählte mir, dass sie sich noch gut daran erinnere, »wie schön es war, auf dem Fahrradsattel von links nach rechts zu rutschen«. Und sie erzählte auch, dass unter diesem schönen Gefühl das Gefühl von Schuld schlummerte. »Das darf man nicht!« Bei den meisten findet diese Form vom Erleben heimlich statt. Und ich bin mir nicht sicher, wie viel das mit Privatsphäre oder Intimität zu tun hat oder eher mit dem Wissen, dabei lieber nicht erwischt zu werden. Als Jugendliche lange unter der Dusche zu stehen, den Duschstrahl genüsslich überall zu spüren, das entspringt einem Gefühl von körperlichem Wohlbefinden und hat mit Erwachsenensexualität erst einmal noch nichts zu tun. Doch das ist bei vielen Eltern, damals wie heute, noch nicht angekommen.

»Man darf kindliche Sexualität niemals durch die Brille der erwachsenen Sexualität sehen«, sagt Ulrike Schmauch, Professorin für Sexualpädagogik an der Frankfurt University of Applied Sciences.[5]

Für Kleinkinder sind Zärtlichkeit, Erregung und Sinnlichkeit nicht dreierlei. Es geht einfach darum, mit allen Sinnen zu genießen und schöne Gefühle zu erleben. Es geht um das Erleben an sich, ganz spontan und vor allem ganz unabhängig von anderen, erwachsenen Vorstellungen wie Orgasmus, Sex oder Liebe. Und diese Fähigkeit zum spontanen sinnlichen Erleben kann man wieder ausgraben oder sich ihrer erinnern. Man muss diese nicht einmal neu lernen. Eher geht es darum, wieder Kind zu sein, auch in der Sinnlichkeit.

Für Erwachsene kann dieser offene Umgang von Kindern irritierend und manchmal auch beängstigend sein, weil die eigenen Vorstellungen von Sexualität sich nicht mit der Sicht auf die Kinder decken. Der Ausweg ist in vielen Fällen, Kinder als asexuelle Wesen zu begreifen. Und manche von uns haben dieses Gefühl, asexuell zu sein, ebenso tief verankert wie die ursprüngliche Qualität, Lust zu empfinden.

Meine Klientin erzählte, dass bei ihr diese kindliche und diese erwachsene Welt eines Tages aufeinanderknallten, als sich die Kinderzimmertür öffnete und der Vater ihrer Freundin sie »erwischte«. Er schimpfte, wütete und riss die Kinder auseinander. Er brachte sie zu ihrer Mutter und erklärte, dass sie »versaut« sei. Auf diese Weise kam sie schon früh ganz explizit in Kontakt mit den Schattenseiten des Genusses und der Sinnlichkeit und empfand in der Begegnung mit dem Vater der Freundin Scham, weil sie »versaut« war, und dann bei der Mutter Schuld, weil sie angeblich ein anderes Kind »versaut« hatte.

Auch wenn nicht jede explizite Erfahrungen dieser Art gemacht hat, so schwingt doch der implizite erhobene Zeigefinger im frühkindlichen Erleben von Sinnlichkeit allzu oft mit. Und das hat, wie vieles, was wir dann als Erwachsene vor uns haben, seinen Ursprung auch in der Kindheit. Die Rückschau auf diese Prägungen und Erlebnisse kann durchaus hilfreich sein, um den kritischen Blick auf uns selbst abzumildern und auf den Kontext zu richten, in dem wir aufgewachsen sind. Es bedeutet, jetzt Verantwortung zu übernehmen, aber auch die Verantwortung, die wir fälschlicherweise übernommen haben, ruhig abzugeben. So können wir Platz machen für das sinnliche Erleben im Hier und Jetzt.

… sinnliche Frauen kommen überall hin

Eine andere Klientin erzählte mir zu Beginn der Sitzung, dass sie einfach nicht sinnlich sei und auch keine Idee hätte, wie sie das werden sollte. Dieses Gefühl der Ideenlosigkeit und der Unzulänglichkeit, sagte sie, sei fast noch schlimmer und beschämender als die fehlende Sinnlichkeit selbst.

Im Lauf der Zeit stellte sich heraus, dass sie sich jeden Montag Blumen in ihr Zimmer stellte, dass sie es liebte, Kuchenteig mit den Händen zu kneten, und dass sie auf Spaziergängen im Wald ihre Nase gern in eine Handvoll Erde, die sie vom Waldboden aufhob, steckte.

Als ich ihr sagte, dass das sinnliches Erleben par excellence sei, war sie erstaunt und erleichtert. Sie dachte, dass Sinnlichkeit etwas mit den Bildern von Frauen zu tun habe, die uns in den Medien gezeigt werden. Die Idee, dass Sinnlichkeit etwas ganz Persönliches ist, brachte für sie eine neue Welt zum Vorschein, weil sie sich plötzlich kompetent fühlte und nicht als – O-Ton – »würde ich mit einem amputierten Arm durch die Gegend laufen«.

Es dauerte nicht lange, und wir näherten uns auch ihrer erotischen Sinnlichkeit durch Körper- und Wahrnehmungsübungen, die dem Yoga übrigens sehr nah sind, und durch imaginative Reisen, die insbesondere dem *Yoga Nidra* sehr ähnlich sind.

Ich habe die Erfahrung gemacht, dass meistens zunächst einmal die »Erlaubnis« gegeben werden muss – egal ob man sich diese selbst gibt oder sie, wenn das nicht geht, auch erst einmal von jemand anderem kommt. Daraus kann zum einen folgen, dass Sinnlichkeit nicht zwingend erlebt werden muss, oder zum anderen, dass Sinnlichkeit in den eigenen, ganz individuellen Facetten erlebt wird. Dann kann aus einem bisher als stressig erlebten Thema entweder ein recht entspanntes oder auch ein ganz spannendes werden.

In den Fällen, in denen Sinnlichkeit nicht erlebt werden will, weil die Frau kein Interesse daran hat, kann es auch dabei bleiben. Dann sorgt die »Erlaubnis« dafür, dass der Stress, etwas »erleben zu müssen«, verschwindet. Und das ist dann auch ein gutes Ergebnis! Ich finde, hier sollte kein Druck aufgebaut werden, auch ganz generell bezogen auf das Spüren nicht. Das gilt ebenso für den Yoga-Unterricht. Es gibt Schüler und Schülerinnen, die möchten zum Beispiel keinen Bezug zum Loslassen oder Fallenlassen entwickeln. Spürangebote zu machen hilft hier meistens mehr, als dogmatische Ansagen zum Erleben zu geben. Im Grunde geht es darum, das Nein ernst zu nehmen und dabei ergebnisoffen zu bleiben, auch wenn es beim Nein bleibt.

Doch in den meisten Fällen erlebe ich weniger das finale als vielmehr ein vorläufiges »Nein«. Es ist eher ein »So nicht!« und kein »Überhaupt nicht«. Das Leiden rührt dann eher von einer scheinbaren Ideenlosigkeit her, und da kann Yoga sehr hilfreich sein. Denn obwohl es im Yoga viele Praktiken gibt, um die Sinne zurückzuziehen, ist es auch ein wunderbar achtsamer Weg, um die eigenen sinnlichen Empfindungen in einem geschützten Rahmen wahrzunehmen. Rekeln, seufzen, stöhnen, drehen, biegen, pendeln, schwitzen, kribbeln, Kühle, Wärme, Weichheit … so vieles gibt es hier zu empfinden und zu beobachten und zu genießen. Ich glaube, dass das ein »heimlicher« Grund ist, warum so viele Frauen zum Yoga kommen: weil man hier sich selbst genießen darf, ohne dass das gefordert wird. Es entsteht einfach, und das kann sehr glücklich und zufrieden machen.

In puncto Sinnlichkeit aufs Gaspedal treten:
UTTHITA LOLASANA
Schwingende Haltung im Stehen

EINATMEN:
Du befindest dich in der hohen Hocke. Führe die gestreckten Arme, während du durch die Nase einatmest, über vorn nach oben, bis die Oberarme, wenn möglich, neben den Ohren sind. Dabei sind die Handgelenke ganz locker gebeugt, und die Finger weisen entspannt nach unten. Der Blick bleibt nach vorn gerichtet und der Kopf aufrecht.

AUSATMEN:
Lass den Oberkörper samt Armen nach unten fallen und komme in eine Pendelbewegung, wobei du den Oberkörper fünfmal aktiv bis in die Horizontale bringst und nach den fünf aktiven Schwüngen am Boden auspendeln lässt. Atme dabei kraftvoll durch den Mund aus, gern auch mit einem »Ha«, wobei der Ton aus dem Bauch und nicht aus dem Hals kommen sollte.

Mit der nächsten Einatmung, die wie ein Reflex kommt, führst du den Oberkörper mit gebeugten Beinen wieder nach oben und wiederholst die Übung dann dreimal.

Diese Übung könnte fast eine Orgasmusübung sein – und in gewisser Weise ist sie das tatsächlich auch. Denn in der modernen Sexualforschung gilt die »Beckenschaukel« als Technik, um die Erregung und Lust in Form eines wellenförmigen Erregungsmusters[6] beim Orgasmus auf den ganzen Körper auszudehnen und im Wechselspiel immer wieder in den Genitalien zu kanalisieren.

Hervorgerufen werden kann dies durch die »doppelte Schaukel«, wie es im Ansatz des »Sexocorporel-Konzepts[7]« genannt wird. In der hier beschriebenen Übung greifen die gleichen Prinzipien: »Beckenschaukel« oder »untere Schaukel« bedeutet, dass das Becken frei ist und sich locker von vorn nach hinten bewegt. Im Vierfüßlerstand übt man diesen Ablauf in der »Katze-Kuh-Haltung«. In unserer Übung ist es die gleiche Bewegung im Stand.

Wenn du die Arme nach oben führst, geht dein Becken wie für den Kuh- oder Pferderücken nach hinten. Wenn du nach vorn pendelst, dann kippt dein Becken nach vorn. In der doppelten Schaukel wird der Oberkörper als obere Schaukel integriert, wobei sich Brust, Schultern und Kopf mitbewegen, angetrieben durch die Bauchatmung. Das Gleiche machen wir in der »Katze-Kuh-Haltung«, wenn wir die Brustwirbelsäule und den Nacken und den Kopf mit in die Bewegung hineinnehmen.

Die untere Schaukel (Beckenschaukel) intensiviert die sexuelle Erregung, während die obere Schaukel (Bewegungen von Brust, Schultern und Kopf) die Gefühlsempfindungen steigert. Das passt sehr gut zu den beiden Chakren, die auch in dieser Übung angesprochen werden: das Sakral-Chakra (zweites Chakra) und das Herz-Chakra (fünftes Chakra).

Die wellenartige Bewegung von Sinnlichkeit kannst du in dieser Übung auch visuell erleben, indem du *Vijnanamaya Kosha* in deine Yoga-Praxis einbeziehst und dir die Wellen ganz direkt vorstellst. Du kannst visualisieren, wie du entweder von ihnen getragen wirst oder wie du selbst eine Welle bist. Deiner Vorstellungskraft sind hier keine Grenzen gesetzt.

Die Analogie zum Element Wasser, die dieses Kapitel zur Sinnlichkeit in Bezug auf das zweite Chakra enthält, ist dazu ebenfalls eine schöne Quelle der Imagination, die du nutzen kannst.

Das Gefühl des Loslassens wird mit dem ganzen Körper erlebt. Müdigkeit verschwindet, der Lymphfluss wird beschleunigt, und die Spinalnerven werden angeregt. Der ganze Körper wir also eingebunden, und wenn du diese Übung zusammen mit der nachfolgenden Mudra ausführst, kannst du zusätzlich noch dafür sorgen, dass die Energie immer wieder zurückfließt in den Bereich der sexuellen und sinnlichen Wahrnehmung: in deinen Schoß und damit in deine Genitalien.

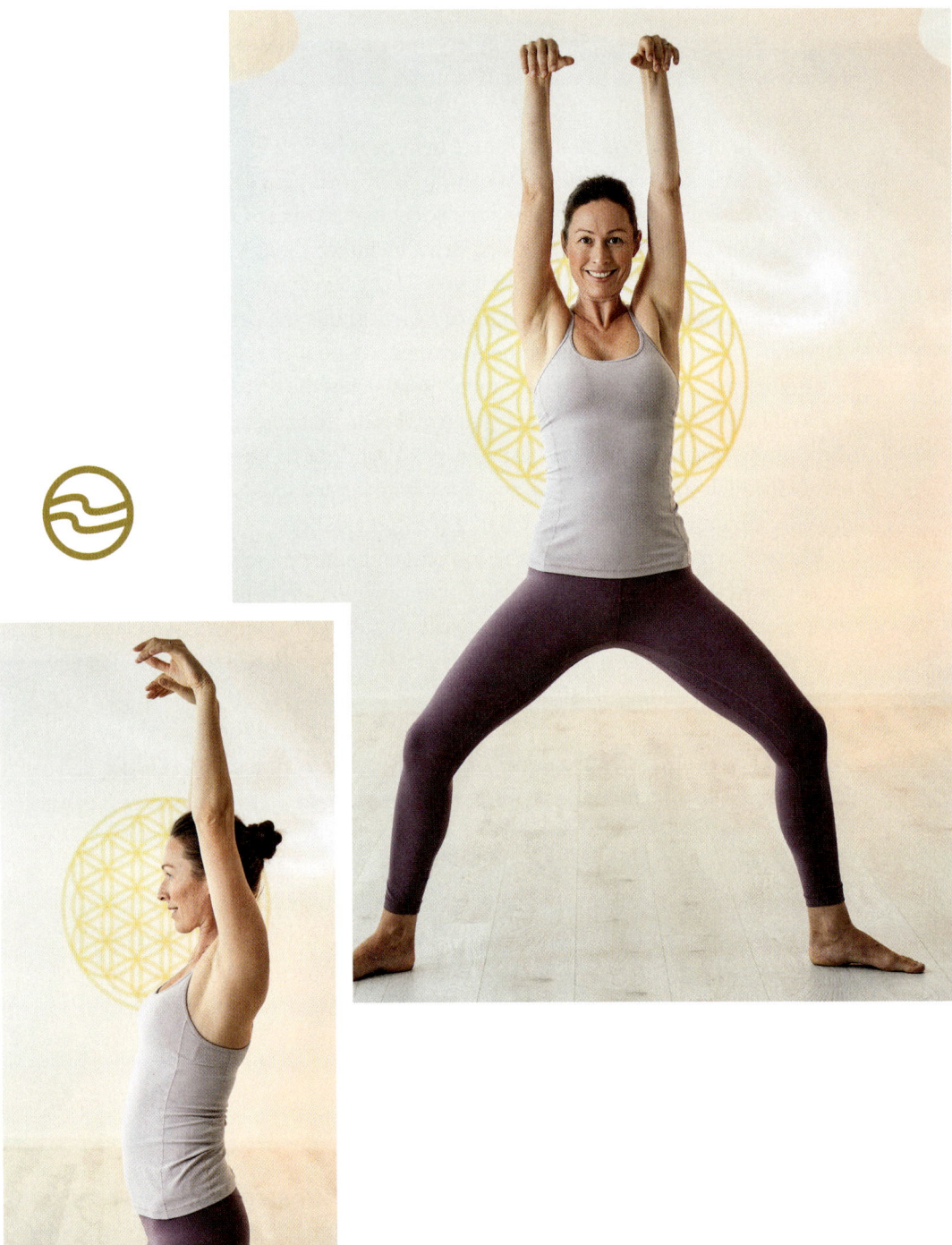

148

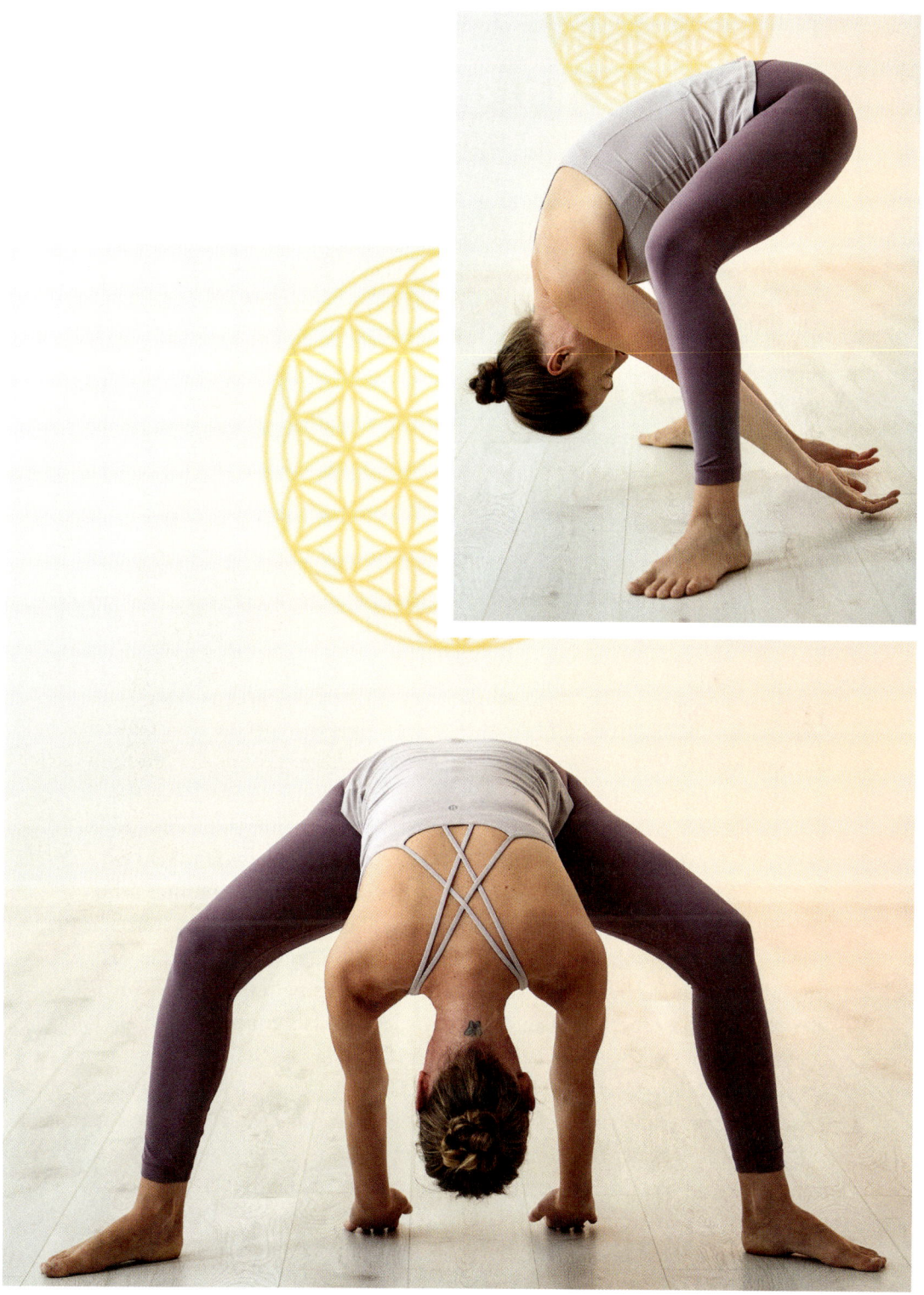

149

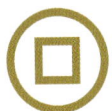

Von der Sinnlichkeitsbremse gehen:
ASHWINI MUDRA
Pferdehaltung

EINATMEN:
Bring deine Wahrnehmung und Achtsamkeit zum Gesäß und ganz konzentriert zum Anus. Kontrahiere mit der Einatmung den Schließmuskel für ein paar Sekunden, ohne dich anzustrengen. Achte darauf, dass du die Kontraktion auf den Bereich des Schließmuskels beschränkst. Wenn du möchtest und mit der Technik vertraut bist, dann kannst du *Antar Kumbhaka* (inneres Atemanhalten) praktizieren, während du den Schließmuskel aktivierst.

AUSATMEN:
Löse den Schließmuskel wieder. Achte auf einen sanften, konzentrierten und für die Ein- und Ausatmung gleich langen Rhythmus.

Wie oben schon beschrieben, wird hier das Prinzip des wellenartigen Erregungsmusters ganz subtil deutlich. Die Energie wird bei der Kontraktion auf den Bereich der Geschlechtsorgane gelenkt und hier gebündelt. Während der Ausatmung wird diese Energie im ganzen Körper ausgebreitet, ohne dabei den Oberkörper zu bewegen. Das rhythmische Erleben unterstützt den Effekt der Lokalisierung und Ausbreitung. Es ist wie ein Pulsieren der Sinnlichkeit.

Wörtlich bedeutet *Ashwini Mudra* »Pferdehaltung«. Es gibt vermutlich schönere Bilder im Yoga, aber dieses kann in seiner Einprägsamkeit auch hilfreich für die Ausführung sein: Wenn das Pferd »äpfelt«, dann wölbt sich die Austrittsöffnung des Darms stark sichtbar nach außen und zieht sich, nachdem die Pferdeäpfel den Körper verlassen haben, wieder ganz zusammen.

Diese Visualisierung kann helfen, die Ausführung der Bewegung auf den Anus zu beschränken und die Vaginalmuskulatur entspannt zu lassen. Beziehe auch den Beckenboden nicht aktiv mit ein. Dieser wird sich passiv mitbewegen.

Der koordinierte und dynamische Wechsel von Anspannung und Entspannung verbindet das Erleben von Lockerheit und Intensität und lässt dabei zu, dass beides zusammen möglich ist.

»LEKKER MONDGRUSS«

Bereits im zweiten Monat der Schwangerschaft entwickeln sich beim Fötus das gustatorische[8] und das olfaktorische[9] System, und bereits ab dem dritten Monat kann das Ungeborene den Geschmack des Fruchtwassers wahrnehmen, was wohl bereits im Hinblick auf spätere Geschmackspräferenzen vorprägt.

Die gustatorische Wahrnehmung ist ein höchst subjektiv erfahrenes Erlebnis von Empfindungen, die durch Reizung spezifischer Sinnesorgane des Geschmacks hervorgerufen werden. Ähnlich wie der Geruchssinn wird auch der Geschmackssinn durch chemische Reize angesprochen und dient primär der Prüfung von Nahrung und deren Unbedenklichkeit. Die Sinneszellen befinden sich in der Zungen- und Rachenschleimhaut, unterscheiden zwischen Grundqualitäten wie sauer, bitter, salzig, süß, würzig und geben darüber Aufschluss über unreife, vergorene oder auch mineralstoffhaltige und ernährungswichtige Stoffe. Das zur Sinnesphysiologie.

Der Sinneseindruck, der mit dem Schmecken zusammenhängt, entsteht in einem Zusammenspiel mit den anderen Sinnen, und so kann man gut nachvollziehen, dass zum Beispiel die Redewendung »Das schmeckt mir nicht!« weit mehr ausdrückt als »nur« eine Reaktion der Nervenknospen auf der Zunge. Besonders im sinnlichen Bereich kann es ganz besonders wichtig sein, auf diese Signale zu hören. Sicher kann es auch ganz vordergründig so sein, dass wir einen Geschmack, der sich im Mund entfaltet, anziehend oder abstoßend finden. Aber darüber hinaus belegen Studien aus der Sexualwissenschaft, dass Frauen ganz besonders auf ansprechende Kontexte reagieren. Wenn der Rahmen der Sinnlichkeit ganz nach Geschmack ist, kann Sinnlichkeit stattfinden. Entspricht der Rahmen nicht den eigenen Vorlieben, kann einem das schnell den Appetit verderben, und wenn man sich darüber hinwegsetzt, auch mal einen fahlen Nachgeschmack hinterlassen.

Gerade in Bezug auf die Sinnlichkeit ist es wichtig, zu schauen: »Was schmeckt mir? Was ist »lecker«? Die Niederländer benutzen das Wort »*lekker*« in weit mehr als nur den Beschreibungen von gustatorischen Empfindungen. So können zum Beispiel Dinge, Personen und Gegebenheiten, die gar nicht essbar sind, im Niederländischen als *lekker* bezeichnet werden. Dann trifft es eine Übersetzung wie »gut, schön, wohl, angenehm, bequem« viel besser – ein »lekker Mondgruß« eben.

Gestalte dir deinen Mondgruß besonders in dieser Sequenz zur Sinnlichkeit ganz nach deinem Geschmack. Du kannst auch tatsächlich ein Bonbon in den Mund nehmen oder ein Stück Schokolade, um dich an den Sinn des Schmeckens zu erinnern. Kehre in der Sequenz immer wieder zurück zu der inneren Frage, ob es dir so »schmeckt« oder ob es dir anders besser schmecken würde. Kreiere dir deinen »lekker Mondgruß«.

Ganz konkret befinden wir uns mit diesen Übungen im Bereich zwischen Schambein und Kreuzbein, im Zentrum unserer Geschlechtsorgane. Die Übungen bringen die Blutzirkulation in dieser Region in Gang, und diese stärkere Durchblutung sorgt dafür, dass du deine sinnliche Wahrnehmung in Form von sexueller Erregung besser wahrnehmen kannst, was wiederum das emotionale Erleben beeinflussen kann. Lustvolle Wahrnehmungen werden durch eine anhaltende Muskelspannung verhindert. In dieser Übungssequenz spielen wir mit Anspannung und Entspannung und können so unsere Sinnlichkeitskurve modellieren und intensiver erleben.

Die Sequenz bietet eine Möglichkeit, die Fähigkeit zur Hingabe und zum Loslassen auf genitaler wie emotionaler Ebene zu schulen, um das Erleben von Lust und Sinnlichkeit gezielter und umfassender wahrzunehmen. Der Schlüssel hierbei ist die Diffusion von sinnlicher oder auch sexueller Energie und Erregung im ganzen Körper im Wechselspiel mit der vorausgegangenen Konzentration auf die Genitalregion.

YLANG-YLANG, KLEID UND SCHOKOLADE

Es wirkt vielleicht zunächst ein wenig komisch und ungewohnt, aber wenn man nicht gerade den Kopfstand macht, kann man durchaus Yoga im Kleid üben. Ich tue das jedenfalls manchmal. Die Idee dafür kam mir in Indien, weil es da keine Yoga-Hosen gab. Ja, man glaubt es kaum, aber in Rajasthan gab es damals keine Yoga-Hosen. Also habe ich mir bequeme Röcke besorgt, und weil ich schwanger war, auch welche mit Gummizug. Das macht beim Üben ein sehr schön fließendes Gefühl, weil der Stoff bei jeder Bewegung die Haut umschmeichelt und die Berührung viel Möglichkeit gibt, mit der Achtsamkeit ganz bei diesem, unserem größten Sinnesorgan zu sein.

Manchmal übe ich den Mondgruß also tatsächlich im Kleid oder abends im Nachthemd. Das ist beim Mondgruß auch besonders gut möglich, da diese Sequenz fast nur im Stehen stattfindet.

Eigentlich praktiziere ich Yoga gern in Stille. Aber gerade bei dieser Sequenz kann es aufladend wirken, wenn man auch von außen noch ein wenig Sinnlichkeit »aufdreht«. Bei Rhythm and Blues, wie zum Beispiel Musik von Alicia Keys, hat man fast das Gefühl, dass diese für die Beckenregion komponiert wurde. Der tragende Bass wird dann zum pulsierenden Rhythmus, der das Erleben von Sinnlichkeit beflügeln kann!

Zusammen mit dem Duft »Ylang-Ylang«, der aus den Blüten des gleichnamigen Baumes gewonnen und dem eine aphrodisierende Wirkung zugeschrieben wird, kann man das Gefühl bekommen, geradezu in einen Mondgruß-Rausch zu gelangen … Und auch ein Stück Schokolade kann, wie gesagt, den Mondgruß an dieser Stelle wunderbar versüßen.

URKRAFT 3 – DIE FRAU UND DIE KRAFT

Das dritte Chakra steht für Kraft, Macht, Lebensfreude und Selbstakzeptanz. Das Symbol dafür ist ein Dreieck mit der Spitze nach oben, im Yoga und Tantra das Symbol für Männlichkeit, die wir heutzutage vorrangig mit Aspekten von Tatkraft und Macht in Verbindung bringen. Mit ein wenig Zynismus kann man sagen, dass sich hier schon die Ambivalenz zeigt, mit der Frauen konfrontiert sind, wenn es um das Thema Kraft geht.

Diese Kraft hat also, im Zusammenhang des Yoga betrachtet, eher männliche Qualitäten. Sie (!) ist aktiv, gebündelt und zielorientiert. Die Geschichte der Frauenbewegung und auch persönliche Erfahrungen haben mir gezeigt, dass Frauen nicht gerade mit offenen Armen empfangen werden und auch in manchen Fällen nicht gerade sympathisch rüberkommen, wenn sie diese Kraft ungefiltert und extrovertiert einsetzen. Obwohl die Zeit der Frauenbewegung nicht meine Zeit ist – ich war für den großen Wurf ein wenig spät dran –, kann ich dennoch sagen, dass ich dieses Verhalten biografisch trotzdem nachempfinden kann. Heute sage ich meinen Mädels, besonders der kleinen: »Wow, hast du eine Kraft!« Zu meinen Zeiten hörte man eher: »Sei doch nicht so laut … bollerig … herrisch.«

In der Ausgabe Nr. 29 des Interview-Magazins *Galore* sagt Alice Schwarzer: »Bei Männern macht Macht sexy. Frauen nimmt man Macht übel.« Ähnlich wie Alice Schwarzer sieht das auch der argentinische Psychologe und Sozialwissenschaftler Tomas Chamorro-Premuzic, der seit Jahren zu den Themen Persönlichkeit und Führungskraftkompetenzen forscht und dabei auch den Unterschied zwischen Männern und Frauen im Blick hat, insbesondere in Bezug auf die Besetzung von Führungspositionen. Aus seinen Forschungen hat er eine Theorie entwickelt, dass der hohe Männeranteil auf den Führungsebenen möglicherweise auf einer gesellschaftsübergreifenden Fehlannahme beruht: »Aus meiner Sicht liegt der Hauptgrund für die Ungleichheit der Geschlechterverteilung im Management in unserer Unfähigkeit, zwischen Selbstbewusstsein und Kompetenz zu unterscheiden.«[10]

Er beschreibt, dass wir als Gesellschaft unfähig seien, zwischen Selbstüberzeugung und tatsächlichem Können zu unterscheiden, und dass Überheblichkeit dann leider, als Selbstbewusstsein getarnt, fälschlicherweise als Führungsqualität missverstanden wird. Und weil Männer tendenziell einen ausgeprägteren Hang zur Überheblichkeit zu haben scheinen und Frauen eher zur Vorsicht neigen, sieht die Verteilung auf den Chefetagen so aus, wie sie aussieht. Aber ob Frauen nun überheblicher werden sollten oder lieber die gesellschaftliche Verwechslung von Kompetenz und Selbstbewusstsein ins Auge zu nehmen ist, würde ich mal selbstbewusst mit einer Auswahl zugunsten von Möglichkeit zwei antworten.

Die Schriftstellerin Irmtraud Morgner sagte zu dem Thema, der schlimmste Fehler von Frauen sei ihr Mangel an Größenwahn.

Mit Macht und Größenwahn werden in diesen Zitaten zwei Aspekte des dritten Chakras angesprochen, die auf die andere Seite der Kraftmedaille gehören. Und es sind nicht die Seiten, die im Verständnis des Yoga erstrebenswert wären. In diesem Sinn will ich auch auf Alice Schwarzer antworten bzw. ihr die Frage stellen: Sollte man Männern hier nicht lieber auch ihren Umgang mit der Macht übel nehmen, als sich Gleichberechtigung im Nicht-Übelnehmen zu wünschen? Und entsprechend möchte ich auch dem Zitat von Irmtraud Morgner entgegensetzen, dass das Fehlen von Größenwahn doch eigentlich etwas sehr Erstrebenswertes ist. Doch andererseits auf etwas »weise« zu verzichten aus Mangel an Gelegenheit, Selbstvertrauen oder fehlender gesellschaftlicher Anerkennung – ist das dann nicht auch ein Weg der Vermeidung? Etwas überwunden zu haben, was man nie kannte?

Sicher ist es nicht ratsam, sich auf diese negativen Attribute zu konzentrieren, aber jede Bewegung in diese Richtung aus den falschen Gründen zu vermeiden ist sicher auch kein Weg, um zu den positiven Früchten der Kraft, wie Durchsetzungsvermögen, Handlungsfähigkeit oder Tatendrang, zu gelangen. Wir Yogis neigen nicht selten dazu, Aspekte, die negativ anmuten, als »überwunden« zu proklamieren, und können dabei leicht etwas verpassen.

Sollen wir jetzt also alle machthungrig und größenwahnsinnig werden?

Nein, sicher nicht, aber es kann hilfreich sein, zu schauen, an welcher Stelle in seinem Leben man aus welchen Gründen darauf verzichtet oder verzichtet hat. Und dann kann man sich unter der Lupe dieser Offenbarung dafür oder dagegen entscheiden – auch noch im Nachhinein …

Wenn die Kraft flöten geht

Kraft ist eine Ressource. Und Ressourcen können knapp werden. Es gab Zeiten in meinem Leben, und es gibt sie immer noch, da fühle ich mich wie ein Sieb, in das ich Kraft hineinfülle, die dann an 1000 Stellen einfach ungefiltert wieder herausfließt.

Bevor ich 2008 sagte: »Es reicht!« – und mein Leben von null auf hundert komplett änderte, bin ich fast täglich als Sieb durch die Gegend gelaufen, und das Absurde dabei ist, jetzt im Nachhinein, dass ich das auch noch normal fand. Bevor ich nach Indien ging und mein Leben auf den Kopf stellte,[11] indem ich Deutschland den Rücken kehrte, auf Yoga umsattelte, heiratete und eine Familie gründete, war ich, wie viele Großstädter auch, eingebunden in einen 9-to-5-Job mit viel Aufreibungspotenzial.

Ich nutzte jede Gelegenheit und jeden Ort, um meine Arbeit als Kreativdirektorin gut zu machen. Abends habe ich mir oft vor dem Einschlafen noch schnell ein weißes Blatt Papier ans Bett gelegt, falls eine Idee, die tagsüber nicht so recht kommen wollte, im Traum auftauchen würde. Joggen war meine Ideenmaschine, ebenso die Fahrten zur Arbeit, manchmal sogar Gespräche mit Freunden, die in ähnlichen Berufen unterwegs waren. Nicht mal das sogenannte »stille Örtchen« war sicher vor mir und meinen kreisenden Gedanken. Ich war zu der Zeit unglaublich erschöpft. Und nur in dieser Erschöpfung fand ich dann beim Seriengucken oder bei einer Tafel Schokolade »Ruhe«. Ich schaltete mich einfach aus.

Man kann nicht sagen, dass ich nicht merkte, dass ich irgendwie »auslief« und mein Kräftetopf keinen Boden hatte – oder mein Auffangbecken keinen Stöpsel oder mein Kräftekostüm eben durchlöchert war wie ein Sieb –, aber ich behalf mir damit, dass ich mir immer wieder sagte: »Komm Katharina, das geht noch! Noch dies eine geht.« Oder wahlweise:

»Wenn das geschafft ist, dann wird es besser.«

Damit sich diese inneren Krücken auch glaubhaft anfühlten, entwarf ich ein fantastisches Gegenprogramm: Ich begann mit Yoga und Entspannungstechniken. »Fantastisch« ist in diesem Fall tatsächlich ironisch gemeint, weil mir diese neue Disziplin erst einmal nicht half, auszusteigen oder Dinge neu zu überdenken, sondern zunächst dazu da war, mich funktionsfähiger zu machen. Denn ausgeglichen und ruhig arbeitet es sich ja noch besser!

Zu den Serien und der Schokolade kam dann eben auch noch *Shavasana*. Mein Ablenkungsprogramm war perfekt.

Die Erschöpfung begann sich auch in andere Bereiche meines Lebens zu übertragen. Meine physischen Ressourcen schrumpften, und meine emotionalen Zustände wechselten zwischen leichter Hysterie – »Wie soll ich das nur alles schaffen?« – und emotionaler Distanziertheit – »Ist doch eh egal. Bringt doch alles nichts. Wenn ich es nicht mache, dann macht es jemand anderes.«

Ich fühlte mich schwach, kraftlos, müde und matt. Alles war ein Angang, ich fühlte mich bei neuen Aufgaben oder Hindernissen leicht reizbar, und ein Gefühl der Wirkungslosigkeit setzte ein. Die erste Stufe des Burn-outs[12] war gezündet.

Es wird gesagt, dass Frauen ihren Körper in der Regel besser kennen und daher früher und öfter zum Arzt gehen. Beim Burn-out treten neben allgemeinen Anzeichen wie Müdigkeit und Schlaflosigkeit vermehrt körperliche Beschwerden auf wie Nacken- und Rückenprobleme oder Kopfschmerzen, und diese Symptome habe ich auch bei mir wahrgenommen. Aber auf eine absurde Art half mir Yoga zunächst, noch ein wenig länger zu verschleiern, dass meine Kraft sich dem absoluten Ende näherte. Ich brach häufiger beim Yoga und auch zu Hause in Tränen aus, wurde unflexibel und baute mehrmals fast einen Autounfall, nur um pünktlich beim Yoga zu sein.

Der Versuch, die Kraft zu halten, misslang grundlegend. Denn da, wo ein Sieb ist, ist nichts zu halten. Und je mehr ich Yoga übte, desto mehr wurde mir das auch klar. Das sind zum Glück die langfristigen Effekte von Yoga.

Der Rückflusseffekt

Die Erfahrung meines Quasi-Burn-outs kann man in gewisser Weise als selbst verschuldet einordnen. Wenn aber das Schicksal zuschlägt und man plötzlich an die Grenzen der eigenen Kräfte gebracht wird, ist das eine andere Sache. Und obwohl du jetzt vielleicht denkst, dass das doch viel schlimmer sei, und du dich fragen magst, wie dabei eine ressourcenorientierte Sicht auf das Thema Kraft möglich sein soll, kann ich aus meiner Erfahrung nur sagen, dass es so war: In den Zeiten der absoluten Erschöpfung durch Krankheit und Sterbebegleitung meines Mannes, mit Baby im Bauch und einem kleinen Mädchen an der Hand, gab es ihn – den Rückflusseffekt.

Die Krankheit ging mit allem, was dazugehört, über einen Zeitraum von anderthalb Jahren. Es heißt zwar Magenkrebs verbreite sich schnell, aber wenn jemand kämpft, kann er auch mal nicht so schnell sein. In den 18 Monaten von der Diagnose bis zum Tod bekamen wir unser drittes Kind, das zweite verstarb ein Jahr vor der Krebsdiagnose meines Mannes. In dieser Zeit führten wir unser eigenes Yoga-Studio, lösten es wieder auf und zogen von einem Haus in eine Wohnung, die ebenerdig war. Es gab unzählige Operationen, Krankenhausaufenthalte, Therapien und Termine, Termine, Termine.

Und dennoch: Ich fühlte mich nicht wie ein Sieb. Ich bin mit der Kraft anders umgegangen und habe ein neues Verhältnis zu ihr aufgebaut. Ich habe eine Kraft erfahren, die nicht, wie oben beschrieben, aktiv, gebündelt und zielorientiert war, sondern sich ganz anders zeigte. Diese Kraft verteilte sich eher in mir, als dass sie sich bündelte oder auf etwas aktiv einwirkte. Um mit Yoga zu sprechen: Die Urkraft des dritten Chakras kann sich durch Bauchübungen, wie zum Beispiel *Navasana,* der Bootshaltung, ausdrücken und hier tatsächlich ganz aktiv, gebündelt und zielorientiert sein. Es gibt aber auch Drehungen, die das dritte Chakra durch eine Verteilung der Kraft beleben, wie etwa durch den liegenden Twist.

Und in dieser Phase fühlte ich mich wie im liegenden Twist. Ich ließ die Kraft durch mich hindurchlaufen und dahin fließen, wo ich sie brauchte. Und dadurch passierte etwas sehr Erstaunliches: Die Kraft floss dann wieder zu mir zurück, wie ein riesengroßer Kreislauf, der sich hier aufbaute und von dem Prinzip der Verteilung statt der Bündelung ausging.

Da ich zu der Zeit stillte, fand ich das Bild dazu sehr passend: Die Milch in der Brust, das absolute Extrakt und aufwendig in der Produktion, wird verteilt, und zurück fließt das Bindungshormon Oxytocin, das die Mutter wieder auflädt. Kraft fließt, und das sogar in rauen Mengen, kommt aber transformiert wieder zurück.

Multitasking war das einzige Überlebensprogramm, und ich habe durch Yoga gelernt, das Prinzip der Gleichzeitigkeit anzuwenden. Im Yoga lernen wir, Empfindungen und Beobachtungen gleichzeitig am Fuß und am Kopf wahrzunehmen, oder auf der linken und auf der rechten Seite, innen und außen, und das mit möglichst viel Gleichmut und wenig Kraftaufwand. Dieses Prinzip, im Alltag und besonders in Stresssituationen angewandt, kann helfen, Unmögliches gangbar zu machen. So habe ich es erlebt.

Was nicht bedeutet, dass nicht nach dem Tod meines Mannes noch einmal etwas ganz anderes losbrach. Doch ist mir wichtig, diese Seite der Kraft und diese Logik hier zu benennen: wenn das Empfangen hilft, das Geben zu organisieren.

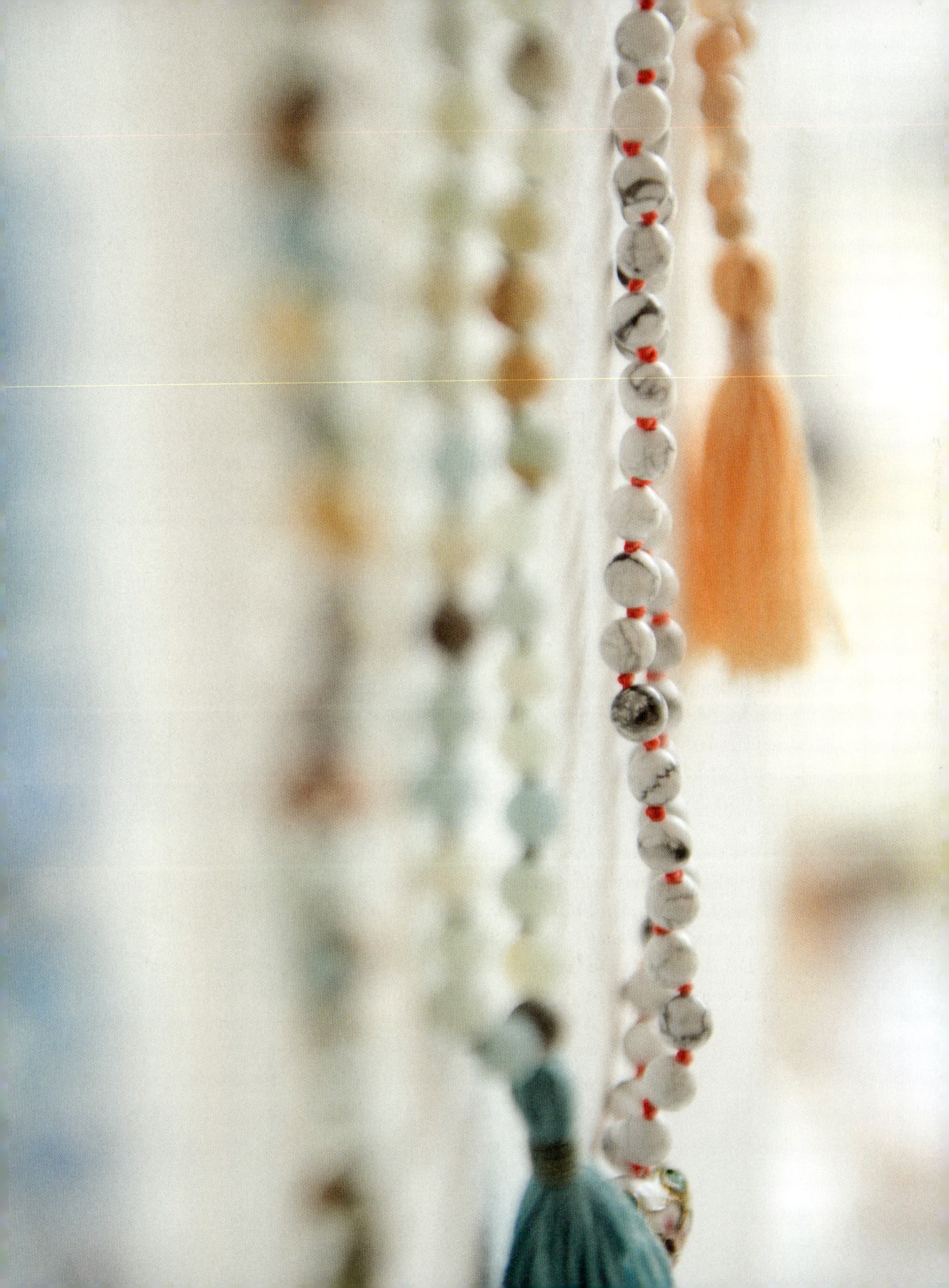

Hau den Lukas!
KASHTHA TAKSHANASANA
Holzhacken

EINATMEN:

Achte in dieser hohen Hocke noch einmal besonders gut darauf, dass die Knie in der gleichen Achse wie die Fußgelenke stehen, dein Becken aufgerichtet ist und deine untere Wirbelsäule kein Hohlkreuz bildet. Verschränke die Finger ineinander und lege die Daumen nebeneinander, sodass diese auf den Fäusten ruhen. Strecke dann deine Arme und führe diese mit der Einatmung so weit wie möglich nach oben. Vielleicht berühren dabei die Oberarme die Ohren. Lass den Blick der Aufwärtsbewegung der Arme folgen. Der Rücken streckt und wölbt sich gleichzeitig in die Bewegung der Arme hinein.

AUSATMEN:

Lass die gestreckten Arme mit Kraft nach unten bis auf Beckenhöhe schnellen, als würdest du Holz hacken. Der Kopf und der Blick folgen der Abwärtsbewegung, aber nur so lange, bis du den Horizont erblickst und sich das Kinn parallel zum Boden befindet. Dort verweilt der Kopf, während die Arme weiter nach unten sinken. Atme in dieser Bewegung durch den Mund aus. Gern auch mit einem lauten »Ha!«. Wiederhole die Übung dreimal, und wenn du merkst, dass es dir sehr guttut, dann gern auch öfter.

Ich kenne wenige Übungen im Yoga, die mich so in Gang bringen können! Es ist diese einzigartige Kombination aus Hockhaltung, Rückenstreckung und der fulminanten Ausatmung, die das bewirkt.

Die Hocke aktiviert, wie in den Übungen zuvor, die Beckenmuskulatur und löst Verspannungen im Beckengürtel. Du kannst dir also einer stabilen Basis gewiss sein und dich darauf verlassen, dass deine Kraft, die du hier einsetzen wirst, dich nicht aus den Socken hebt.

Die Rückenstreckung löst Verspannungen im Nacken- und Schulterbereich, und die Einatmung dabei zieht den Bauch schön lang und dehnt die Organe, die oft tagsüber am Schreibtisch »eingedrückt« werden. Alles bekommt hier Länge und Platz, und all das Kleinteilige, was mich am Tag oft kirre macht, fällt dabei von mir ab. Die Stelle zwischen den Schulterblättern ist sonst nicht leicht zu erreichen. Hier wird es durch die Hocke und die Bewegung der Arme erleichtert und durch eine Beckenkippung möglich, was dafür sorgen kann, dass auch alte Verspannungen, die sich in diesem Bereich richtig schön eingenistet haben, ein bisschen Dampf abbekommen.

Die Ausatmung hilft dann, Dampf abzulassen, Müdigkeit zu vertreiben oder sich einfach einmal selbst zu hören. Egal ob ein tiefes, langes »Haaaaaahh« oder ein kurzes, klares »Ha!«, zusammen mit der Bewegung werden weitere Verspannungen, auch in der Kehle, gelöst. Man atmet über den Tag hinweg so viel ein, nimmt so vieles in sich auf, dass es eine richtige Wohltat ist, einmal nach Herzenslust auszuatmen.

Über diesen drei Wirkungsbestandteilen, die helfen, die Kraft von unten zu stützen (Hocke), die Kraft auszudehnen (Rückenstreckung) und die Kraft auszudrücken (Abwärtsbewegung und Ausatmung), steht die Möglichkeit, die eigene Kraft zu kanalisieren und zu bündeln. Der Blick, der die Bewegung anführt, zeigt ganz eindeutig den Weg und führt die Kraft bis zum höchsten Punkt, wo sie sich wie zu einem Powerpaket zusammenschnürt. Das ist ein bisschen vergleichbar mit diesen »Ingwer Shots«, die vorrangig im Winter verkauft werden. Trinkt man diese Energiebomben, zieht sich alles in einem an einem bestimmten Punkt zusammen, so intensiv funktioniert dieses Extrakt.

Diese Fokussierung macht die Übung zu einem geführten Kraftakt und wird dem yogischen Prinzip des sinnvollen Energieeinsatzes gerecht. Wir »hauen« also nicht wild in der Gegend herum, sondern sammeln unsere ganze Kraft, führen sie mithilfe innerer Führung zu ihrem höchsten Punkt und holen von dort aus zum treffsicheren Schlag aus. Nicht umsonst gehört diese Übung zur dritten Reihe der *Pawanmuktasanas,* einer Serie aus dem *Satyananda Yoga,* die Energieblockaden löst. Es fühlt sich fast an wie ein Pfeifenputzer von innen, der einmal unseren inneren Schornstein reinigt, damit das Feuer wieder gut prasseln kann.

Psychologisch betrachtet bringen wir mit dieser Übung Dinge ins Rollen. Vielleicht hast du schon darüber nachgedacht, etwas in die Tat umzusetzen, was du schon länger mit dir herumträgst? Und bisher fehlte die Kraft dazu? Diese Übung kann dir zeigen, dass du Kraft hast und wie du sie geschickt einsetzt, ohne dabei auszubrennen.

Hau rein!

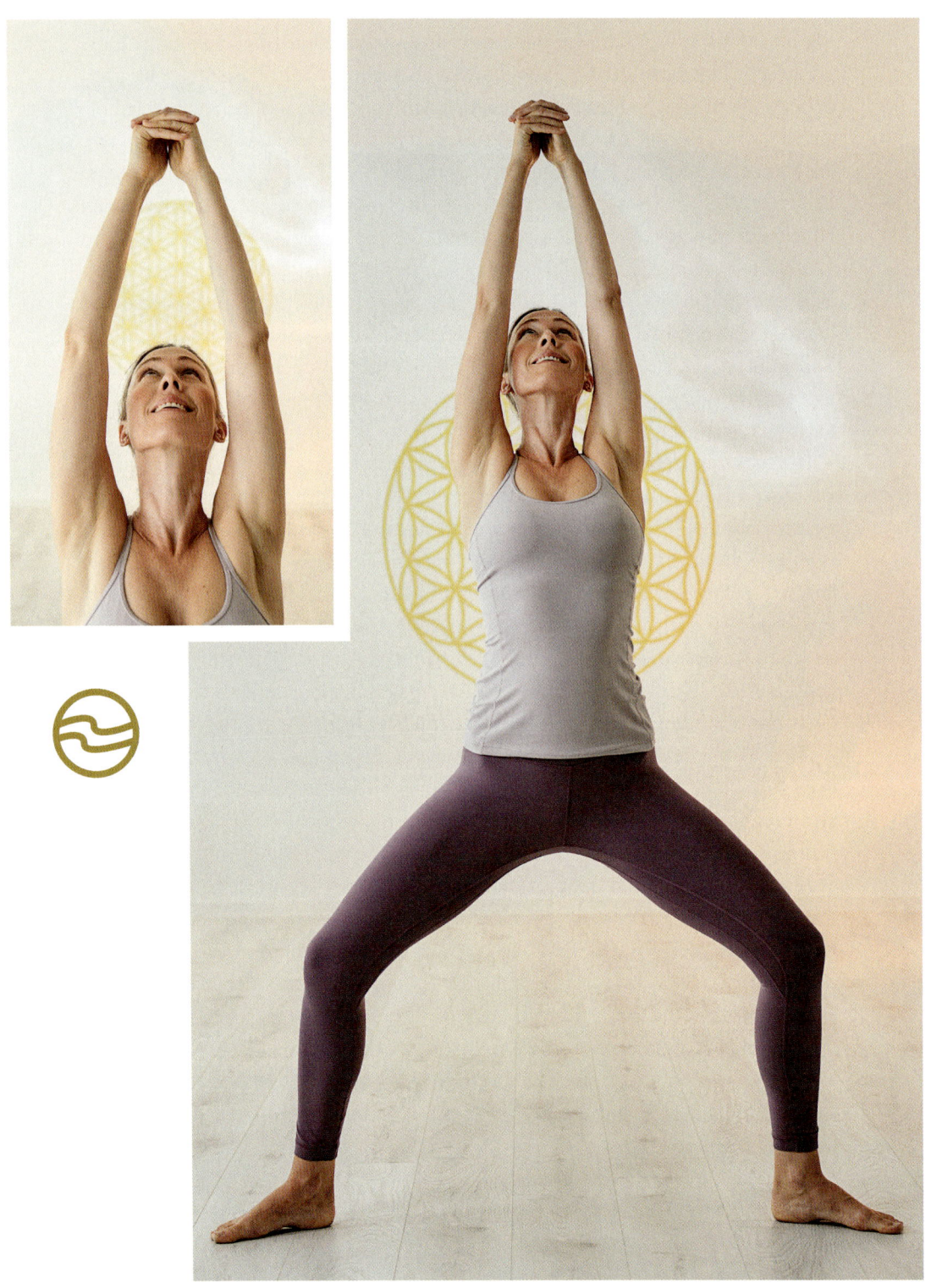

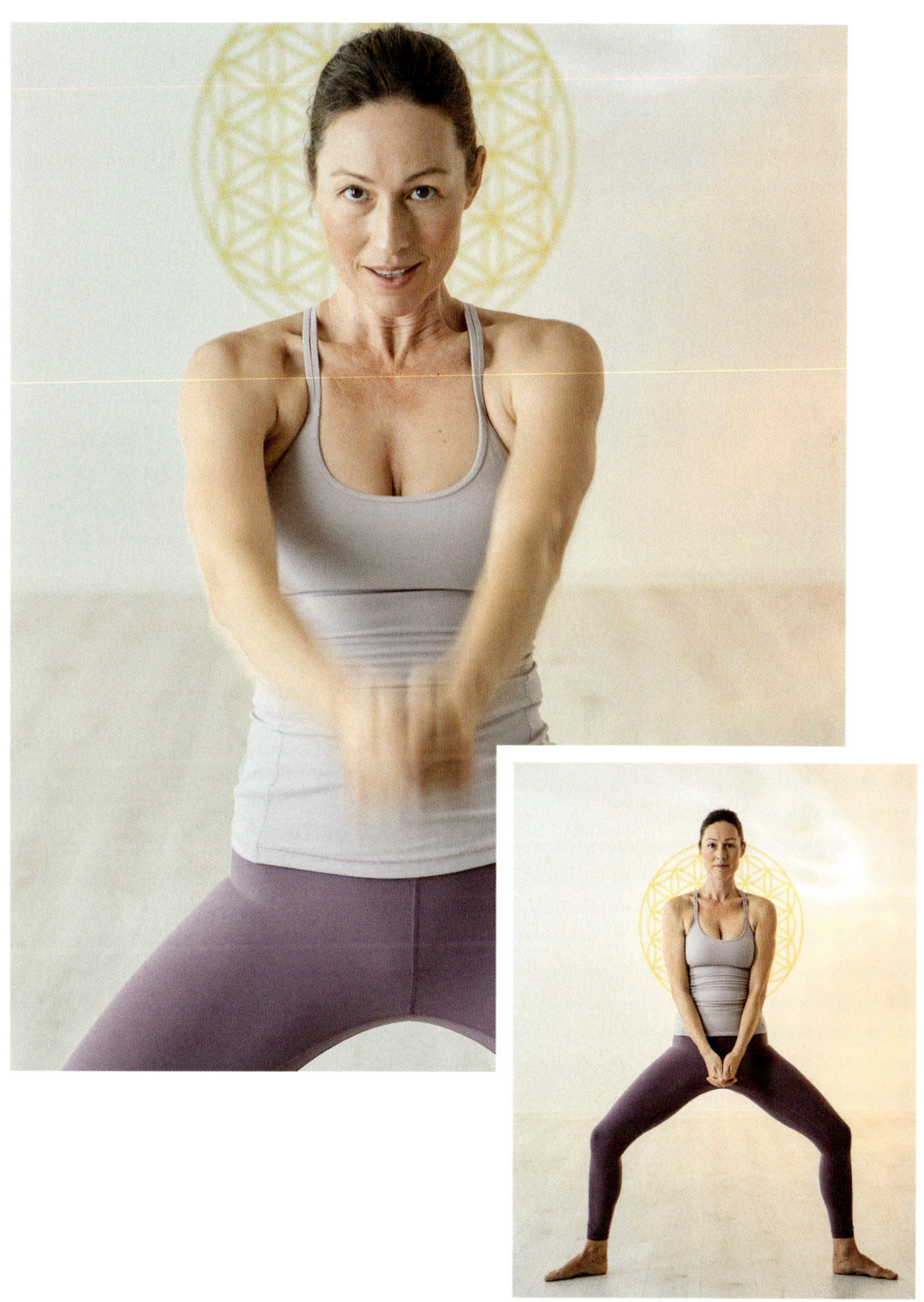

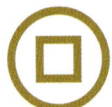

Pump up the volume!
AGNI SARA KRIYA
Verdauungsfeuer anregen oder
SVANA PRANAYAMA
Hechelatmung

EINATMEN/AUSATMEN:
In dieser Variante geht es schlichtweg darum, energetisch »die Lautstärke aufzudrehen«, indem das Atemvolumen erhöht und die Energie im wahrsten Sinn des Wortes »hochgepumpt« wird.

Entspanne zunächst den ganzen Körper in der hohen Hocke. Setze die Hände auf den Knien auf und stütze dich auf diese Weise ab. Achte darauf, dass deine Arme gestreckt sind und auch während der ganzen Übung gestreckt bleiben. Atme vollständig ein. Dann atme komplett aus. Während der Ausatmung kannst du auch die Zunge herausstrecken, um auf diese Weise die ganze Luft aus dem Körper zu lassen. Presse, während du dich nach vorn lehnst, das Kinn gegen das Brustbein. Dann bewege den Bauch rhythmisch hinein und hinaus, solange du den Atem bequem halten kannst. Dann löse noch in der Atemstille das Kinn vom Brustbein und richte dich auf. Atme ein, wenn der Oberkörper wieder aufrecht ist. Übe in dieser Weise für drei Runden. Als Vorbereitung oder auch als Alternative, je nachdem, was dir besser gefällt, kannst du auch an dieser Stelle die Hechelatmung *(Svana Pranayama)* ausführen. Dazu lehnst du dich ebenfalls mit dem Oberkörper nach vorn, lässt aber den Kopf aufgerichtet und atmest normal weiter. Dann öffnest du den Mund und streckst wie ein Hund die Zunge heraus und beginnst zu hecheln. Bewege den Bauch schnell hinein und heraus und passe diese Bewegung an den Atem an. Wenn du ausatmest, zieht sich der Bauch nach innen, wenn du einatmest, dehnt er sich aus.

Die Atmung geschieht passiv und wird durch die betonte Bewegung des Bauches ausgelöst. Halte die Brust während der Bewegung möglichst still und überfordere dich nicht. Mache das Ganze zehn- bis zwanzigmal- Nach einer kurzen Pause kannst du noch zwei weitere Runden davon anschließen.

Eigentlich ist hier schon der Name Programm: *Agni* heißt »Feuer«, *Sara* »Essenz«, und *Kriya* bedeutet in diesem Zusammenhang »Handlung«. Man könnte es übersetzen mit »die Essenz des Feuers reinigen«. Da diese Übung eine Vorbereitung ist für *Nauli,* die Bauchmassage von innen, bei der sich der Bauch fast wie die Trommel einer Waschmaschine im Schleudergang dreht, erinnert das Ganze tatsächlich an einen Frühjahrsputz. Aber wie der Begriff »Essenz« schon andeutet, handelt es sich hier eben um keinen Putz, bei dem man einfach mal so über die Staubflächen wedelt, sondern eher um eine Reinigung, bei der man die ganze Bude auf den Kopf stellt, um in jede Ecke zu kommen.

Wer einen Kamin hat oder schon einmal in einem Kamin Feuer gemacht hat, der weiß, dass ein dreckiger Kamin keine gute Feuerstelle ist. Denn Asche und Holzreste schlucken das Feuer, und es führt eher zu Rauch statt einer knisternden gelben Flamme. Es sieht dann so aus, als würde das Feuer auf »Sparflamme« brennen, doch in Wahrheit kämpft es sich mit viel Aufwand durch den Dreck. Große Anstrengung, wenig Wirkung.

Mich erinnert das immer an Situationen in meinem Leben, in denen ich mich ausgebrannt fühlte und trotzdem noch »funktionieren« musste. Da sieht man von außen dann keine leuchtenden Strahlen oder große Funken, und im Innen fühlt man sich im wahrsten Sinne des Wortes ausgebrannt. Erschöpfung, Schlafmangel, Ängste – es gibt genug Bremsen, die dafür sorgen, dass das Feuer nicht knisternd vor sich hin brennen kann, sondern eher die Gefahr besteht, dass es erlischt.

Und so ist es ein wunderbares Bild, den inneren Kamin mit dieser Übung auch im übertragenen Sinn zu reinigen. Du regst mit diesen beiden Atemübungen das Verdauungsfeuer an und kannst durch diese besondere Form der Atemtechnik Verdauungsstörungen beheben– insbesondere solche, die mit Darmträgheit verbunden sind. Der Bauch wird massiert und die Nerven und Muskeln des Verdauungssystems angeregt. Die Bauchmuskeln werden gestärkt, ohne dass du Sit-ups machen musst. Man kehrt wieder zurück zur Essenz des Handelns.

Am besten praktizierst du diese Variante nüchtern, denn sonst hörst du – und vor allem spürst du – das Frühstück oder das Mittagessen durch dich hindurch holpern und stolpern.

Da diese Form der Atmung und Reinigung Hitze erzeugt, rate ich davon ab, diese Varianten bei Hitze zu üben. Und praktiziere sie auch nicht bei Durchfall oder Magen-Darm-Problemen. Sprich vorher mit einem Arzt über diese Technik, wenn du hohen Blutdruck hast oder an einer Herzerkrankung leidest.

»ES GIBT NICHTS GUTES, AUSSER …«

Bei diesen Übungen haben wir es insbesondere mit dem Körperzentrum zu tun, das in der Yoga-Physiologie und in der Yoga-Psychologie gleich zweifach spannend ist: Zum einen ist der Ort rund um unsere Bauch- und Verdauungsorgane der Platz, an dem unsere Lebensenergie und Vitalkraft *Prana* wirbelt. Als einer der fünf *Vayus* ist *Samana* oder auch *Samana Vayu* physiologisch betrachtet für die Regulation unseres Verdauungssystems zuständig, insbesondere für die Aufspaltung und Umwandlung von Nahrung in Energie durch den Stoffwechsel. Es geht also um die Assimilierung und das Aufschlüsseln von Nährstoffen in ihre einzelnen Bestandteile. *Samana Vayu* wird damit eine hohe Bedeutung bei der Transformation von Nahrung in Energie zugeschrieben. Keine einfache Aufgabe!

Gut, dass wir es hier mit dem Element Feuer zu tun haben, denn dieses ist ein guter Helfer in Sachen Regulation. Es hilft hier, zu regulieren, was wir brauchen und deshalb bei uns behalten sollten und was wir lieber weiterschicken, um es dann loszulassen. Es steuert im übertragenen Sinn unsere Fähigkeit, alles, was wir aufnehmen, auch zu verdauen.

Da dieser Prozess ziemlich viel Kraft in Anspruch nimmt, sind kleine Zwischenzeiten nötig, um Kraft zu verteilen und neue Kraft freizusetzen. Nutze dafür die Pausen zwischen den Runden, insbesondere bei den Übungen von *Agni Sara Kriya* und *Svana Pranayama*.

Auch wenn der physische Wirkungsbereich hier der Bauch ist, so hat die Aktivität von Samana Vayu psychologisch auch viel damit zu tun, dass wir in ein ausgewogenes Handeln kommen. Die Bewegung von Samana geht von innen nach außen, sie strahlt also vom Zentrum aus in den Rest unseres Körpers. Dort übernimmt dann zwar, besonders in den Extremitäten, ein anderer Vayu, aber Samana Vayu ist dabei wie eine Art Schaltzentrale, die die Lebensenergie verwaltet und in die richtigen Bahnen lenkt. Aus diesem Grunde ist Samana mit dem übergeordneten Aspekt des Handelns, also dem sichtbaren Ausdruck von Kraft, verbunden. Damit sind wir voller Vertrauen in unsere Kompetenz und Stärke und stehen mit beiden Beinen im Leben.

Zum anderen ist die Körperregion, in der die Übungen stattfinden, ja verbunden mit dem dritten Chakra, dem *Manipura Chakra,* das nicht nur, wie zu Anfang des Kapitels erwähnt, für Kraft und Macht steht, sondern auch für unsere Lebensfreude und Selbstakzeptanz. Mithilfe von Manipura können wir unsere innere Kraft an den Sitz unseres inneren Feuers koppeln. Dabei spielen Pausen eine zentrale Rolle, damit wir uns nicht durch unsere Fähigkeit zum Multitasking bis zum Burn-out erschöpfen. Wichtig sind aber neben den Pausen auch der innere Hausputz und die Regulierung, also die Verteilung nach außen. Aus diesem Grund ist in der Übung des Holzhackens der Fokus nicht nur auf den Bauch gerichtet, sondern auch auf die Führung der Unterleibs- und Bauchenergie in die oberen Regionen unseres Körpers. Die Übungen stärken allesamt unsere Motivation, ins Handeln zu kommen, und die Fähigkeit zur Selbstverwirklichung, indem Willenskraft, Selbstbewusstsein und Durchsetzungsfähigkeit durch Samana und Manipura gleich doppelt befeuert werden.

 # BERGAMOTTE, KRÄUTERTEE UND LIEGESTÜTZ

In heißen Ländern, wie etwa den meisten Regionen Indiens, trinken die Menschen trotz Hitze hauptsächlich warme Getränke. Das hilft der Kühlfunktion des Körpers, denn wenn dieser durch kalte Getränke das Signal »Kälte!« bekommt, schaltet er das hauseigene Wärmesystem an, und wir überhitzen noch mehr.

Es kann also sehr gut für die Regulierung während der Yoga-Praxis sein, dir eine schöne Tasse Tee bereitzustellen oder, wie es im Ayurveda empfohlen wird, auch ein Glas warmes Wasser. Ich habe mir das besonders morgens zur Gewohnheit gemacht und beginne die Yoga-Praxis, wenn es die Zeit erlaubt, damit, dass ich ein Glas warmes Wasser trinke.

Es gibt auch die Empfehlung, nach dem Yoga nicht zu duschen, sondern sich vorher zu reinigen. Das ist ein schönes Ritual, das man durch den zum jeweiligen Kapitel passenden Duft intensivieren kann. Für das dritte Chakra kann das zum Beispiel eine Dusche mit Bergamotte- oder Orange-Ingwer- oder Sanddorn-Duft sein – mittlerweile ist das Sortiment an Duschgels da breit gefächert. Wenn du dann mit diesem Frischeduft in der Nase auf die Yoga-Matte gehst, kommt das System fast von allein auf Touren.

Und auch wenn das jetzt vielleicht nicht besonders »yogisch« klingt, ist Sport sehr gut dafür geeignet, die eigene Kraft schnell spürbar zu machen. Ein paar Liegestütze vor der Sequenz oder ein Handstand an der Wand, wenn du darin geübt bist und dich sicher fühlst, kann schon viel bewirken und die Kraft in ihrer eigenen Sprache begrüßen.

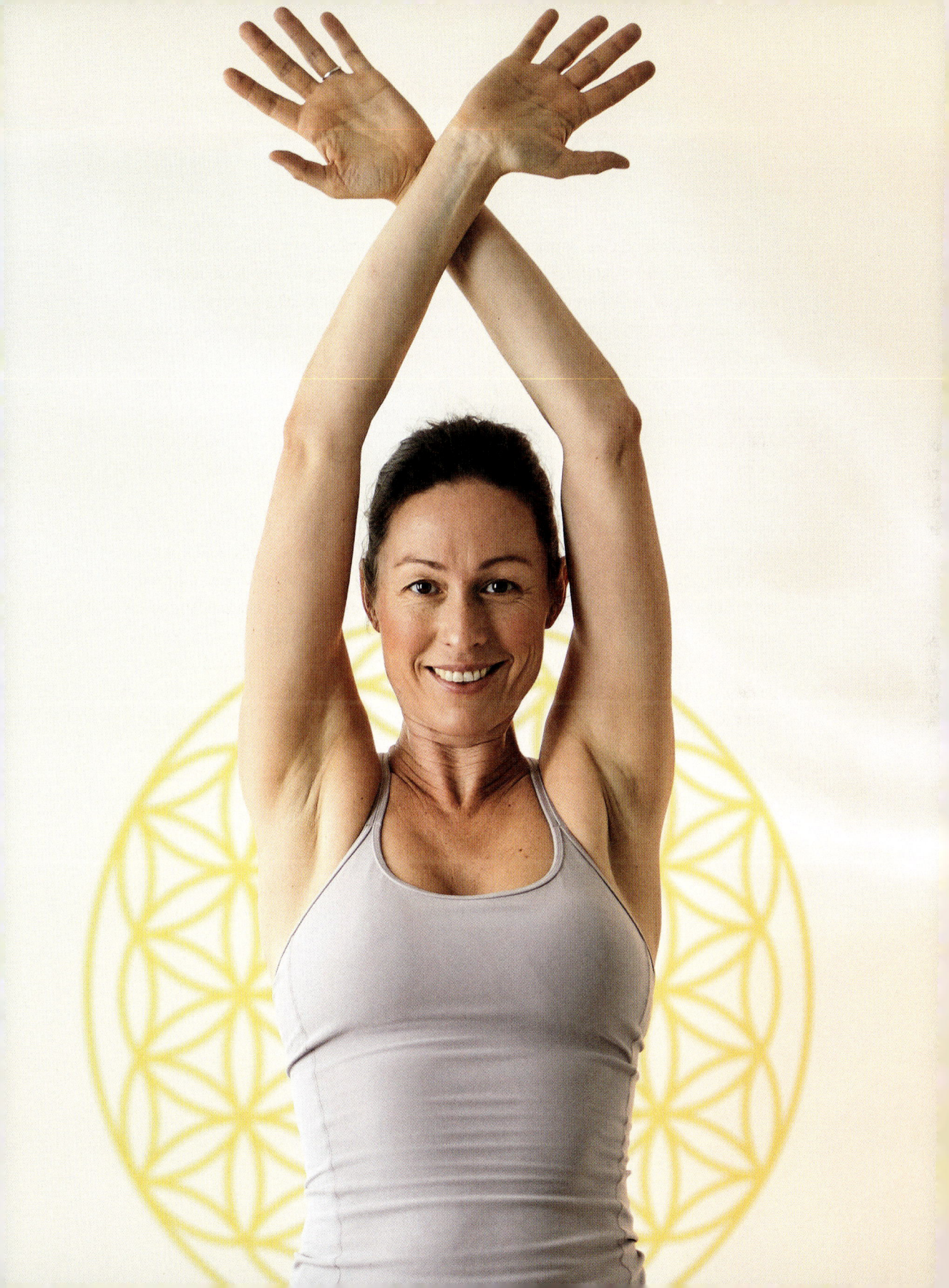

URKRAFT 4 – DIE FRAU UND DIE LIEBE

Zum Thema Liebe gibt es mittlerweile eine fast unüberschaubare Menge an Thesen, Büchern und Überlegungen. In der Biochemie heißt es, dass Liebe die Folge bzw. der Ausdruck eines Hormoncocktails sei. In der Sexualforschung und Kulturanthropologie werden eher verhaltensbiologische Erklärungen herangezogen, die auf das Fortbestehen der eigenen Art hinweisen. Wieder andere betrachten Liebe aus philosophischer Sicht als ein Gefühl, das die Beziehung zwischen einem Subjekt und einem (Liebes-)Objekt betrifft und darin unser Handeln erheblich beeinflusst. Damit ist in erster Linie das ewige Rätsel um die romantische Liebe gemeint, also die Art der Liebe zwischen zwei Partnern.

Im Yoga geht es, wenn von »Liebe« die Rede ist, um eine andere Form der Liebesfähigkeit, um eine Form der Liebe, die sich nicht nur auf eine Paarbeziehung oder die Romantik beschränkt, sondern an sich »ungebunden« ist. *Anahata*, der Name des Liebes-Chakras, bedeutet »nicht angeschlagen (in Bezug auf Klang), nicht gebunden, ungebunden« und drückt damit unter anderem den Aspekt der Freiheit aus.

Liebe ist demnach frei. Das bezieht sich jetzt weniger auf einen Freifahrtschein zu polygamen oder polyamoren Partnerschaftsbeziehungen, sondern meint eben erst einmal nicht die partnerschaftliche Liebe als Konzept, sondern die Liebesfähigkeit allen Menschen und, da ist man im Yoga klar, auch allen anderen Lebewesen gegenüber.

Aber wie geht das? Wie kann ich allen Menschen und allen Lebewesen gegenüber Liebe empfinden?

Nach der Theorie des Yoga gibt es da einen zunächst recht einfachen Plan, und der besagt: »Du kannst das schon.« Und damit ist gemeint, dass du hier nichts neu lernen oder dir aneignen musst, sondern es eher darum geht, etwas anderes wegzulassen. Und was man weglassen soll, wird in dem Sutra von Patanjali sehr gut erklärt. Es sind die fünf *Kleshas*, auch als »mentale Leiden« bezeichnet, die zwischen uns und der Freiheit, und damit auch der Liebe, stehen. Viele Menschen wissen das auch, denn die wachsende Anzahl an Yoga-Praktizierenden ist nicht nur allein auf ein besseres Körperempfinden zurückzuführen.

Selbstlose Liebe und Liebeskiller

Menschen kommen auch zum Yoga, um mit ihren destruktiven Gedankenstrukturen besser umzugehen. Diese Strukturen sind im Grunde das Gegenteil von Liebe, weil sie unfrei machen, da sie die Lebensqualität umlenken wie ein Kutscher die Pferde, und zwar meistens Richtung Abgrund. Die Liebe hingegen ist eine freie Angelegenheit und daher auch frei von diesen Gedankenstrukturen. Sie peilt statt felsiger Abgründe eher weite, grüne Wiesen an.

Zu den fünf destruktiven Gedankenstrukturen gehören insbesondere die drei großen »Liebeskiller« Erwartungen, Bewertungen und Ängste. Etwas oder jemand soll auf eine bestimmte Art und Weise sein und nicht anders. Eine gewisse Eigenschaft von etwas oder jemandem finden wir gut, eine andere aber gar nicht. Mit etwas oder jemandem soll es immer schön sein und die Liebe nie enden.

Die Qualität der yogischen Liebesfähigkeit ist frei von diesen Gedanken. Das bedeutet nicht, dass es in dieser Form der Liebe keine Wünsche und Vorlieben gäbe und man nicht Schmerz empfinden kann. Es bedeutet hingegen, dass die Liebe im Kern frei von all dem ist und nicht daran anhaftet. Diese Form der Liebe ist absichtslos und selbstversorgend, niemand muss etwas zurückgeben, und sie ist verankert in dem Gedanken, dass genug da ist.

Doch wie realistisch ist diese Form der selbstlosen Liebe? Und sind Frauen darin möglicherweise »besser« als Männer? Gern wird an dieser Stelle auf das Beispiel der »Mutter« hingewiesen, die selbstlos ihre Kinder aufzieht. Aber wie selbstlos ist es, das Beste für die eigenen Kinder zu wollen? Und gibt es nicht auch genügend Väter, die nachts den Säugling durch die Wohnung oder die Stadt schaukeln? Und vor allem gibt es viele Frauen, die keine Kinder haben. Sind die dann weniger liebesfähig?

Das müssen wir an dieser Stelle also anders aufziehen: In der Yoga-Philosophie treffen sich im Symbol für das *Anahata Chakra* zwei Dreiecke: Das eine zeigt nach oben. Dies ist das Zeichen der Männlichkeit, für Shiva, und ist uns schon beim dritten Chakra begegnet. Das andere Dreieck weist mit der Spitze nach unten und symbolisiert Shakti, und damit die Weiblichkeit. Das zeigt, dass die Liebe etwas ist, das geschlechts- und energieübergreifend ist, und dass an dieser Stelle die Polarität beginnt sich aufzulösen.

Das Element dieses Chakras ist Luft. Wir bewegen uns also auf einem sehr essenziellen Gebiet, denn wir brauchen Luft zum Atmen. Ebenso bewegen wir uns in einem kaum greifbaren Bereich, denn wie kann ich Luft sehen, festhalten, spüren? Diese beiden Aspekte zeigen, wie wichtig Vertrauen in der Liebe ist und wie sehr die Gegenspieler – Skepsis, Argwohn und Angst – unserem Zugang zur Liebe im Weg stehen. Da reicht oft schon ein fragender Blick oder eine kritische Bemerkung, und die Luft ist raus.

Doch gemäß der Logik des Yoga ist in der Chakren-Lehre alles so aufeinander aufgebaut, dass an diesem vierten Punkt der sogenannten »Chakren-Leiter« bereits drei Grundthemen so weit bearbeitet sind, dass der Blick auf die Liebe frei werden kann.

Im ersten Chakra wurde der Grundstein für Vertrauen gelegt. Ängste sind nicht mehr beherrschend. Wir sind genährt in dem Grundgefühl, sicher zu sein. Durch das zweite Chakra haben wir in den Tiefen des Ozeans unsere Dämonen entrümpelt und im Element des Wassers gelernt loszulassen. Wir vertrauen in den Fluss des Lebens. Das dritte Chakra zeigt uns, dass wir unserer Kraft, und damit uns selbst, vertrauen können und handlungsfähig sind, um in dieser Welt einen guten Stand zu haben. Und so stehen wir nun auf der vierten Sprosse der Chakren-Leiter, mit dem nötigen Vertrauen im Gepäck, und werden hier gefragt, ob wir bereit sind, das selbstlose Abenteuer der Liebe anzutreten.

Liebe ist eine Diskussion ohne Gewinner, ein Grundrecht ohne Ansprüche, ein Geschenk ohne Gegenleistung. Das Abenteuer kann beginnen.

Auf dem Feld der Liebe, und das zeigen die beiden Dreieckssymbole der Weiblichkeit und der Männlichkeit, ist die Dualität noch nicht überwunden. Und so ist es wenig verwunderlich, dass besonders folgende Wortpaare sich hier in einem Spannungsfeld gegenüberstehen, auf dem etwas oft mit guten Intentionen beginnt und doch auch Gefahr läuft, sich in seinem Gegenpol zu verlieren:

Aus Mitgefühl wird Mitleid,
aus Selbstliebe Egoismus,
aus Uneigennützigkeit
schließlich Aufopferung.

Hier braucht es Unterscheidungskraft, und diese ist im Yoga zu Recht eine hoch geschätzte Eigenschaft. Denn letztendlich ist sie es, die helfen kann, sich für das Richtige zu entscheiden. Es gilt also: erst unterscheiden, dann entscheiden.

Und Yoga kann uns helfen, jeweils mit beiden Polen in Kontakt zu treten und dadurch vielleicht eine Ebene zu finden, die weder nur das eine noch ausschließlich das andere ist, sondern den jeweils anderen Pol als Teil mit einschließt und integriert.

Spätestens an dieser Stelle beginnt die Reise zur im Yoga viel beschworenen Essenz, und diese Reise ist für die Weiblichkeit und ihren Ausdruck eine ganz besondere Wegstation. Denn hier kommt etwas ins Spiel, was die weiblichen Göttinnen, allen voran Lakshmi, ganz besonders gut rüberbringen: Reichtum und Fülle.

Lasst uns also verschwenderisch sein und im Gefühl der Fülle schwelgen. Und lasst uns so der Liebe begegnen, in dem Wissen, dass genug davon da ist, für uns und für andere.

Von Energievampiren und anderen Liebesegeln

Als ich 1999 mit dem Studium begann, brach ich dafür in Richtung Berlin auf. In eine große, neue Stadt. Ich war ungebunden und frei, und mein Herz sperrangelweit offen für alles und jeden, für jeden Menschen, jeden Eindruck, jede Erfahrung. Ich war in diesem Alter, in dem man nichts erwartet und nichts fürchtet. Und es ist ein Alter, in dem man schnell über seine emotionalen Grenzen gehen kann, wenn man nicht aufpasst, denn der Körper setzt einem zu dieser Zeit ja noch kaum Signale, dass man vorsichtig sein sollte.

Freunde, Liebe, Studium, Nachtleben … alles geht. Alles kriegt man unter einen Hut, selbst in der kleinsten Wohnung. Mit dieser Einstellung hat man im Nu viele Freunde und ein großes Netzwerk. Und man ist auch schnell umgeben von Menschen, die das sehr anziehend finden und einen durch Forderungen ganz schön auf die Probe stellen können.

Und so fanden die meisten Unitreffen in meiner Miniwohnung statt. Es gehörte für mich zu meinem damaligen Lebensgefühl dazu, dass ich für alle Kaffee machte, nebenbei die Präsentation in den Rechner tippte und mir danach noch die Beziehungsprobleme meiner Kommilitonen anhörte. Wenn alle dann gegen ein Uhr nachts gegangen waren, weil mir die Augen zufielen, plumpste ich nur noch ins Bett. Müde und erschöpft ahnte ich von Woche zu Woche mehr, dass hier irgendetwas nicht so weitergehen konnte.

Ich merkte das dann nicht nur an meiner wachsenden Müdigkeit, sondern auch daran, dass ich den Kaffee nicht mehr gern machte, alle schon vor zwölf aus der Wohnung haben wollte und zwischendurch daran dachte, wie es mich nervte, dass alle auf dem Sofa saßen und ich herumwirbelte. Was war passiert? Wo war mein Gefühl der Freiheit geblieben? An der Situation hatte sich doch nichts geändert. Wieso war das Geben eine Belastung geworden?

Meine damalige Antwort darauf war, dass es »Energieräuber« gibt, Menschen, die wie Vampire oder Blutegel jede Form von Lebendigkeit aus einem heraussaugen. Das führte dazu, dass ich mir sagte: »Davor muss ich mich schützen!«, und damit begann, die Freundschaften aufzulösen oder auf ein Minimum herunterzufahren, was zu Unverständnis führte und auch mich nicht wirklich freier machte.

Meine heutige Antwort ist immer noch, dass es »Energievampire« gibt, aber dass der größte unter ihnen ich selbst bin. Und ich sehe heute, dass ich folgende »Fehler« im Umgang mit meiner Offenheit begangen habe.

Ich meinte, ich sei verantwortlich für das Wohl aller.

Ich übernahm Aufgaben, um andere zu schützen.

Beides ist auf den ersten Blick vielleicht nett, aber auf den zweiten auch ein wenig größenwahnsinnig und auf den dritten sogar bevormundend. Doch habe ich das damals nicht bemerkt, sonst hätte ich es an mir ändern können. Ich habe nur die Auswirkungen an mir wahrgenommen und dann andere dafür verantwortlich gemacht, dass mein »Geben« nicht mehr so ohne Weiteres floss.

Heute bin ich vorsichtiger mit Überschwang und vermeintlichen »Liebesdiensten«. Nicht weil ich geiziger geworden bin, sondern weil ich besser um die Folgen weiß. Ich überlege mir genauer, ob ich die Kapazitäten habe zu helfen und warum ich helfe.

Liebe deinen Nächsten wie dich selbst

Seit einigen Jahren ist das Wort *Self-Compassion* in aller Munde. Es ist dazu, wie ich finde, noch keine richtig griffige Übersetzung ins Deutsche gefunden worden. Die gängigste ist »Selbstmitgefühl«. Ich war lange geradezu allergisch auf dieses Wort. Ich verwechselte es vom Hörensagen mit »Selbstmitleid« nach dem Motto »Ich bin einfach ein zu offener Mensch« und verwechselte es mit der »Ego-Arschloch-Nummer« à la »Ich muss mich da mal abgrenzen«. Beides zieht für mich, auch heute noch, gehörig an der Idee von Liebe vorbei. Da, wo Liebe ist, kann man nicht offen genug sein, und da, wo Liebe ist, muss man sich nicht abgrenzen. Und spannenderweise ist »Selbstmitgefühl« genau die Größe, die dafür sorgen kann, dass das beides auch funktioniert.[13]

Als ich 2008 mit meiner »Transformation« begann, oder besser gesagt, sie mit mir, lief das zunächst genauso ab wie damals an der Uni. Ich begann mit Yoga und fühlte mich offen und frei. Neue Bekanntschaften, neue Impulse, ich sog alles auf. Doch trotz Yoga machte ich es genauso wie zehn Jahre zuvor. Ich ließ alles ungefiltert in mich hinein und kam nach einiger Zeit an einen ähnlichen Punkt, an dem ich ins Zweifeln kam, ob das, was ich hier tat, das Richtige war. Ich übte jeden Tag in den frühen Morgenstunden Yoga, ging abends früh schlafen, ernährte mich vegan, verzichtete auf Kaffee und begann auch mein geliebtes Seriengucken ein-zustellen, ebenso meinen Sport, der mich schon durch vieles im Leben getragen hatte.

Auch meine Freundschaften veränderten sich. Ich traf alte Freunde weniger und dafür mehr Bekannte aus dem Yoga. Ich hatte das Gefühl, dass ich mich abgrenzen müsste von einer Welt, die »wenig verstand«, und mich schützen müsste vor Angriffen und Übergriffen aus dieser Welt.

Auch wenn es heißt: »Yoga ist immer jetzt!«, so kann ein Blick in die Vergangenheit manchmal doch sehr hilfreich sein, um etwas ins rechte Licht zu rücken. Wenn ich zurückdenke an diese Zeit, in der ich die Wege der inneren und äußeren Abgrenzung gegangen bin, dann erfüllt mich das heute auch mit einer Portion Scham. Doch in dieses Gefühl weiter hineinzugehen halte ich nicht für sonderlich konstruktiv. So wende ich mich eher dem Gedanken zu, dass ich anders gehandelt hätte, wenn ich es gekonnt hätte, und dann setzt eine Weichheit ein, in der ich entspannen kann. Es soll keine Rechtfertigung sein, es ist eher ein liebevoller Blick auf mich, in dem Wissen, dass ich es gern anders gemacht hätte und heute anders lösen würde.

Diese Technik nenne ich »sich selbst wieder zusammensetzen«. Das gilt nicht nur für den Blick in die Vergangenheit, sondern auch für Situationen, in denen man keine Kraft mehr hat, und in Krisen, in denen wir sozusagen auseinandergefallen sind.

»Menschen, die zu Selbstmitgefühl fähig sind, sind emotional resilienter, also widerstandsfähiger gegenüber Belastungen. Sie können Fehler zugeben, denn sie erlauben sich selbst, sie zu machen, und sie können auch damit leben, wenn sie von anderen einmal ein nicht so schmeichelhaftes Feedback bekommen«, schreibt Ralf in unserem gemeinsamen Buch *Happy End im Kopfkino*.

Es geht im Großen und Ganzen darum, mithilfe des Selbstmitgefühls die schwierigen Situationen, in denen wir waren oder sind, anzuerkennen und sich dann nicht einzuigeln oder zurückzuziehen, sondern trotzdem einen Schritt nach vorn zu machen.

Selbstmitgefühl, die wohlwollende Haltung gegenüber sich selbst, ist eine wichtige Voraussetzung dafür, dass wir auch anderen Mitgefühl schenken können. Denn nur dann verfügen wir über die Technik, in einer Situation der Überforderung in Liebesdingen keine falschen Schlüsse zu ziehen und uns dann nicht in einer Opferrolle wiederzufinden, die eigentlich hausgemacht ist.

Mit der Zeit gelingt es immer besser, zwischen Selbstmitgefühl und Selbstmitleid zu unterscheiden. Das Alter, das Leben, die Reife helfen dabei ebenso wie eine regelmäßige Praxis und der Wunsch, aus eingefahrenen Mustern auszusteigen, indem wir unsere Reaktion darauf verändern.

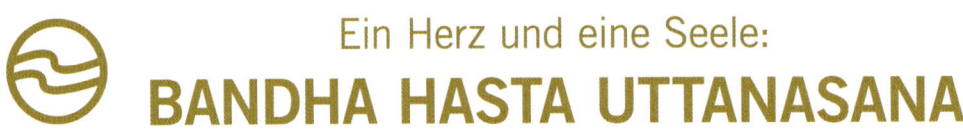

Ein Herz und eine Seele:
BANDHA HASTA UTTANASANA
Heben der verbundenen Hände

EINATMEN:

Lass für die Grundhaltung die Arme in der hohen Hocke entspannt sinken. Kreuze mit der Einatmung die Handgelenke auf Beckenhöhe und hebe die entspannt gestreckten Arme über vorn nach oben, bis sich die Oberarme neben den Ohren befinden oder in der Nähe der Ohren ankommen. Du kannst den Kopf leicht nach hinten beugen und der Bewegung der Arme nachblicken.

AUSATMEN:

Öffne die Arme dann zu den Seiten hin auf Schulterhöhe wie eine Blume, wobei die Handflächen nach oben zeigen. Synchronisiere Atem und Bewegung.

EINATMEN:

Hebe die Arme wieder auf dem gleichen Weg zurück, bis sich die Handgelenke über dem Kopf kreuzen. Dann lass mit einer Ausatmung die Arme über vorn mit gekreuzten Handgelenken sinken und öffne die Verschränkung erst wieder, wenn die Arme vor dem Unterleib ruhen. Der Blick und damit auch der Kopf folgen der Bewegung – jedoch nicht weiter als bis auf Horizonthöhe.

Mache das Ganze dreimal oder so oft du möchtest, und achte darauf, dass du bei jeder neuen Runde die Handgelenke auch mal andersherum kreuzt.

Die erste Handlung in dieser Übung drückt bereits Verbundenheit aus: Die Handgelenke kreuzen sich vor dem Becken. Diese Geste setzt den Samen für diesen Bewegungsablauf der Fülle. In dem Buch *Götter-Yoga,* das mein Partner Ralf Sturm und ich zusammen geschrieben haben, ist diese Übung der Göttin Lakshmi zugeordnet, denn diese steht für inneren und äußeren Reichtum. Wie die zwei Dreiecke von Shiva und Shakti im Zeichen des Herz-Chakras symbolisch miteinander verbunden sind, so sind es hier die Handgelenke.

Zusammen tauchen diese die Chakren-Leiter entlang nach oben und »scannen« den Körper nach Stellen ab, die bereits ganz gefüllt sind, und nach Stellen, die noch Fülle gebrauchen können. Der Atem, der in der Bewegung »mitwächst«, unterstreicht dieses Gefühl von innerem Auftanken. Dieser Ablauf wirkt sich günstig auf das Herz aus und verbessert die Durchblutung. Wir fühlen uns direkt frischer.

Wenn die Arme sich auf Schulterhöhe ausbreiten, dann beginnt der Teil der Regulation. Zum einen gibt man hier von dem vielen, was man auf dem Hinweg der Arme in sich entdeckt hat, nach außen und damit im übertragenen Sinn an andere ab und tankt zum anderen über die Handinnenflächen von außen die Fülle, die an bestimmten Stellen möglichweise noch fehlen mag.

Diese Liebe wird von den sich erneut kreuzenden und dann sinkenden Armen mit der Ausatmung zurückgeführt und lädt die Stellen auf, die es brauchen können. Es ist eine wunderbare Art der Verteilung, die hier stattfindet. Es ist eine Energieverteilung, die das eigene und das andere einbezieht, die da aus dem Vollen schöpft, wo es sich leer anfühlt, und da verteilt, wo Fülle spürbar ist. So sind Liebe, Fülle und Reichtum in einem intelligenten Austausch miteinander und können als Bild in größeren Zusammenhängen für inneren Frieden und die Gewissheit sorgen, dass genug da ist.

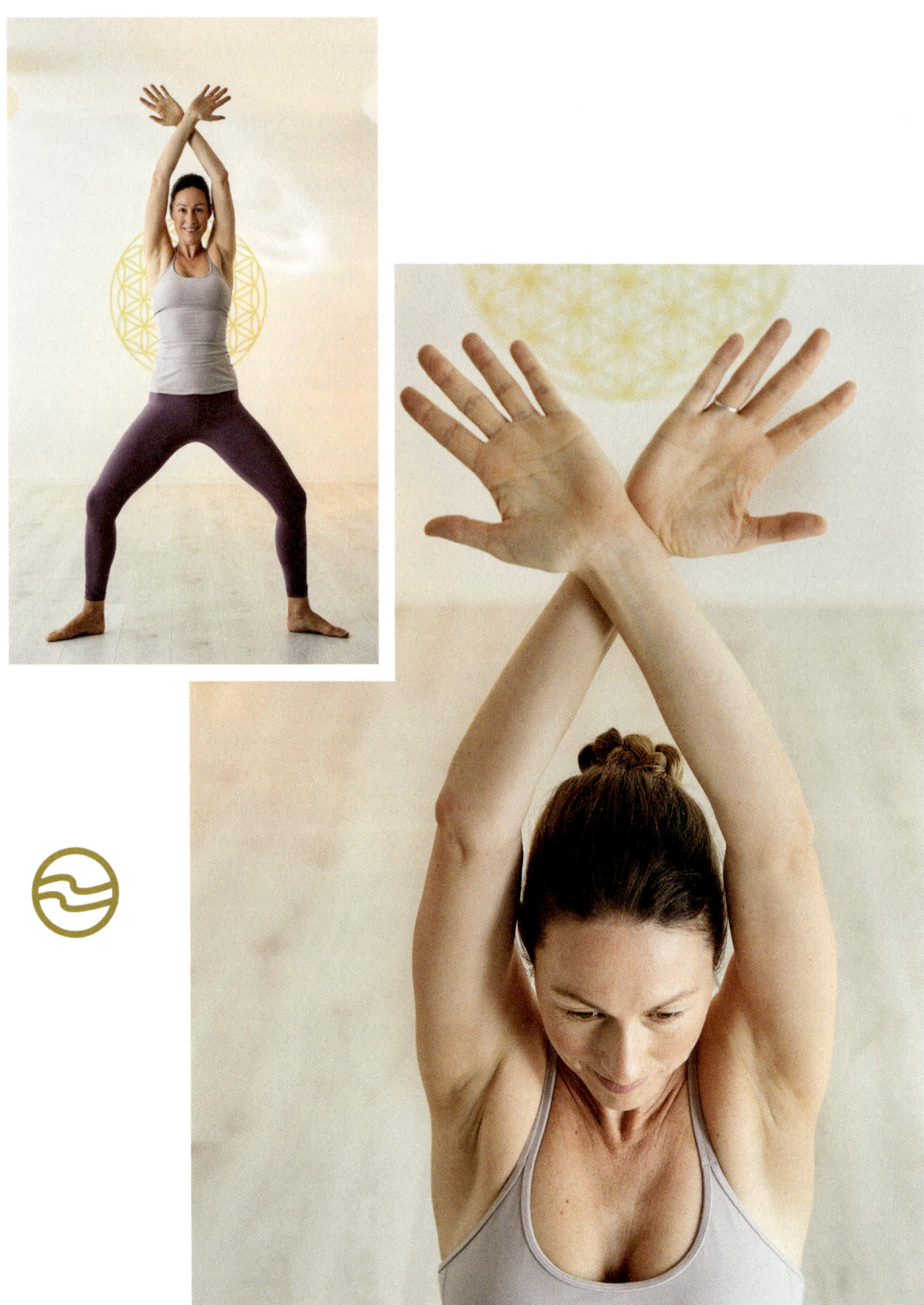

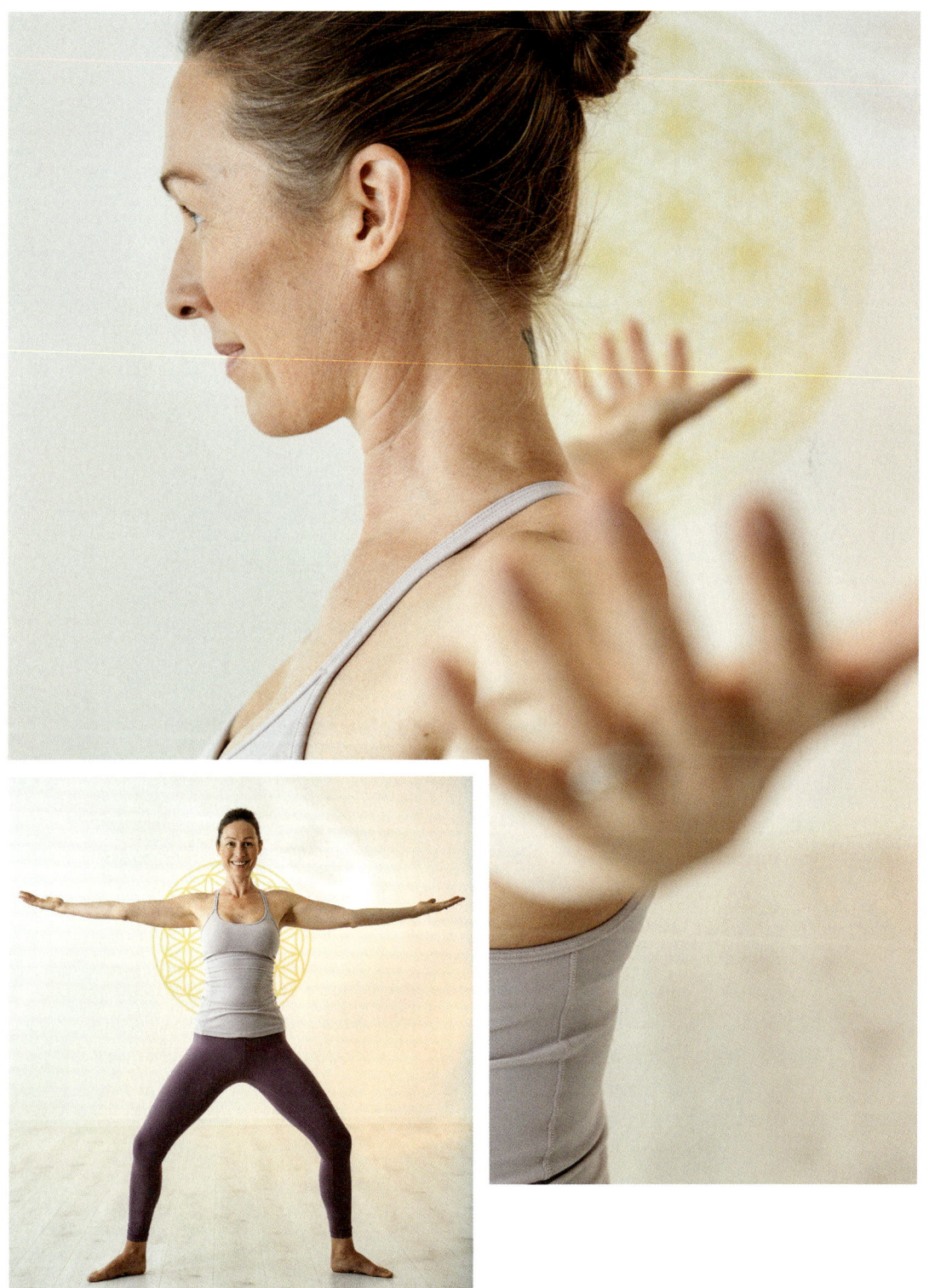

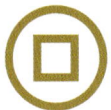

Dem Herzen die Hand reichen:
HRIDAYA MUDRA
Geste des Herzens

EINATMEN:
Rolle die Zeigefinger ein und lege die Spitzen der Zeigefinger an die Wurzel der Daumen. Dann lege die Spitzen der Mittel- und Ringfinger nebeneinander auf die Daumenspitzen. Die kleinen Finger bleiben gestreckt. Drehe die Arminnenseiten nach vorn und strecke die Arme maximal, aber bleibe dabei entspannt. Führe in der Einatmung gedanklich den Energiefluss von den Spitzen der kleinen Finger die Arminnenseiten entlang nach oben bis zum Brustbein.

AUSATMEN:
Bleibe in dieser Haltung und lass den Energiefluss den gesamten Brustraum und möglichst auch die Rückseite des oberen und mittleren Rückens durchfluten.

Wenn das Herz Hände hätte, dann wären diese wahrscheinlich immer in der *Hridaya Mudra,* denn diese Geste ist wie eine Standleitung zum Herzen. Sobald du diese Mudra einnimmst, fließt die Energie wie bei einer Pilgerreise von überallher auf einen Punkt zu: dem Herzen.

Im übertragenen Sinn wird Prana zum Herzen gelenkt und hier gebündelt. Unsere Kraft fließt direkt ins Herz. Das erhöht auf der einen Seite die Vitalität des physischen Herzens und kann andererseits auch helfen, aufgestaute Gefühle zu lösen und Erleichterung in emotionalen Konflikten zu schaffen.

Entspannung im Brustraum stellt sich bereits nach kurzer Zeit ein. Man kann diese Mudra auch im Meditationssitz über einen Zeitraum von ca. zehn Minuten oder auch länger ausführen, um ganz in den Genuss dieser feinen yogischen Übung zu kommen. Oder man kann sie auch einfach einmal zwischendurch ganz unbemerkt im Alltag anwenden.

Das ist das Schöne bei Mudras, dass diese unbemerkt, fast heimlich, eingenommen werden können, ganz ohne Meditationskissen und ganz ohne Yoga-Matte.

MIT DER HAUT AUF TUCHFÜHLUNG

Es ist doch eine recht erstaunliche Zahl: die durchschnittliche Körperoberfläche, also die äußere Oberfläche des mit Haut bedeckten Körpers, beträgt bei Frauen 1,6 qm (bei Männern sind es etwa 1,9 qm). Das ergibt also viel Fläche zum Spüren. Als eine Art Grenzorgan schützt uns die Haut unter anderem vor Wärmeverlust und äußeren Einflüssen und dient gleichzeitig der Aufnahme von Sinnesreizen. Im Mondgruß, der langsam und fließend ausgeführt wird, kannst du dir viel Zeit dafür nehmen, alle Sinnesreize wahrzunehmen, unter anderem über die Haut. Sie gehört in der Chakren-Lehre, wie im Abschnitt »Von Luft und Liebe leben« bereits beschrieben, zum Herz-Chakra und ist mit dem Fühlen und Spüren verbunden. Somit spielen auch hier die Sinne eine große Rolle.

Über die Kälte- und Wärmerezeptoren kannst du Temperaturveränderungen bemerken. Vielleicht nimmst du diese Empfindung bei der Einatmung wahr, wenn die Luft kühl in die Nase einströmt und diese erwärmt wieder verlässt. Oder du spürst über die freien Nervenenden auf der Haut, die für die Aufnahme von Berührungsreizen zuständig sind, wie zart der Luftstrom sein kann, der deine Haut berührt, oder du fühlst die Kleidung, die sich an deine Haut schmiegt und wieder löst. Das sind Empfindungen, die du über deinen physischen Körper, *Annamaya Kosha,* ganz direkt spüren kannst.

Über *Pranamaya Kosha,* der unterschwelliger funktioniert und das Erleben quasi unter die Haut schickt, können sich weitere Wahrnehmungsebenen eröffnen. Vielleicht spürst du förmlich das Blut zum Herzen pulsieren, wenn du *Hridaya Mudra* ausführst, oder du nimmst ein Kribbeln unter der Haut wahr, wenn du die Arme in *Hasta Bhanda Uttanasana* wieder sinken lässt, oder möglicherweise kannst du auch spüren, wie der Sauerstoff durch deine Blutbahnen blubbert und es sich so anfühlt, als würde sich deine Haut erneuern.

Nutze diese 1,6 qm also als Spür-Spielwiese und lass dir den Mondgruß quasi unter die Haut gehen.

Es gibt nicht viele Haltungen, bei denen man sagen kann, dass *Anandamaya Kosha,* der Körper der Glückseligkeit, spürbar wird. Doch an dieser Stelle wage ich es, mich so weit aus dem Fenster zu lehnen und zu behaupten, dass die

Chancen, in den Zustand von Glückseligkeit zu kommen, hier recht hoch sind. Woran liegt das?

Zum einen daran, dass sich die beiden Hauptnadis Ida und Pingala hier nicht nur treffen, wie sie es als doppelte Helix auch in den anderen Chakren-Knotenpunkten tun, sondern weil diese hier durch die Verlobung von Shiva und Shakti in der Form des doppelten Dreieckssymbols quasi Verlobung feiern. Und diese Verlobung gibt schon einmal, wie es Verlobungen eben tun können, einen Einblick in das Geschenk der Verbindung. Gleichzeitig trägt dieser Bereich die Eigenschaft der Freiheit mit sich und damit auch die Absichtslosigkeit und Bedingungslosigkeit. Und wie schön ist das: in Verbundenheit und Freiheit zu leben und zu lieben!

2016 habe ich zusammen mit Ralf ein Interview mit dem Neurobiologen Gerald Hüther zu diesen Themen, Freiheit und Verbundenheit, geführt, weil es genau die beiden Zutaten sind, die meines Erachtens Liebe ausmachen.

Gerald Hüther sagte da: »Der Mensch ist kein Einzelwesen. Er ist immer verbunden. Aber die meisten der Beziehungen, die wir in unserer Welt kennen, sind Objektbeziehungen, in denen sich Leute gegenseitig benutzen. In einer solchen Gemeinschaft mit anderen – auch in der Partnerschaft –, wo ich für bestimmte Zwecke gebraucht werde, wo ich Objekt von Erwartungen bin, von Bewertungen und am Ende gar von Erziehungsmaßnahmen, da bin ich unfrei. Deshalb verstehen die meisten Menschen in unserer Gesellschaft unter ›Freiheit‹ das Herauskommen aus den zu engen und sie bedrängenden Objektbeziehungen. (…) Die Anfangserfahrung eines Kindes heißt: Solange ich als Subjekt gesehen werde, bin ich in engster Verbundenheit völlig frei. Ich brauche diese Verbundenheit, damit ich mich daraus in meiner Einzigartigkeit entwickeln und meine Potenziale wirklich entfalten kann. Man kann tatsächlich nur in der Subjekt-Subjekt-Beziehung gleichzeitig das Gefühl von Autonomie und Verbundenheit erleben. Das Wort, das wir dafür im Deutschen haben, heißt: Liebe.«

Und diese Yoga-Sequenz kann darauf einen Vorgeschmack geben oder auch die Frucht des Erlebens von gleichzeitiger Autonomie und Verbundenheit sein, die ich mir zunächst erst einmal selbst schenke.

ROSENDUFT, KLANGSCHALEN UND OFFENES FENSTER

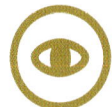

Wenn ich diese Sequenz übe, dann liegen mir zwei Dinge ganz besonders am Herzen: Klänge und Luft. Beide bringen mich in das Gefühl von Weite. Frische Morgen- oder Abendluft einzuatmen kann sich anfühlen wie trinken, wie einen tiefen Schluck Frische und Weite tanken.

Im Sommer übe ich daher gern bei offenem Fenster und kann, immer wenn ich mich im Mondgruß zum Fenster hindrehe, diesen schönen, tiefen »Schluck« Luft tanken. Im Winter lüfte ich den Raum ausgiebig, bevor ich auf die Matte gehe, und nutze dann Räucherstäbchen mit Rosenduft, um den Raum damit zu füllen.

Es ist auch schön, ein reines Rosenöl hinter die Ohrläppchen zu träufeln. In meiner Vorstellung würde ich gern einmal in einem Blütenmeer stehen und darin meine Mondgruß-Runden drehen. Das Öl gibt mir einen kleinen Vorgeschmack davon.

Durch die Eigenschaft des Herz-Chakras als Resonanz- und Klangkörper passen hier unterschiedliche Klänge sehr gut. Es gibt zum Beispiel Klangschalen, die auf das Herz-Chakra eingestimmt sind, und die Musikstücke, die es davon gibt, können gut durch die Sequenz tragen. Auch hier sind der Fantasie keine Grenzen gesetzt …

URKRAFT 5 – DIE FRAU UND DIE KLARHEIT

Hier geht es nun um das fünfte Chakra, das Kehl-Chakra, und damit um Kommunikation im weitesten Sinn – was nicht in erster Linie das Sprechen meint.

An das Ende einer Yoga-Stunde stelle ich manchmal eine Art »Abschlussformel«, die mir mein verstorbener Mann gezeigt hat und die ich sehr mag, weil sie das Geübte in drei einfachen Appellen in eine ausführbare Aktion jenseits der Matte umsetzt, mit der ich die Teilnehmer und Teilnehmerinnen gern in den Alltag »entlasse«.

UND DIESE FORMEL GEHT SO:

Bringe die Hände in der Gebetshaltung zur Stirn und lege die Daumenrücken auf den Punkt zwischen den Augenbrauen – für eine klare Sicht auf die Dinge.

Bringe die Hände in der Gebetshaltung zum Herzen und lege die Daumenrücken auf das Brustbein – für deine innere Wahrheit.

Und dann (und jetzt kommt der für dieses Kapitel entscheidende Part) bringe die Hände in der Gebetshaltung zum Mund und lege die Daumenrücken auf die Lippen, um diese Wahrheit auch auszusprechen.

Frauen reden mehr als Männer, heißt es, und das könnte ein guter Aufhänger für dieses Kapitel sein. Doch glücklicherweise ist dieser Mythos dabei, sich zu verabschieden, da er nicht zu stimmen scheint. Das hat zumindest eine amerikanische Studie[14] gezeigt, die diese gern weitergetragene Geschlechterstereotypisierung erstmalig überprüft hat. Das Ergebnis: In der Studie kamen die angeblich verschlossenen Männer auf durchschnittlich 15 669 Wörter am Tag. Die ach so schwatzhaften Frauen brachten es täglich auf 16 215 Wörter – was statistisch keinen bedeutsamen Unterschied darstellt. Der Mythos hingegen hält an der Annahme fest, dass der Unterschied in einem Verhältnis von 20 000 Wörtern bei Frauen zu 7000 bei Männern stünde.

Außerdem stützen Aussprüche wie »Ein Mann, ein Wort« die These, dass Männer in ihrer Sprache mehr an Lösungen interessiert seien und Frauen mehr daran, verstanden zu werden. Es gibt etliche Seminare und Publikationen zu diesem Thema, und vieles daran meint man dann auch an sich selbst oder an anderen zu beobachten. In meiner Funktion als Paartherapeutin habe ich täglich das Glück, Frauen und Männer vor mir zu haben, von denen sich alle schwertun, so zu kommunizieren, dass sie verstanden werden und einander verstehen. Und dabei, und das ist das Erstaunliche, denkt fast jeder und jede von sich: »Aber ich bin doch total klar! Er (oder sie) versteht es einfach nicht.« In dieser Hinsicht konnte ich noch keinen klaren Geschlechterunterschied feststellen. Und vor allem keinen, der mit der Anzahl der Worte oder der Kommunikationsfähigkeit zu tun hätte. Tendenzen gibt es, sicherlich, aber auch die scheinen sich bei jüngeren Paaren immer mehr aufzulösen.

Richten wir also den Blick mehr auf das Gemeinsame als auf die Unterschiede. Es ist nicht leicht, zu einer klaren Sicht und einem ebensolchen Herzen zu kommen, um von da aus dann auszudrücken, was man zu sagen hat. Aber genau dann, wenn das der Fall ist, kommt die Botschaft meistens ziemlich gut an. Ich-Botschaften hin oder her, das ausgefeilteste Kommunikationstraining kann einem nicht helfen, wenn die Haltung dahinter nicht stimmt.

Ich kann meinem Gegenüber anschaulich sagen: »Ich werde traurig, wenn ich mit dir spreche und du dabei das Geschirr abtrocknest« und kann trotzdem vorwurfsvoll dabei denken: »Du interessierst dich einfach nicht für mich!« Und deswegen ist Kommunikation nicht einfach etwas, was der Mund, die Zunge und die Stimmbänder machen, sondern etwas, was aus jeder Pore des Körpers nach außen strahlt.

Menschen, die im Kontakt sind mit sich und ihren Gefühlen, wie es in diesem Kapitel gemeint ist, haben eine große Chance, ihre Wahrheit so auszudrücken, dass diese auch gehört wird. Ob es dem Gegenüber dann gefällt oder nicht, das kann man allerdings nicht steuern, ob es einem selbst gefällt oder nicht.

»Da bin ich jetzt mal schonungslos offen …«

Wenn dieser Satz fällt, dann tust du gut daran, auf Durchzug zu stellen, zumindest so lang, bis dieser Schwerlaster über dich hinweggefegt ist. Denn was sich dahinter meistens verbirgt, ist ungefähr das: 90 Prozent Schonungslosigkeit und 10 Prozent Offenheit.

Als ich, und das schließt gut an das vorige Kapitel an, bemerkte, dass mir die Treffen mit den Unikollegen zu viel und meine Energie dabei weniger wurde, bekam ich Panik. Ich wusste: Wenn ich das jetzt sage, verliere ich Freunde. Also tat ich, was vielleicht auch andere Menschen hin und wieder in ihrem Leben tun: Ich machte mich so unbemerkt wie möglich aus dem Staub. Ich ließ es »ausschleichen«, mit einer Ausrede hier und einer Ausrede da, mit neuen Freunden hier und neuen Aktivitäten dort. Richtig fühlte sich das nicht an, aber ich hatte hier noch keine anderen Skills, dafür aber jede Menge Angst, nicht mehr gemocht zu werden.

Jahre später hatte ich immer noch das gleiche Problem, zwar in geringerem Maß, weil das Frühwarnsystem schon eine gute Hilfe ist und Erfahrungen im Idealfall tatsächlich helfen können, in Zukunft anders zu handeln, aber die Skills hatte ich immer noch nicht. Weil ich aber mit Yoga begonnen hatte und mich nicht mehr »drücken« wollte, begann ich in holprigen Versuchen meine Wahrheit auszudrücken. Und als ich dann 2008 mein bisheriges Leben hinter mir ließ, um mit meinem Yoga-Lehrer nach Indien auszuwandern, hatte ich viel Gelegenheit, um das zu üben, denn ich musste meine Entscheidung an vielen Stellen kommunizieren, mit der Gefahr, Menschen vor den Kopf zu stoßen.

Mein erster Schritt in das Selbstexperiment Klarheit verlief über den Weg des geschriebenen Wortes: Ich schrieb einen Brief an meinen Vermieter, bei dem ich nur fünf Monate zuvor eine Superwohnung gemietet hatte mit dem Versprechen, da nicht so schnell wieder auszuziehen. Selbst beim Abschicken des Briefes kroch mir die altbekannte Angst den Nacken hoch. Wochenlang schlich ich durchs Haus, um ihm bloß nicht zu begegnen. Als ich ihn dann traf, war er sehr nett; vielleicht bemerkte er, dass ich rot wurde, vielleicht war er einfach ein netter Mensch, oder vielleicht war mein Brief aber auch gut gewesen. Egal was es gewesen war, es machte mir Mut, mich der zweiten Stufe zu widmen.

Ich erzählte meinen Sportfreunden und -freundinnen, dass ich bald nicht mehr jeden Morgen zum Joggen mitkommen würde. Eine von ihnen schnauzte mich regelrecht an, dass ich das so lapidar erzählen würde und ob mir das alles denn nichts bedeuten würde. Ups, hier funktionierte es also nicht so gut. Ich stammelte erst ein wenig herum, doch plötzlich erwachte etwas in mir, das ich bis dahin so nicht kannte und was ich mit Offenheit verwechselte: Ich rannte nicht mehr weg, sondern griff kommunikativ an, und zwar schonungslos. Ich antwortete ihr, dass das ja wohl meine Sache sei, und wenn ihr das nicht gefalle, das dann ihr Problem sei. Das Ganze untermalte ich demonstrativ mit dem Zuschlagen meiner Autotür.

Ich hatte damit zwar eine neue Ebene der Klarheit betreten, aber diese war nicht im Sinn des Yoga. Denn Yoga ist ein Weg, der für alle Menschen zuträglich ist. Es war nun zwar etwas klar, aber nicht mein Weggang, sondern das Ende der Freundschaft.

Ist Kommunikation nicht eigentlich kinderleicht?

Als ich Mutter wurde und mit meiner Tochter im Alter von anderthalb Jahren im Waldorfkindergarten in eine Eltern-Kind-Gruppe ging, wurde mir in der Art der Kommunikation dort mehr klar als während meines ganzen Studiums der Gesellschafts- und Wirtschaftskommunikation. Das Bedürfnis nach Klarheit lässt sich bei Kindern besonders gut beobachten. Es ist pädagogisch allgemein anerkannt, dass Kinder sich besser orientieren können, wenn Dinge einfach beim Namen genannt werden, ohne diese in verbale Zuckerwatte zu packen oder abzubügeln.

In dieser Kindergruppe kam es natürlich öfter zu Konflikten, zum Beispiel um einen Bauklotz. Mich überkam unmittelbar die Panik, wenn ich sah, dass sich hier ein Konflikt anbahnte, und es schnürte mir ein wenig die Kehle zu. Die Erzieherin blieb aber ganz entspannt und beobachtete die Situation aus der Entfernung. Und der Konflikt löste sich meistens auf wundersame Weise nach kurzer Zeit wie von selbst auf, nachdem einige Minuten geschrien und gewütet worden war und eben niemand eingegriffen hatte. Besonders als Mutter hält man es kaum aus, zu sehen, wie das eigene Kind die Erfahrung machen muss, dass nicht mehr »alles eins« ist, sondern die Dualität Einzug erhält: zwei Menschen – zwei Bedürfnisse. Aber die Situation klärte sich von selbst, weil jedes Kind für sich einstehen konnte, ohne dem anderen, wie Erwachsene es oft tun, vorzuwerfen, dass das Wollen des anderen falsch sei.

Schlichtete sich der Streit nicht von selbst, ging die Erzieherin zu den Kindern und machte »nichts weiter«, als die Situation klar zu beschreiben und empathisch anzuerkennen, indem sie etwas sagte wie: »Ja, du möchtest das jetzt haben und der andere auch. Und es ärgert dich, dass du es nicht haben kannst, weil der andere es eher hatte.« Ich konnte kaum glauben, was ich dann sah: große Augen, ein wütender, letzter Aufschrei, Dankbarkeit für das Verständnis, und dann ein tiefes Schluchzen, verbunden mit Kuscheln und dem Auftanken bei der Mutter. Diese Mischung aus dem Sprechen von Herz zu Herz und dabei klare Beobachtungen zu formulieren ist der Drahtseilakt, der in einem Dilemma zu einer dritten Lösung bzw. Hunderten von neuen Lösungen führen kann. Diese einzigartige Kombination aus Bindung und Beschreibung ist ein Geheimrezept der ganz besonderen Art. Es ist keine Strategie, es ist eine Haltung.

Ganz ähnlich verhält es sich bei uns Erwachsenen auch. David Schnarch nennt das den »Prozess der Differenzierung«. Wir erleben, dass unsere Welt und die unseres Gegenübers nicht die gleiche ist, und darüber hinaus, dass unsere Welt nicht die einzig richtige ist. Wir erleben, dass es zwei Wahrnehmungen gibt und dass es eine Wohltat ist, wenn beide Standpunkte Platz haben dürfen, ohne dass der eine schlechter oder besser ist und ohne dass einer seinen Standpunkt aufgibt, nur damit der Streit um den Bauklotz aufhört und vermeintliche Ruhe herrscht.

Klarheit fängt nicht mit der Sprache an, sondern viel früher, nämlich mit dem Annehmen der Situation und der Unterschiedlichkeit der Standpunkte. Und dann gibt es als Lösung meistens kein Entweder-oder oder Weder-noch, sondern eine dritte Lösung, und die kann dann zeigen, dass sich zwei Bedürfnisse eigentlich nicht entgegenstehen müssen. Bei den Kindern war die dritte Lösung zum Beispiel oft, dass beide das Spielzeug loslassen und etwas anderes machen. Oder ein Dritter kam dazu und nahm es weg. Oder sie fanden eine Regelung, die beiden passte. Es gab so viel zu beobachten, was die dritte Lösung anbelangte, dass ich immer wieder ins Stauen kam, wie viele Möglichkeiten der Anschlussfähigkeit es gibt, wenn man die Sackgasse des Dilemmas verlässt.

Wenn man gut in sich verankert ist, dann wählt man fast automatisch eine achtsame Kommunikation. Dann wird das Ergebnis meist sein, dass du bei dir und deiner Wahrheit nach reiflicher Prüfung geblieben bist, ohne den anderen bzw. das andere abzuwerten. Und dadurch entsteht eine Verbindung, die fernab von faulen Kompromissen liegt, weil sie in der Klarheit und Reinheit ihrer selbst begründet ist und sich damit der Schmerz über das Getrenntsein durch die Dualität auflösen kann, ohne die Dualität an sich zu verleugnen oder diese als Machtinstrument in einer Moraldebatte zu nutzen.

Dieses Spielfeld bietet jeden Tag unzählige Übungsmöglichkeiten und ist daher immer höchst aktuell, und das nicht nur mit Kindern …

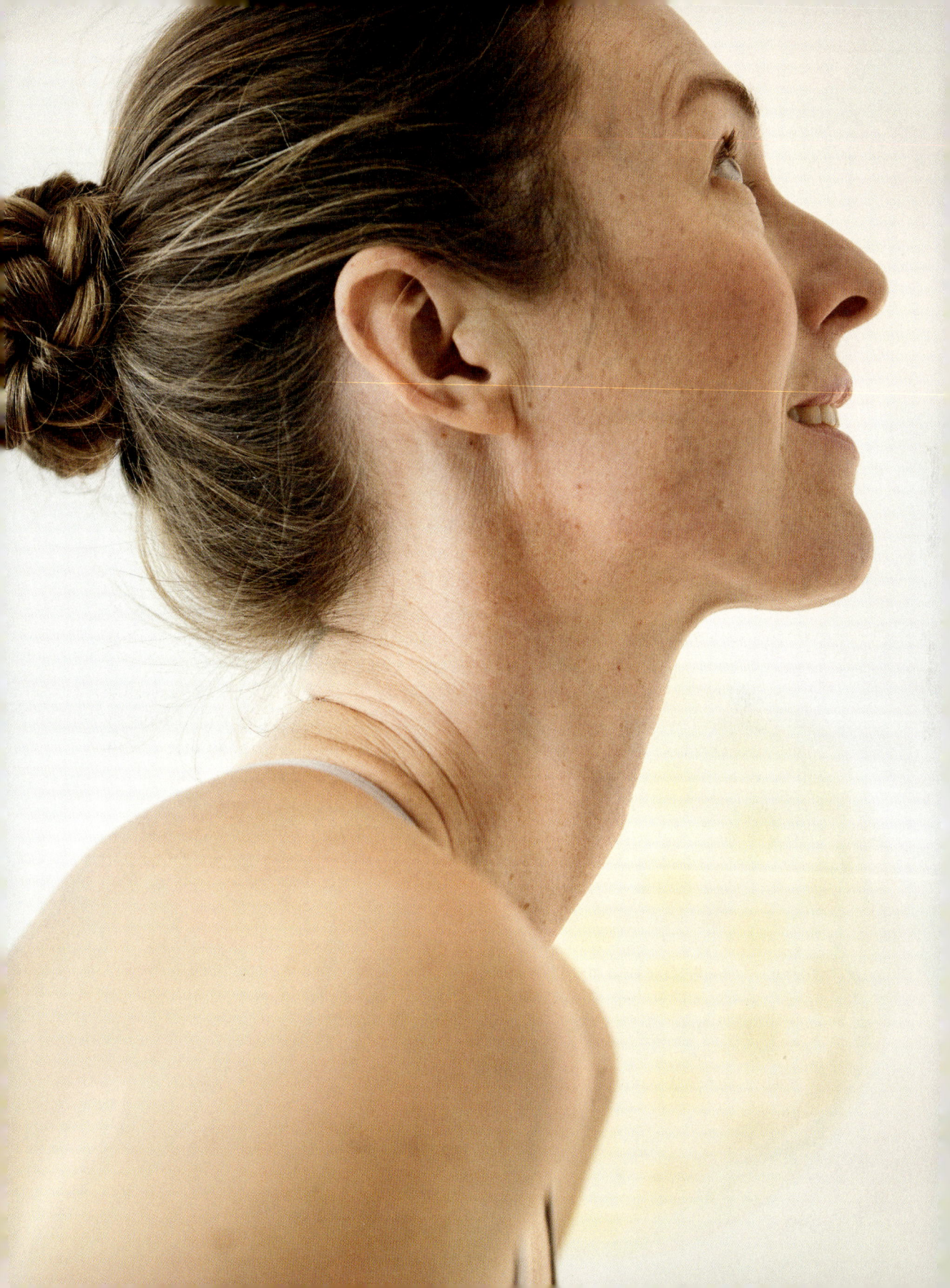

Der inneren Stimme Kraft verleihen:
SIMHASANA
Haltung des brüllenden Löwen

EINATMEN:
Beuge dich in der hohen Hocke mit dem Oberkörper leicht nach vorn und stütze dich mit den Armen auf den Knien auf. Der Oberkörper ruht auf den gestreckten Armen. Wölbe den Rücken sanft in eine Rückbeuge und ziehe den Kopf zurück, sodass der Hals sich frei anfühlt und die Kehle sich strecken kann. Der Nacken ist in dieser Haltung in einer sich angenehm anfühlenden Spannung. Entspanne den ganzen Körper. Halte den Mund geschlossen und atme langsam und tief durch die Nase ein.

AUSATMEN:
Öffne mit der beginnenden Ausatmung den Mund, strecke die Zunge heraus, bringe die Zungenspitze Richtung Kinn und atme tief aus dem Rachen mit einem klaren festen Aaah-Ton aus. Achte darauf, dass der Mund dabei weit geöffnet bleibt. Wenn der Ton durch die endende Ausatmung verklungen ist, schließe den Mund und beginne mit einer neuen Runde. Für die Taktung des Mondgrußes passen hier zur Dynamik der fließenden Sequenz insgesamt drei Runden, wobei du dich auch dafür entscheiden kannst, diese Mittelposition des Mondgrußes auszudehnen und hier zehn bis zwanzig Runden zu praktizieren.

In dieser Übung macht ganz klar der Ton die Musik. Es geht hier nicht um ein »Auskotzen« oder, wie es manchmal in dieser Haltung unterrichtet wird, um ein Loslassen von alten, nicht zuträglichen Energien. Vielmehr geht es um einen gleichmäßigen, sonoren, tiefen Klang, der nicht rausgepresst werden soll, sondern den tiefen, langen Atemfluss unterstreicht.

Es geht eben nicht um »Was ich dir immer schon mal sagen wollte!« und das damit verbundene Gefühl, die Katze – in diesem Fall die Raubkatze, den Löwen – aus dem Sack zu lassen. Es ist mehr ein Ausdruck der inneren Wahrheit, der geführt, bewusst und von ganz tief unten kommt, wohlüberlegt und zugewandt. Wie bei der stolz gewölbten Brust eines Löwen geht der Ausdruck der Klarheit zunächst über eine innere Haltung, eine Haltung, bei der wir das Herz sozusagen auf der Zunge tragen und reinen Herzens, reinen Wortes sind. Und das ist nichts, was ein Kommunikationstraining hervorbringen kann. Vorher müssen laut Yoga alle anderen »Kanäle« bearbeitet sein, und das sind nicht wenige, wie die Kapitel vorher zeigen.

Damit möchte ich keine Angst machen und auch nicht abschrecken. Es ist meines Erachtens nur wichtig, dass die Kommunikation nicht separat gesehen wird – und das wird sie manchmal ganz gern, weil sie das Offensichtlichste unseres Ausdrucks ist und ein solches Training eine schnelle Lösung versprechen kann.

Besonders in meiner Arbeit mit Paaren erlebe ich aber oft, wie die Partner durch Training kommunikativ brillieren und die Botschaft beim anderen trotzdem nicht ankommt. Baut sich jemand aber ein Feld der Wahrheit um die Aussagen herum auf, dann kann man förmlich sehen, wie der oder die andere beginnt die Ohren aufzumachen – und zwar sperrangelweit. Und dazu muss man sogar nicht immer reden, denn Authentizität drückt mehr aus, als durch Worte vermittelt werden kann.

Das Element dieses Chakras ist Äther, und dieses Element steht, wie oben weiter vorn bereits erwähnt, für Raum. Und darüber geht in der Kommunikation vieles: über den Raum, der zwischen den Worten liegt, über die Schwingung, den Ton, das ganze Feld, das das Gesagte umgibt. Und so kann es sogar sein, dass ein klares Schweigen manchmal viel mehr sagt als 1000 gut platzierte Worte.

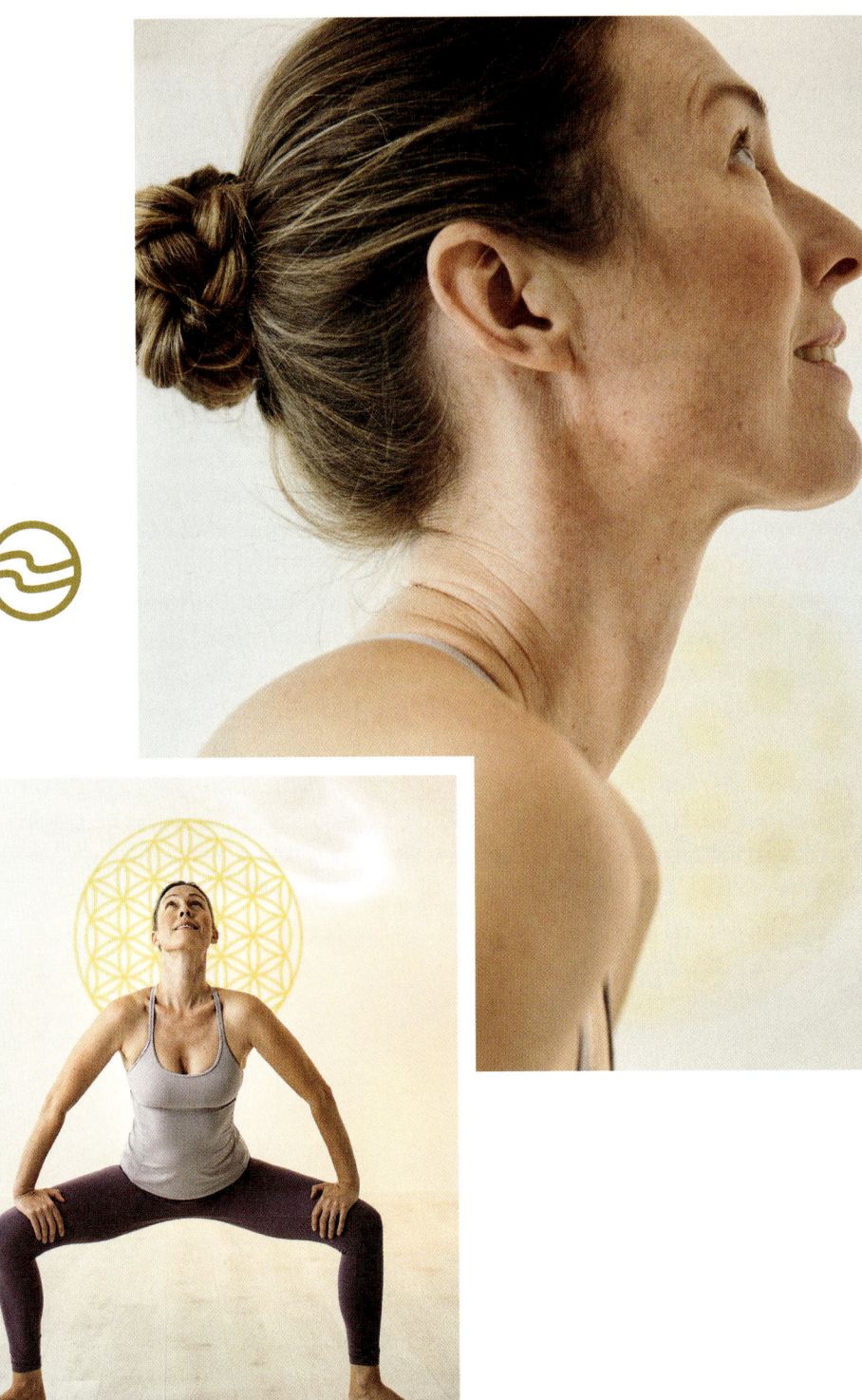

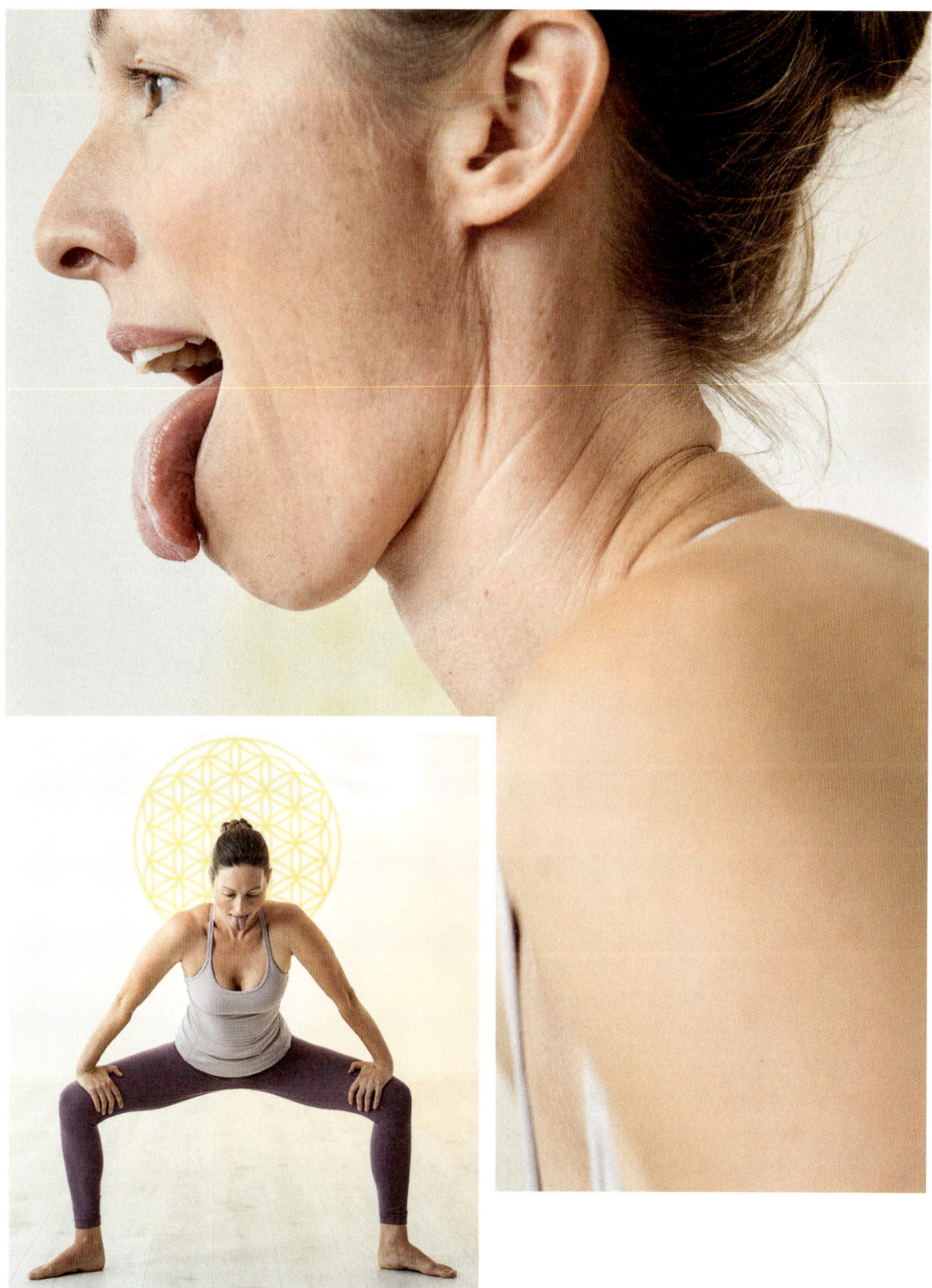

Sich auf die Zunge beißen:
KHECHARI MUDRA MIT UJJAYI PRANAYAMA
Zungenverschluss mit »psychischem Atem«

EINATMEN:

Lege in der hohen Hocke deine Hände auf die Oberschenkel und verbinde Daumen und Zeigefinger miteinander. Gestalte die Hocke in der Höhe für dich ganz besonders angenehm, sodass du den ganzen Körper entspannen kannst. Rolle die Zunge nach oben und falte sie nach hinten ein, sodass die Unterseite der Zunge den Gaumen berührt. Strecke die Zungenspitze so weit nach hinten, dass es noch angenehm ist. Wenn das in der Kehle erst einmal eine etwas irritierende Haltung ist, dann versuche abzuwarten, ob sich das Unbehagen löst. Sobald die Zunge aber müde wird oder das Gefühl des Unangenehmen sich verstärkt, löse die Zunge, mache eine Pause und versuche es erneut, wenn du dazu Lust hast. Dann beginne deinen Atem gedanklich durch die Stimmritze zu führen.

AUSATMEN:

Atme in dieser Haltung tief und gleichmäßig aus.

Fahre in dieser Weise mit der Ein- und Ausatmung fort und stelle dir dabei vor, du würdest durch ein kleines Loch im Hals atmen. Ziehe, sobald der Atem langsamer und tiefer wird, die Stimmritzen leicht zusammen, sodass ein Geräusch entsteht, als würde ein schlafendes Baby schnarchen. Der Klang ist nicht sehr laut, sondern eher nur für dich selbst hörbar. Dass du die Übung korrekt ausführst, kannst du auch daran merken, dass sich deine Bauchmuskulatur zusammenzieht. Wenn du mit der yogischen Atmung vertraut bist, dann kannst du mit der Einatmung wellenartig vom Bauch über den Brustraum bis zu den Schlüsselbeinen einatmen, und von den Schlüsselbeinen über den Brustraum zurück in den Bauch ausatmen.

Kennst du das, dass es sich bei dieser Übung im Yoga-Unterricht so anhört, als seist du bei »Krieg der Sterne« und es gebe mehrere »Darth Vader«-Charaktere im Raum, die die dunkle Seite der Macht ausbreiteten? *Ujjayi Pranayama* soll ja klingen wie ein Meeresrauschen oder der Atem eines schlafenden Babys, aber manchmal geht es doch eher in Richtung »Beatmungsmaschine«.

Dabei macht diese Mudra mit der Zunge etwas Fantastisches: Sie lenkt die Energie wieder zurück und hilft, den Ton zu verinnerlichen, statt ihn nach außen zu katapultieren. Aus diesem Grunde ist die Kombination aus *Khechari Mudra* und *Ujjayi Pranayama* eine ziemlich gute Idee.

Im übertragenen Sinn ist es so, als ob man beginnt etwas zu sagen, und sich entscheidet, es dann doch nicht zu tun – nicht aus Feigheit, sondern aus Geschick. Denn manchmal ist es tatsächlich eine bessere Idee, zu handeln, statt zu sprechen.

Sich auch mal auf die Zunge zu beißen und etwas nicht zu sagen ist eine hohe Kunst und kann in bestimmten Situationen viel klarer sein. Ein Schweigen an der richtigen Stelle bringt mehr, als etwa zu sagen: »Ich mache das nicht mehr mit!«, wenn dabei dann doch ein »oder?« mitschwingt und der andere hören kann, dass man sowieso keine Konsequenzen ziehen wird.

Und es kann auch gut sein, eher zu schweigen, wenn das, was man zu sagen hat, eher verletzt, als dass es Klarheit schafft. Denn dann sind Worte eher wie Waffen, die Narben hinterlassen können. Die *Khechari Mudra* und in Kombination mit *Ujjayi Pranayama* führt nicht nur tief nach unten, sondern verlangsamt auch den Prozess, sodass die Worte und Handlungen aus der Stille erfolgen können und nicht aus einem Muster der schnellen Reaktion, die einem im Nachhinein oft leidtut.

»NACHTIGALL, ICK HÖR DIR TRAPSEN«

Diese berlinerische Redensart passt hier ganz gut, denn es sagt aus, dass Hören nicht unbedingt etwas mit den Ohren zu tun haben muss. Man kann nicht nur zwischen den Zeilen lesen, sondern auch zwischen Gesagtem etwas heraushören.

Versuche in dieser Sequenz, empfänglicher zu werden für die sanften Zwischentöne, die sich während der Übungspraxis ergeben. Dabei kannst du zunächst mit den Ohren anfangen und lauschen, wie sich die Geräusche um dich herum verändern, wenn du die Position wechselst. Und da du im Mondgruß oft die Position wechselst und dabei die Höhe des Kopfes veränderst, wirst du verschiedene Möglichkeiten bekommen, den Raum, in dem du übst, aus verschiedenen Hörwinkeln wahrzunehmen. Ebenso kannst du in den inneren Raum hineinhören. Auch hier wird dein Körper unterschiedliche Töne in den unterschiedlichen Haltungen von sich geben. Der Atem klingt in einer Vorbeuge zum Beispiel anders als in einer Rückbeuge.

Sperre die Ohren weit auf und bewege dich in dem Dreiklang von Sinnesorgan (Ohr), Objekt (Geräusch) und dem Sinn selbst (Hören). Es gibt hier ein schönes Bild, das helfen kann, diese Sinnesreise anzutreten, ohne sich dabei in Bewertungen (zu laut, zu leise, zu schrill, zu brummig etc.) verstricken zu lassen. Stelle dir vor, du seist ein Seismograf, der bei jedem Geräusch »ausschlägt«. Der Seismograf nimmt lediglich das Geräusch, und sei es noch so fein, wahr, ohne dieses einzuordnen oder zu bewerten. Dieses Vorgehen kann deine Sinnesreise mit den Ohren zu einem sehr entspannenden Erlebnis machen, bei dem du den Raum innen und außen erkundest und dich sowohl mit der Essenz der hörbaren Dinge als auch mit dir selbst vertraut machst.

Im Zentrum der Übungen steht die Kehle. Die Kehle ist wie eine Verbindung zwischen dem Herzen und dem Kopf. Und die beiden miteinander zu verbinden ist nicht immer leicht. Ein Lied der Band Wolkenfrei hat den Titel und die Songzeile »Der Kopf sagt Nein, das Herz schreit Ja«. Wer da recht hat von den beiden, möchte ich nicht beurteilen, weil Gefühle und Gedanken sich oft verkleiden und schwer voneinander zu unterscheiden sind. Was aber ganz zentral dabei ist, ist die Dualität, die hier zum Tragen kommt. Es stellt eine Stufe vor dem Beginn der Einheit dar, wenn sich männlich und weiblich im Dritten Auge treffen und hier noch einmal ganz wichtig wird, die Dualität anzuerkennen. Und dafür ist die Kehle ein nicht unerheblicher Ort, wie folgende Geschichte von Shiva zeigt.

In der indischen Mythologie gibt es die Geschichte von Nilkantha, »dem Blaukehligen«, mit dem niemand anderes als Shiva selbst gemeint ist. Die blaue Kehle bekam Shiva deshalb, weil er das Gift Halahala trank, mit dem weder Götter noch Dämonen etwas anzufangen wussten, als es zusammen mit dem Elixier des Lebens *(Amrita)* aus dem Meer auftauchte. Shiva, der um die Ordnung der Welt weiß und für den Gut und Böse aus derselben Quelle kommen, konnte das Gift trinken und im Zentrum der Reinigung am Kehl-Chakra so in sich aufnehmen, dass es nicht tödlich für ihn war. Reinigung bedeutet in diesem Zusammenhang also nicht, Böses in Gutes zu verwandeln, sondern beides zu akzeptieren, wodurch ein wichtiger Schritt zur Einheit und zum inneren Frieden getan ist.

FUSSBAD, MALA UND EIN PFEFFERMINZBONBON

Auch wenn die Füße eher zum *Muladhara Chakra* gehören und es sich nicht auf den ersten Blick erschließt, was ein Fußbad mit Klarheit zu tun haben soll, ist dies eine meiner Lieblingshandlungen für diese Sequenz.

Es geht im *Vishuddha Chakra* um Reinigung, und auch wenn diese hier eher in der Kehle bzw. im Hals stattfinden soll, ist für mich ein Fußbad, am besten noch mit einem Peeling, genau das, was mir am meisten das Gefühl von Reinigung vermittelt. Ich fühle mich danach von der Sohle bis zum Scheitel tiefengereinigt und erfrischt. Es kribbelt dann so schön, und das Kribbeln steigt die Wirbelsäule nach oben und versorgt meinen ganzen Körper mit dem Gefühl von absoluter Frische und Klarheit. In der Lehre der fünf Energierichtungen *(Vayus)* im Yoga ist *Udana Vayu* diejenige, die in der Kehle fließt, und darüber hinaus auch in den Armen, Händen, Beinen und Füßen. Also passt es auch aus dieser Sicht doch gut in mein praktisches Empfinden. Im Yoga muss man oft nur ein wenig suchen, bis es für das Intuitive eine plausible Erklärung gibt …

Manchmal nehme ich, obwohl man beim Yoga ja nichts essen soll, ein kleines Pfefferminzbonbon in den Mund, lasse es schmelzen und die Frische sich ausbreiten. So kommt die Klarheit zweifach an: einmal von unten und einmal von oben.

Beim Üben dieser Sequenz trage ich außerdem gern eine Mala, eine indische Gebetskette, am besten in der Farbe Lila, denn das ist die Farbe dieses Chakras und der Kraft der Klarheit. Die Mala liegt dann um meinen Hals und fließt durch ihre Länge bis zum Herzen hinab, was mich mit meinem Herzen verbindet und mich daran erinnert, dass ich auch diese Kraft in mir trage.

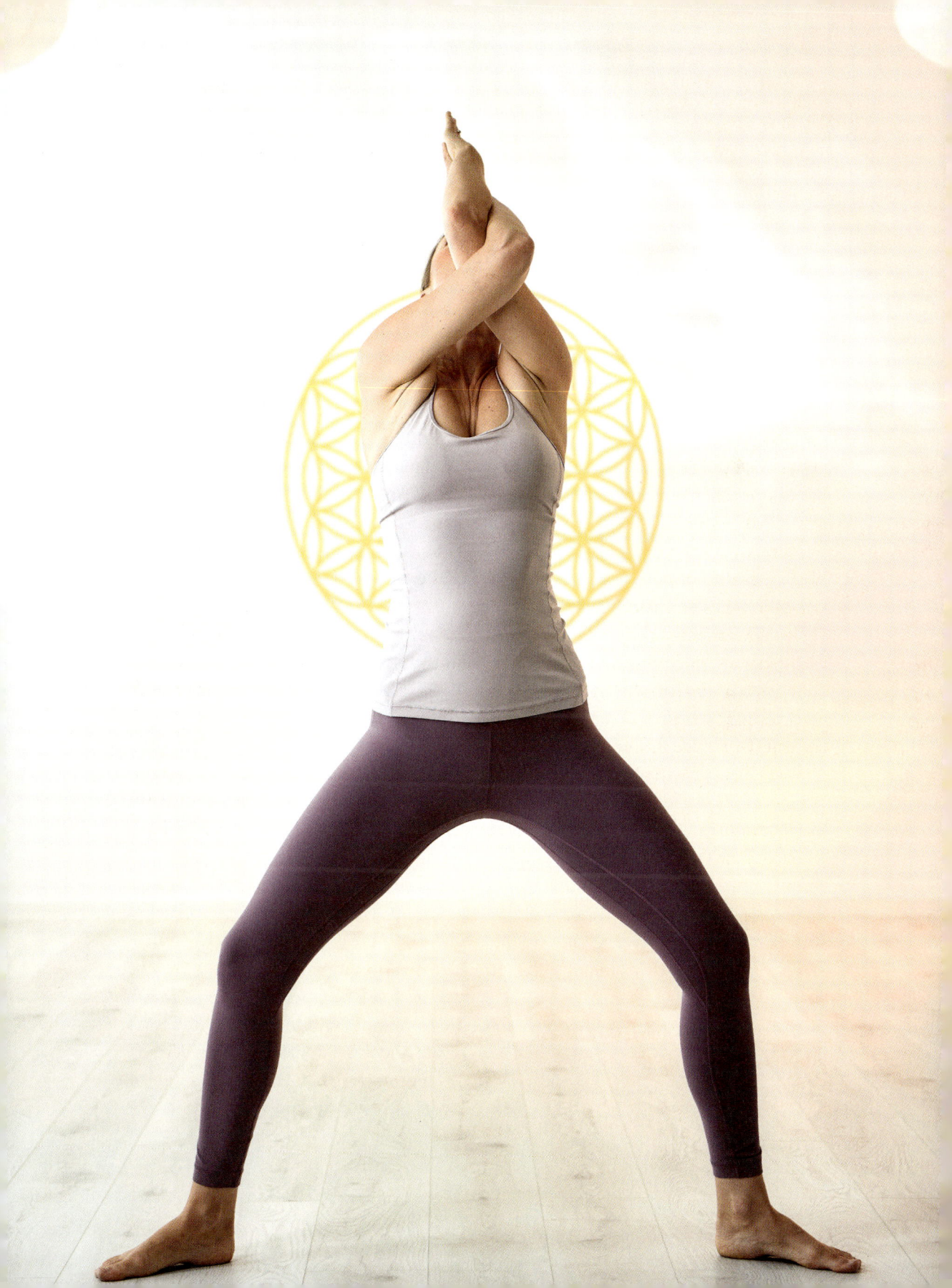

URKRAFT 6 – DIE FRAU UND DIE INTUITION

In diesem Kapitel zum Stirn-Chakra bzw. dem Dritten Auge geht es um zwei Dinge, die sich beide auf einem Gebiet der Interpretation und der Nicht-Nachweisbarkeit befinden und dementsprechend eher Glaubenssache sind. Vielleicht macht es diesen Bereich gerade deswegen so spannend. Zum einen geht es um das Phänomen der Intuition, auch oft als sechster Sinn bezeichnet, und außerdem behandelt dieses Kapitel die Frage, ob es einen Zusammenhang zwischen Intuition und Weiblichkeit gibt, so wie es der Begriff der »weiblichen Intuition« suggeriert.

Das Gute ist, dass man dort nichts beweisen muss, wo es nichts zu beweisen gibt. Und so ist es an dieser Stelle, wo es auch Yoga-psychologisch und Yoga-philosophisch um das finale Zusammentreffen von Dualität geht, wie die zwei Lotosblüten zeigen, die sich im Zeichen dieses Chakras treffen, auf der Türschwelle zur Einheit sozusagen, nicht verwunderlich, wenn es hier verschiedene Ansätze der Erklärung gibt. Um das Gleichgewicht zu halten, möchte ich in Bezug auf »weibliche Intuition« hier einen Mann und eine Frau zitieren:

> »Intuition ist der eigenartige Instinkt, der einer Frau sagt, dass sie recht hat, gleichgültig, ob das stimmt oder nicht.« *Oscar Wilde*

> »Durch ihre jahrtausendelange Schulung auf dem Gebiet menschlicher Beziehungen – denn das ist es, was weibliche Intuition bedeutet – haben Frauen zu allen Gemeinschaftsunternehmungen einen besonderen Beitrag zu leisten.«[15] *Margaret Mead*

Das erste Zitat zeigt auf zweifache Weise die menschliche Eigenschaft, zu meinen, dass man wisse, wie die Welt funktioniert, was der Yoga-Gelehrte Patanjali als das erste gedankliche Leiden (*Avidya*) bezeichnet. Zum einen persifliert Oscar Wilde die Intuition an sich als eine Gefühlsentscheidung, die sich dem Verstand entzieht. Was im Yoga, wie wir gleich sehen werden, übrigens nicht der Fall ist. Dort ist Intuition keine Gefühlsentscheidung, sondern eine Kraft, die in Kombination mit dem Intellekt funktioniert. Zum anderen impliziert dieses Zitat, dass es hier noch jemanden gibt, der oder die weiß, was stimmt und was nicht.

Das zweite Zitat, von der Ethnologin Margaret Mead, erklärt »weibliche Intuition« als eine Schulung auf zwischenmenschlicher Ebene und weist damit auf etwas hin, was heutzutage in neurologischen Forschungen nachgewiesen werden kann, nämlich dass Menschen auch ohne Worte miteinander kommunizieren, indem sie sich ein Bild, eine Art Landkarte, von den Gedanken der anderen machen. David Schnarch nennt dieses Phänomen in seinem neuen Buch *Brain Talk* »Mind-Mapping«.

Die Frage allerdings, ob es sich dabei um eine vorrangig weibliche Fähigkeit handelt oder ob sich diese Fähigkeit mittlerweile geschlechtsneutral entwickelt hat, wurde schon vor ca. 20 Jahren in einem Test gezeigt:

Der Psychologieprofessor Matthew D. Lieberman hat im Jahr 2000 in einer wissenschaftlichen Studie[16] unter anderem eine mögliche biologische Basis für das Phänomen der »weiblichen Intuition« untersucht. Dazu hat er 15 000 Menschen zwei Fotografien gezeigt, auf denen dieselbe Person einmal mit einem echten Lächeln und einmal mit einem »falschen« Lächeln zu sehen war. Er erwartete, dass die weiblichen Probanden das falsche Lächeln leichter erkennen würden. Das Gleiche dachten im Vorfeld auch die Probandinnen von sich: 77 Prozent der Frauen schätzten sich als »sehr intuitiv« ein – von den Männern waren es nur 58 Prozent. Das Ergebnis war dann aber anders: Die Männer erkannten das falsche Lächeln in 76 Prozent der Fälle, die Frauen hingegen nur in 67 Prozent.

Ob das nun bedeutet, dass weibliche Intuition nichts als ein Mythos ist oder dass Männer durch die Verschiebung der gesellschaftlichen Rollen gelernt haben, auf das Bauchgefühl zu hören, bleibt dabei offen.

Wenn wir uns diesem Thema aus der Sicht des Yoga nähern, kann man über das Phänomen der Intuition auch ein wenig anders berichten.

Mit der Intuition befinden wir uns in einem Grenzbereich. Sie wird im Zusammenhang mit dem *Ajna Chakra* als ein Tor bezeichnet, ein Tor zur inneren Stimme oder zu einer höheren Wirklichkeit. Es ist in jedem Fall ein Schwellenbereich, und in diesem kann der Grat zwischen Intuition und Auflösung bzw. Intuition und Größenwahn recht schmal sein.

Auflösung in dem Sinn, dass man vor innerer wie äußerer Stimmen, die man wahrnimmt, nicht mehr weiß, »was oben und was unten ist«. Und tatsächlich ist es ja auch so, dass sich, wenn man in der ICD10[17], dem Index zur Klassifikation von psychischen Störungen, liest, oft wahnhafte Symptome nicht von möglichen Erfahrungen im Zustand der Meditation unterscheiden. Und doch gibt es einen Unterschied – und der kann in der Wahrnehmung der Grenze liegen.

Größenwahn bedeutet in diesem Zusammenhang, dass man die eigene

Intuition leicht über die Wahrnehmung anderer stellt und die eigene Vorstellung vom Richtigen als die einzig wahre postuliert. Hier geht es also weniger um Auflösung als um eine Ausschließlichkeit, mit der Standpunkte, die nicht belegbar scheinen, vertreten werden.

Grenzen sind etwas Spannendes, denn man kann sie überschreiten, zu ihnen zurückkehren und auf ihnen balancieren. Und mit Yoga kann man lernen, das eine vom anderen zu unterscheiden. Intuition ist ein mystischer Bereich, der Platz für das Unerforschte lässt. Und die Band Linkin Park bringt das mit einer Zeile in ihrem Song *One More Light* auf den Punkt, in der es heißt »*Just 'cause you can't see it, doesn't mean it, isn't there …*«[18]

Gerade noch einmal die Kurve gekriegt

Die Arroganz und der Größenwahn, die mit einer ausgeprägten oder eingebildeten Intuition einhergehen können, sind mir nicht unbekannt. Als ich mit meinem ersten Kind schwanger war, wandelte ich gerade in vielerlei Hinsicht zwischen den Welten. Ich hatte keine feste Wohnung und war gefühlt mit einem Fuß in Indien und dem anderen in Berlin. Ich wollte das so. Ich wollte wandeln. Mit zunehmend wachsendem Bauch wurde jedoch klar, dass man ein Kind nicht mal eben zwischen Tür und Angel bekommt, und so war ich damit beschäftigt, zu überlegen, wo und wie das Kind kommen sollte.

In den USA hatte ich bei der Kundalini-Yoga-Koryphäe Gurmukh Kaur Khalsa gerade meine Ausbildung zur Pränatal-Yoga-Lehrerin abgeschlossen und dort auch einiges zu den verschiedenen Geburtsmöglichkeiten gelernt. Ich spürte ganz deutlich, dass ich mein Kind nicht im Krankenhaus bekommen wollte. Eine Hausgeburt war das, was sich für mich am stimmigsten anfühlte. Und da ging es eigentlich schon los! Der Kampf zwischen Fühlen und Denken.

Krankenhaus oder Schlafzimmer? Berlin oder Indien? Die rationalen Argumente sprachen zumindest in der Ortsfrage ganz klar für Berlin, aber ich wollte es irgendwie nicht. Die Entscheidung für Indien erledigte auch gleich die Frage nach der Geburtsart mit, denn dort, das wusste ich aus Erfahrung, möchte man eher nicht ins Krankenhaus. Sagte mir nun mein Bauchgefühl, dass ich nach Indien wollte, oder weigerte ich mich einfach, einen Gedanken zu Ende zu denken? Heute würde ich sagen, dass es eher Letzteres war! Denn in der Intuition, wie sie im Yoga gelehrt wird, gehen der Intellekt und die Eingebung Hand in Hand.

In Indien angekommen, wurde mir recht schnell klar, dass mich mein Bauchgefühl in eine ziemliche Engpasssituation befördert hatte, mit der ich nur mit größter Anstrengung wieder herausfinden würde. Um mein Gefühl vor mir selbst zu verteidigen, kurbelte ich alles an, was es anzukurbeln gab. Mein damaliger Mann und ich organisierten eine Hebamme aus Amerika und nahmen Kontakt mit einer indischen Ärztin in einer sehr, sehr weit entfernten Stadt auf, die die Einzige war, die verstand, dass wir eine Hausgeburt wollten.

Es blieb mühsam und bis zuletzt ein Entscheidungskampf auf Messers Schneide. Eine Geburt im Hotel war schließlich das Ergebnis – zum Glück mit gesunder Mutter und gesundem Kind. Ich bin froh, dass alles noch so verlaufen ist, weil ich im letzten Moment meinen Kopf anschaltete. Hätte ich der Intuition allein – oder dem, was ich dafür hielt – freien Lauf gelassen, hätte es vermutlich keine Hebamme aus Amerika und keine unterstützende indische Ärztin gegeben.

Diese Erfahrung hat mich gelehrt, mich zwar auf meinen sechsten Sinn, mein Bauchgefühl zu verlassen, dabei aber gegenzuchecken mit dem Verstand, der nicht weniger hilfreich ist.

Geh, wohin dein Herz dich trägt

Ganz anders war es noch ein paar Monate vorher gewesen. Als moderne Frau in einer modernen Welt entdeckte ich meine Intuition neu, als ich mit Yoga begann und dabei anfing, die Zwischentöne in mir und um mich herum wahrzunehmen. Mir wurde klar, dass mein Leben, wie es bisher gelaufen war – durchgetaktet und »nur« eine Konsequenz der Kette meiner rationalen Entscheidungen –, so nicht mehr weitergehen sollte. Ich wusste zwar nicht, wie es anders gehen sollte, aber ich wusste, dass sich etwas ändern musste.

Und so sagte ich Ja, als mein Yoga-Lehrer, der zu der Zeit gerade nach Indien aufbrach, mich fragte, ob ich mitkommen wolle. Das Herz sagte Ja – und der Kopf auch. Es sprach nichts dagegen. Im schlimmsten Fall wäre es eine Auszeit gewesen. Auch die Beziehung, die dann in eine Heirat mündete, hätte nicht glattgehen müssen; es wäre dann einfach eine schöne Zeit gewesen. Klar hatte ich auch Sorge, dass der Job dann weg sein würde, den ich kündigte. Aber es gab keine Gründe, die mich ernsthaft abgehalten hätten. Es gab nur Angst, keine Faulheit im Denken und auch keinen Größenwahn. Meine Bedenken waren zwar gerechtfertigt, stellten sich aber bei näherer Prüfung als ungefährlich heraus.

So tat der Intellekt das, was er gut kann: die Intuition untermauern und sich zusammen mit ihr gegen die Angst durchsetzen. Und so stieg ich dann ins Flugzeug.

Eine andere Perspektive einnehmen:
GARUDASANA
Adlerhaltung

EINATMEN:
Breite die Arme in der hohen Hocke auf Schulterhöhe aus. Dann führe die gestreckten Arme nach vorn und kreuze sie vor dem Oberkörper an den Ellbogen. Wähle hierbei intuitiv, welcher Arm oben liegen soll. Stelle dann die Unterarme senkrecht auf. Bringe, wenn möglich, die Handflächen zueinander, sodass diese sich berühren.
Dabei schmiegen sich die Unterarme aneinander. Wenn die Handflächen nicht zueinanderkommen, dann lege stattdessen die Handrücken aneinander. Lege dann die Daumenrücken auf den Punkt zwischen den Augenbrauen. Lass die Schulterblätter sinken, sodass sich der Brustraum wieder öffnen kann.

Dann atme ein und bewege die Spitzen der Ellbogen nach oben, Richtung Decke. Dabei kommt dein Rücken in eine leichte Rückbeuge. Richte den Blick, der Bewegung folgend, zur Decke oder zu deinem Augenbrauenzentrum (siehe unten *Shambhavi Mudra*).

AUSATMEN:
Beginne die Rückbeuge sanft wieder aufzulösen und den Bogen in die andere Richtung als Vorbeuge aufzuspannen. Werde dabei ganz rund im Rücken und sinke mit dem Oberkörper immer tiefer, ohne die Aufrichtung im Becken zu verlieren. Die Ellbogen »graben« sich dabei vielleicht ein wenig in den Bauch hinein. Das kann dich daran erinnern, den Bauchnabel ein wenig nach innen zu ziehen, damit du den unteren Rücken stabilisierst und die Dehnung hier so richtig ankommen kann.
Wiederhole diese Übung mit Ein- und Ausatmung dreimal. Wenn dir weniger reicht, weil du lieber atmend in der Haltung verweilen möchtest, dann mache auch das gern.

Diese Übung versinnbildlicht den Gang auf der Grenze und das Pendeln zwischen den Welten. Die Symphonie aus Vor- und Rückbeuge ist die Bewegung, die durch das Dritte Auge angeleitet wird. Durch das Ausführen dieser Übung kannst du eine körperliche Vorstellung davon bekommen, wie es ist, wenn die Intuition dich durch die verschiedenen Möglichkeiten des »Vor und Zurück« führt. Und du kannst immer wieder auch an dem Punkt innehalten, an dem es weder vor noch zurück geht, sondern wo du aufrecht bist und in deiner Mitte.

Achte in der Vorbeuge darauf, dass dein Becken aufgerichtet bleibt und du die Vorbeuge aus der Brustwirbelsäule heraus ausführst. Auf diese Art und Weise bleibst du, wie im Kapitel »Die Frau und die Geborgenheit« beschrieben, mit beiden Füßen fest am Boden und von unten her gut genährt. So sorgst du auch für eine schöne Verbindung zwischen der Geborgenheit, ausgedrückt durch das *Muladhara Chakra,* und der Intuition, die dem *Ajna Chakra* zugeordnet wird. Und diese Verbindung schließt die gesamte restliche Chakren-Leiter entlang der Mittelachse deines Körpers mit ein.

Durch die wellenförmige Bewegung, die dein Oberkörper in dieser Übung vollzieht, ist es fast so, als würde sich die Kundalini, die oft als Schlange dargestellt wird, nach oben auf- und nach unten wieder abrollen.

Nimm immer auch solche Bilder mit in deine Yoga-Praxis, wenn dir danach ist. Das ist eine schöne Verbindung mit *Vijnanamaya Kosha,* der Körperhülle, bei der es um bildliche Imagination, Intellekt und Intuition geht und die übrigens mit dem *Ajna Chakra* korrespondiert. Ob das dann die Schlange oder eine andere Form von Imagination ist, bleibt ganz dir überlassen. Yoga macht in seiner Symbolik Vorschläge, aber wenn deine Intuition oder Kreativität andere Wege gehen möchte, dann geh damit!

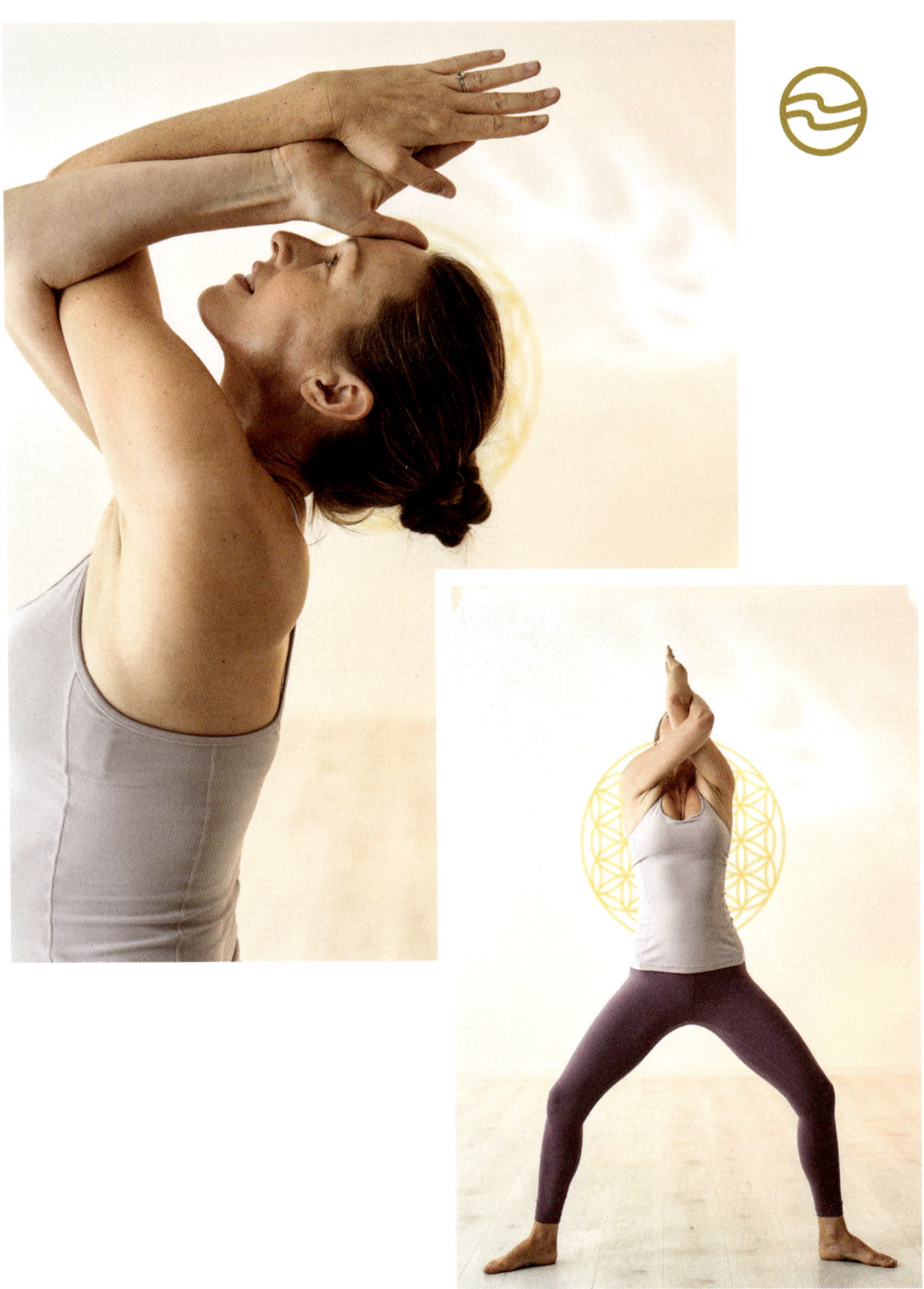

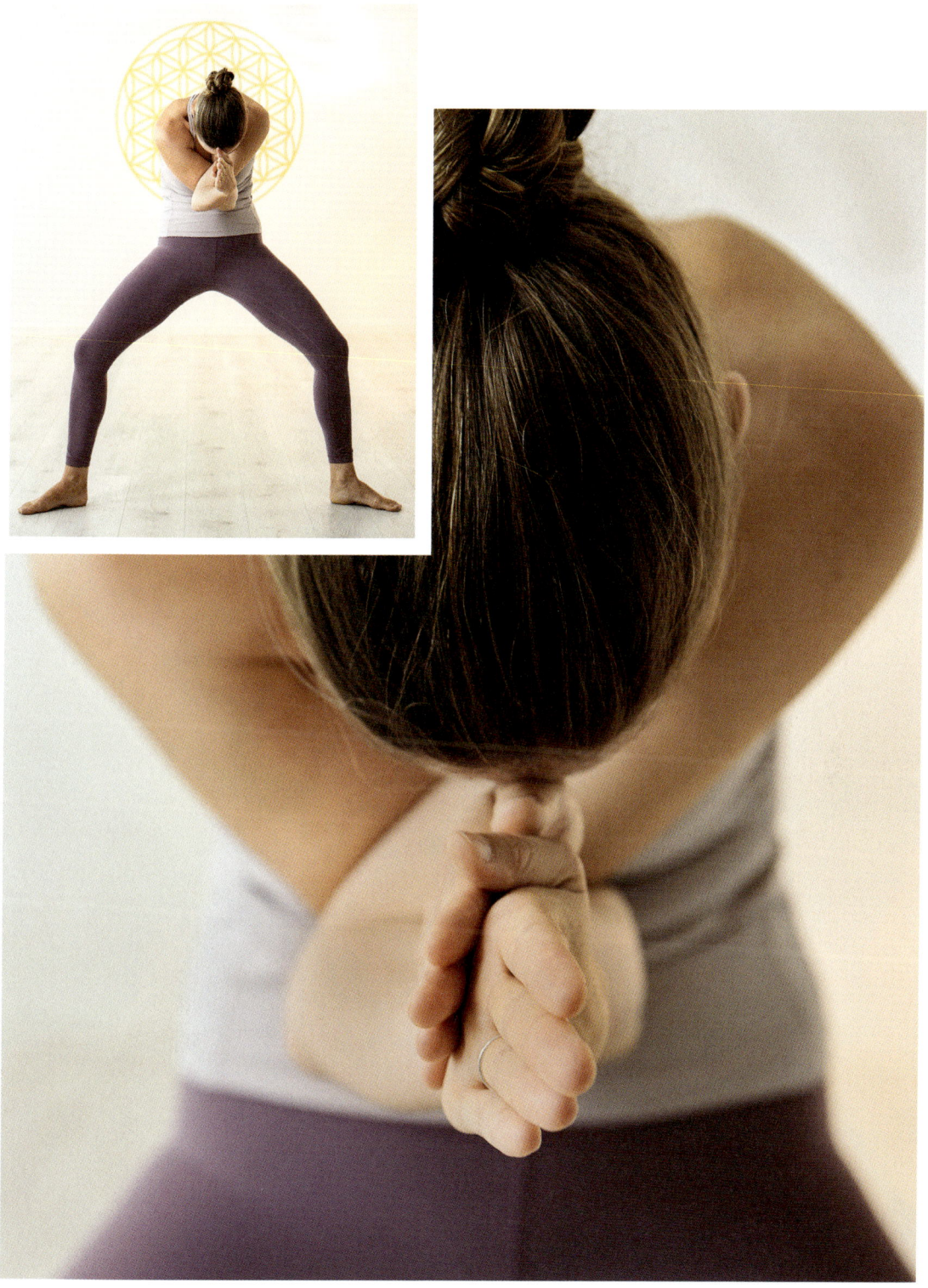

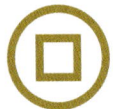

Der rote Punkt:
SHAMBHAVI MUDRA
Fixieren des Augenbrauenzentrums

EINATMEN:

Entspanne dein Gesicht komplett. Manchmal hilft es, das Gesicht erst einmal zu einer Grimasse zu verziehen, indem du alles zur Nasenspitze hinziehst, als würdest du in etwas sehr Saures beißen. Oder du massierst kurz deine Schläfen und deine Stirn und bewegst deine Kiefer ein paar Mal von links nach rechts. Das sind alles Vorbereitungen.

Schließe für einen kurzen Moment deine Augen. Öffne dann die Augen, schaue nach vorn und beginne deinen Blick auf einen Punkt vor dir zu richten, während dein Körper ganz still bleibt.

Richte dann mit der Einatmung deine Augen auf das Augenbrauenzentrum, ohne dabei den Kopf zu bewegen. Halte diesen starren Blick mit möglichst viel Gleichmut und nur, solange die Einatmung fließt.

Als Alternative, die oft Fortgeschrittenen vorgeschlagen wird, die man aber auch sehr gut machen kann, wenn das »Schielen« unangenehm ist, kann man das Gleiche mit geschlossenen Augen ausführen.

AUSATMEN:

Schließe mit der Ausatmung die Augen und entspanne die ganze Gesichtspartie, auch die Augenhöhlen.

Du kannst nach einiger Zeit die Übung wiederholen und dann auch gern länger halten, solange du dich nicht überanstrengst.

Diese Übung ist eigentlich eine eigenständige Meditationsübung im Sitzen und ein Teil von Kriya Yoga. Sie gilt auch als die geeignetste Übung, um das *Ajna Chakra* kraftvoll zu aktivieren. Normalerweise wird *Shambhavi Mudra,* da man ja sitzt, recht lange ausgeführt. Und die Länge ist hier nicht unerheblich, da dadurch tiefe Erfahrungen der Einkehr, der Innenschau und auch der Stille möglich werden.

Auf körperlicher Ebene stärkt die Übung die Augenmuskeln und löst Spannungen in diesem Bereich. Daher sollte diese Übung auch nicht bei Augenerkrankungen ausgeführt werden, besonders nicht bei solchen, die eine Netzhautablösung betreffen. Im Zweifelsfall besser den Augenarzt fragen.

Mental betrachtet wird bei dieser Übung der Geist ruhiger, und emotionaler Stress und Ärger können sich abbauen und sogar ganz verschwinden. Stattdessen wird die Konzentration gefördert, und mentale Stabilität baut sich auf, sodass ein Zustand von Gedankenleere entstehen kann. In dieser Gedankenleere ist der Geist messerscharf, nicht nur vom Intellekt her betrachtet, sondern auch in Bezug auf seine Aufnahmefähigkeit für feinstoffliche Informationen, die sich sonst, wenn man abgelenkt oder gestresst ist, der Wahrnehmung entziehen.

Und auf der symbolischen Ebene ist diese Übung ebenfalls sehr eindrücklich: »Shambhavi« bedeutet nämlich wörtlich »die Gemahlin von Shambhu«. Zusammen drücken sie die Aspekte von Shiva und Shakti aus und damit die Aspekte der Dualität, die hier zusammenkommen.

Diese Übung kannst du, wie in den anderen Kapiteln zuvor, auch statt der Bewegungssequenz machen oder aber zusammen mit Garudasana, dem Adler.

PUNKT, PUNKT, KOMMA, STRICH …

»… fertig ist das Yoga-Gesicht.« Ein *Bindi* – so nennt man den roten Punkt oder den Schmuckstein, den Inder und Inderinnen auf der Stirn tragen – ist Zeichen, Schmuck und Segen in einem. Für Frauen kann der Punkt eine Kennzeichnung dafür sein, dass sie verheiratet sind. Für Kinder dient der Stein oder der Punkt oft als Schmuck. Ursprünglich ist das Bindi ein hinduistisches Segenszeichen, das auf die Stirn aufgetragen wird, weil dem Dritten Auge zugesprochen wird, dass hier besonders viel Energie fließt.

Ich finde, dass es sich sehr schön anfühlt, wenn man an diesem Punkt auf der Stirn einen Segen bekommt. Die Berührung an der Stelle wirkt beruhigend. Und sobald Ruhe eingekehrt ist, ist auch Platz für das feine »Drumherum«, was sonst eher untergeht. Und in diesem feinen Drumherum liegt er ja so oft: der Zauber der Intuition, der Vision, der Erkenntnis.

OM, ÖL UND OBI-WAN

Im Yoga ist die heilige Silbe OM ja so etwas wie der Urknall. Am Anfang war das OM. Aus dem OM entstanden sozusagen die Welt und jegliche Form von Materie. Aus diesem Grund wird das OM auch am Anfang und am Ende fast jeder Yoga-Stunde getönt, denn hiermit besiegelt man den Anfang, den Einstieg in die Stunde, und schließlich am Ende den nächsten Schritt, wenn man das Erlebte und Gelernte in die Welt mit hinausnimmt und dort manifestiert. So habe ich das für mich immer interpretiert …

Das OM zu hören, zu tönen oder zu denken während der Sequenz ermöglicht es dir, auf wunderbar friedliche Art durch den Mondgruß zu tanzen. Es ist rhythmisch und dabei still. Es ist fokussiert und dabei aber ganz weit.

Trägst du dir etwas Pfefferminzöl oder auch Tigerbalsam auf den Punkt zwischen den Augenbrauen auf, dann zieht es sich dort kühl zusammen, und du kannst den Punkt ganz besonders gut spüren, was dich in der Sequenz immer wieder daran erinnern kann, dich mit dieser Region deines Körpers zu verbinden.

Bei der Sequenz mit diesem Fokus muss ich manchmal an eine Kindheitserinnerung der besonderen Art denken: die Jedi-Ritter aus den »Krieg der Sterne«-Filmen. Durch Konzentration und Weite können diese ihre Kraft entfalten. Im Yoga nennt man diese Kräfte *Siddhis.* Besonders der ruhige und besonnene Jedi-Ritter Obi-Wan Kenobi war darüber hinaus nicht nur stark im Einklang mit »der Macht«, sondern auch sehr bemüht, das Gleichgewicht der Mächte im Universum herzustellen. Das erinnert mich an die zwei Seiten des *Ajna Chakras,* die des Intellekts und die der Intuition, und die Idee der Harmonie zwischen beiden. Und so huscht ab und an eine Szene dieser filmischen, mythischen Umsetzung eines zentralen yogischen Gedankens während der Übungen durch meinen Geist.

URKRAFT 7 – DIE FRAU UND DAS EINSSEIN

Dieses Kapitel ist anders als die sechs Kapitel zuvor. Es ist ein bisschen wie der »große Knall«, nur in leise.

Wenn du vorher auf einer Reise durch das Buch, den Mondgruß und zu dir selbst warst, dann bist du jetzt am Ziel. Es geht formal betrachtet hier also weniger um einen Prozess oder Weg hin zu etwas, sondern mehr um einen Zustand, der im Yoga *Samadhi* heißt und den man im Allgemeinen gern mit »Erleuchtung« übersetzt.

Dieser Zustand bzw. die Suche danach ist es, was viele Menschen überhaupt erst auf die Yoga-Matte treibt. Nicht jeder weiß das von Anfang an. Oft beginnt man mit Yoga, »weil es sich einfach gut anfühlt«. Und das ist es im Grund auch schon. Und auch wenn mich Yoga-Philosophen jetzt vermutlich etwas schräg anschauen würden, meine ich doch: Zwischen »es fühlt sich einfach gut an« und der Erleuchtung liegt vielleicht weniger, als man denkt.

Im Unterricht ermuntere ich meine Schüler und Schülerinnen, eine eigene Übersetzung für Samadhi zu finden. Denn für viele ist Erleuchtung einfach zu abstrakt, zu abgehoben oder sogar angsteinflößend. Ich selbst nenne mein Samadhi »Freiheit«. Das ist es, was ich im Yoga tagtäglich immer wieder erfahren möchte und darf, und das ist mein großes Ziel im Leben: mich frei zu machen von den Anforderungen der Welt und ganz besonders von den eigenen Ansprüchen. Wenn ich die Fragebogen der Yoga-Praktizierenden, die wegen einer individuellen Übungspraxis zu mir kommen, durchsehe – ich frage darin immer auch nach dem Ziel im Leben, sei es körperlich, seelisch oder mental –, dann lese ich ganz oft »Zufriedenheit«. Und auch das ist eine schöne Beschreibung des Samadhi-Zustands, den vielleicht sogar Patanjali hätte durchgehen lassen.

Wenn du Lust hast, dann nimm dir ein paar Minuten (oder auch Stunden, Tage, Wochen oder Jahre) und überlege, was dein Samadhi ist. Warum machst du Yoga? Welchen Zustand wünschst du dir für dein Leben? Was ist dir wichtig zu erleben?

Oder lass dich noch ein wenig inspirieren durch dieses letzte Kapitel, in dem ich Samadhi »Einssein« genannt habe. Dazu verlasse ich wieder ein wenig die praktischen Pfade und begebe mich auf das Feld der Yoga-Philosophie.

Wir haben uns in den vorangegangenen Kapiteln und auch schon in der Einleitung mit den Themen Polarität und Dualität beschäftigt. Nun geht es um das Einssein und damit im weitesten Sinn um Einheitserfahrungen, die jenseits der Dualität liegen, auch jenseits von männlich und weiblich. Es geht also nicht mehr um trennende Eigenschaften, die das eine vom anderen unterscheiden.

David Schnarch, den ich an früherer Stelle schon erwähnt habe, hat in seinem neuen Buch *Brain-Talk* ein sehr schönes Beispiel genannt, das zwar für einen anderen Zusammenhang gilt, aber doch gut verdeutlicht, was mit Nicht-Trennung gemeint sein kann.

Als der Autor sich mit seiner etwa vierjährigen Tochter auf einem Ausflug befand, bot er ihr die Hälfte seines Sandwiches an. Sie lehnte ab. Als er nachfragte, warum sie es nicht wolle, sagte sie: »Das weiß du doch!« Als er versuchte, ihr zu erklären, dass er das nicht wisse und auch nicht wissen könne, wurde sie immer wütender und verzweifelter. »Du weißt das ganz genau!« Sie ging davon aus, dass das Gehirn ihres Vaters das gleiche sei wie ihr eigenes. Nach Jahren der Forschung fand Schnarch heraus, warum Kinder so denken und wie sehr sie damit auch recht haben könnten.

Vielleicht hast du jetzt eine etwas bessere Vorstellung davon, was das Gefühl betrifft, dass alles eins sei, und wie schmerzhaft es auch sein kann, wenn man realisiert, dass es leider doch nicht so ist.

An dieser Stelle ermutige ich meine Schüler und Schülerinnen, erneut zu überlegen, wann sie selbst eine solche Erfahrung schon einmal gemacht haben.

Einige nennen hier zum Beispiel ekstatische Erfahrungen, wie beim Orgasmus oder bei einem tollen Konzert, andere beschreiben romantische Momente, wie den ersten Kuss, oder auch aufwühlende Situationen, wie eine Geburt. Wieder andere erinnern diese Erfahrungen eher aus stillen Momenten, wie zum Beispiel bei Naturbetrachtungen oder dem Hören von klassischer Musik. Und einige hatten diese Erlebnisse in Grenzsituationen, die (fast) traumatisch waren. Diese Form der spirituellen Erfahrung ist höchst persönlich, und ich habe ehrlich gesagt noch niemanden getroffen, der so einen Zustand noch nicht erlebt hat. Das lässt mich den Schluss ziehen, dass auch die Kraft des Einssein genauso in uns liegt wie die anderen sechs Kräfte, die dich schon durch das Buch begleitet haben.

Wenn davon die Rede ist, dass Dualität keine Rolle mehr spielt, dann existiert der Zustand des Einsseins auch jenseits von Schatten und Licht, jenseits von Schwächen und Ressourcen, jenseits von alldem, was wir in den Kapiteln vorher gehört und geübt haben. Und dennoch: Die Kapitel vorher haben bereits den Weg zur Non-Dualität geebnet und sind deshalb fundamentaler Bestandteil dieses Kapitels.

Worum es in diesem Kapitel gehen kann, ist die Integration der Inhalte, die zuvor mit all ihren Aspekten besprochen wurden. Und zwar indem diese auf zweifache Weise integriert und zusammengeführt werden. Zum einen werden die Chakren, die sechs Kräfte an sich, als Gesamtheit der Chakren-Leiter integriert. Und zum anderen wird innerhalb jedes Chakras auch die jeweils innewohnende Dualität zusammengeführt, ohne dass hier ein Einheitsbrei entstehen soll. Mit zusammenführen meine ich nicht mischen, sondern integrieren. Und dabei bleiben die beiden Seiten der Dualität bestehen, ohne dass sich eine Seite als getrennt von der anderen wahrnimmt.

Bei dieser Integration geht es im übergeordneten Sinn um Licht, und dabei dann doch auch wieder um Schatten. Und es geht um alle Aspekte der menschlichen Bewusstseinsentwicklung, begonnen bei der Geborgenheit und dem Vertrauen (Urkraft 1) bis hin zur Intuition (Urkraft 6). Von der Sohle bis zum Scheitel und wieder zurück.

Ich glaube, dass diese Form der Integration eine Möglichkeit sein kann, in dieser Verbindung vielleicht das Einssein und den gegenwärtigen Moment, das Jetzt, zu berühren. Im Anbetracht unseres menschlichen Seins mit seinen Schatten- und seinen Lichtseiten, in Anbetracht der Vergangenheit und der Zukunft, und all das mitdenkend und mitfühlend, was ist, kann es sich entfalten: das Gefühl von Verbundenheit. Ist das dann Erleuchtung?

In der Yoga-Philosophie wird Samadhi an sich nochmals in verschiedene Stufen unterteilt. Das finde ich eine gute Sache, weil es so zugänglicher wird und sich für den Menschen leichter öffnen kann. Denn wenn Samadhi einzig dieser außergewöhnliche Zustand ist, der immer bleibt und nie endet, wie groß ist dann die Chance, diesen erleben zu dürfen?

Die Unterscheidung in der Länge und Intensität erlaubt es, Samadhi auch als einen Hauch wahrnehmen zu dürfen, vielleicht nur für einen kurzen Moment, wodurch eine Möglichkeit geschaffen wird, ohne den Druck eines allgegenwärtigen Einheitsgefühls aufzubauen, dieses Gefühl auch temporär zu erleben.

Die Unterscheidung lässt sich vielleicht so am besten erklären: Auf der ersten Stufe von Samadhi bleibt einer der kleinsten gemeinsamen Nenner der Dualität erhalten: Der Sehende und das Gesehene bleiben zwei Größen. Du kannst also noch wahrnehmen, dass du ein Einheitserlebnis hast. Im überwussten Zustand von Samadhi muss das logischerweise wegfallen, weil es keine zwei mehr, sondern nur noch eines gibt. Auf der dritten Stufe verlassen wir unseren Körper und sind im »großen Samadhi«. Da davon noch niemand wiedergekommen ist, habe ich keine Ahnung, was uns da erwartet.

Ich habe einige Menschen bereits von Einheitserlebnissen der zweiten Gattung sprechen hören, und mir ist dabei aufgefallen, dass es hier zwei Richtungen gibt, die sich fast einer weiblichen und einer männlichen Ausprägung gemäß dem Yoga zuordnen lassen. Die einen sprechen von einem Erlebnis der »Leere«, andere von einem Erlebnis der »Fülle«. Und bei allem, was in diesem Buch schon an At-

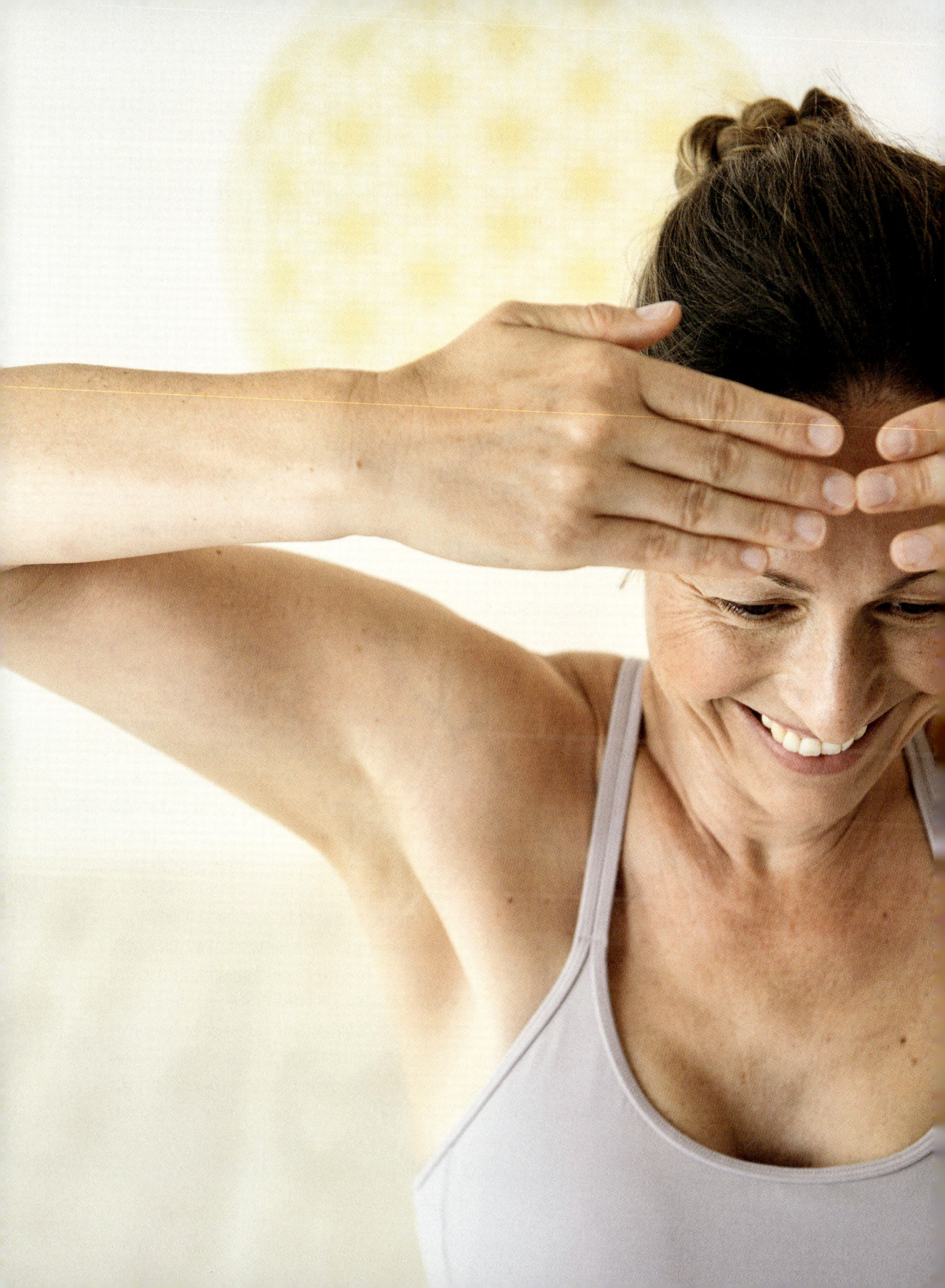

tuten zum yogischen Thema der Weiblichkeit angesprochen worden ist, lässt sich leicht nachvollziehen, wie die Zuordnung aussieht: Leere wird hier eher als männliches und Fülle als ein weibliches Attribut bezeichnet. Das geht aber eben nur dann, wenn man über die Vorstufe von Samadhi spricht, dort, wo (noch) Dualität herrscht, aber bereits weniger wird.

Wenn ich gefragt werde, ob ich selbst solche Erlebnisse schon hatte, dann muss ich ehrlich sagen: »Kann sein.« Aber ich weiß es nicht genau. Ich kenne Momente tiefer Stille, der Versenkung, des Einsseins mit mir und der Welt. Ob das Samadhi ist, weiß ich nicht. Es ist mir auch nicht so wichtig. Ich weiß, dass ich diese Zustände am ehesten durch Yoga erreiche, durch eine Praxis, zu der auch Widersprüche, Widerstände und Wiederkonfrontation gehören. Und dass dieser Zustand dann am Ende im Sitzen oder Liegen eintritt. Weil ich das weiß, gehe ich immer wieder auf die Matte, begegne da auch meiner Unvollkommenheit und erhasche zwischendurch oder am Ende Glitzersteine meiner Vollkommenheit.

Wenn ich unterrichte, dann kann ich den gleichen Prozess bei den Yoga-Praktizierenden sehen. Wenn sie am Ende der Stunde ihre Augen öffnen, sind sie in einem anderen Zustand als zu Anfang der Stunde. Und das ist ein Zauber, der sich jeglicher logischen Erklärung entzieht und für mich im Yoga eine mögliche Erklärung findet, und die heißt: Einssein.

Neben dem Einheitserlebnis währenddessen finde ich auch das Erleben danach wichtig. Also nicht nur, wie man es wahrnimmt, sondern auch, was man damit macht. Der amerikanische Autor und Philosoph Ken Wilber hat einen spannenden Aspekt herausgearbeitet, der in diesem Zusammenhang sehr wichtig ist: die Verwechslung von prä- und transpersonalen Einheitserlebnissen.

Ein Grundgedanke in Wilbers Integraler Theorie bezieht sich auf Bewusstseinsebenen, die das Individuum seiner Ansicht nach im Lauf der Persönlichkeitsentwicklung und auch im Lauf der Menschheitsgeschichte durchläuft. Und so kann man auf der präpersonalen Ebene ein mystisches Einheitserlebnis haben, das man ganz wörtlich nimmt und für sich dann als neue Wahrheit postuliert. Oder man kann auf transpersonaler Ebene ein Einheitserlebnis haben, das integral und in einer gewissen Weise universell ethisch ist. Dabei geht es dann im weitesten Sinn um das Gesamtwohl, das auch all diejenigen mit einbezieht, die unsere Erfahrungen und Ansichten nur teilweise oder gar nicht teilen.

Durch diese Prä/Trans-Verwechslung sind besonders in spirituellen Disziplinen schon einige Machtgefälle aufgebaut worden, die der ganzen Szene einen nicht unbedingt guten Ruf verpasst haben. Das passiert heute weniger, aber es passiert auch heute noch. Und dort, wo Einheitserlebnisse ausgrenzen, ist keine Einheit da. Und Ausgrenzung oder Abspaltung auf hohem Niveau bleibt immer noch Ausgrenzung und Abspaltung, nur eben auf hohem Niveau. Damit haben wir dann im Grunde die irrwitzige Umdrehung des angestrebten Zieles.

Das Wort *Transzendenz,* das im Zusammenhang mit Einheitserlebnissen öfters verwendet wird, bedeutet »übersteigen«. Damit ist, besonders in der Philosophie, Theologie und in spirituellen Lehren, eine Überschreitung der endlichen Erfahrungswelt gemeint, hin zu einem umfassenderen, höheren oder göttlichen Zusammenhang. Viele meiner Schüler und Schülerinnen sagen dazu: »Das verstehe ich nicht. Was heißt das so ganz praktisch?« Es ist auch nicht zu verstehen.

Meine Erfahrung ist, dass es, wie oben bereits angesprochen, im herkömmlichen Sinn auch nicht zu verstehen ist, sondern unsere Vorstellungskraft »übersteigt«.

Doch ich halte es gern wie Han Solo im ersten Star-Wars-Film, der da sagt: »Ich kann mir 'ne ziemliche Menge vorstellen!«, und meine damit die Schönheit der Annäherung an das Nicht-Greifbare. Allein in die Nähe dessen zu kommen, gedanklich, gefühlt oder auf welcher Ebene auch immer, ist für mich der Weg hin zu etwas, was ich nicht beschreiben kann und was meine Erfahrungswelt und Vorstellungskraft übersteigen mag, aber tief in mir eine starke und intime Anziehungskraft ausübt, so wie es nur etwas sehr Vertrautes haben kann.

Vom Fliegen und vom Landen:
PRANA MUDRA
Anrufung der Energie

EINATMEN:
Stelle die Hände in der hohen Hocke vor dem Becken auf. Du kannst die Augen schließen oder geöffnet halten. Die Handflächen weisen zu dir. Die Mittelfinger berühren sich. Entspanne die Ellbogen. Lass die Schulterblätter sich an den Rücken schmiegen, damit du durch die Position der Arme die Aufrichtung in der Wirbelsäule nicht verlierst. Führe mit der Einatmung die Hände mit etwas Abstand zu deinem Oberkörper, wie mit einem Scanner, die Mittellinie deines Körpers nach oben. Dabei kannst du bei jedem Chakren-Punkt eine kleine Atemzäsur machen und kurz innehalten, bevor du den Einatem wieder aufnimmst. Führe die Hände, egal ob mit Zwischenschritten oder flüssig und durchgehend, bis zum Augenbrauenzentrum hinauf.

AUSATMEN:
Öffne die Arme auf Schulterhöhe zu den Seiten. Die Handflächen zeigen nach oben. Die Arme sind weder völlig durchgestreckt noch sinken sie weit nach unten. Finde eine Position, die sich angenehm anfühlt und die du bequem einnehmen kannst.

EINATMEN:
Führe mit der darauffolgenden Einatmung die Hände wieder vor dem Dritten Auge zusammen.

Lass dann ausatmend die Hände die Mittellinie deines Körpers nach unten sinken, in den Schoß hinein. Wiederhole diese Bewegung insgesamt dreimal.

Du hast es wahrscheinlich schon gemerkt: Die Hände, genauer gesagt die Handinnenflächen, tasten energetisch deinen Körper ab und sagen jedem Chakra kurz Hallo. Auf dem Hinweg verfolgst du den Weg der aufsteigenden Kundalini und auf dem Rückweg den Weg der absteigenden Kundalini.

Moment! Was ist die absteigende Kundalini? Es ist für mich immer wieder erstaunlich, wie wenig diese thematisiert wird. Ist von Kundalini die Rede, dann dreht es sich meistens um den Aufstieg dieser Energie, um die spirituelle Entwicklung von der Materie in den Geist. Doch was sollen die Menschen dann alle »da oben«? Sicher, es ist schön da. Alles ist klar, luftig und irgendwie leicht – wie wenn man auf einem hohen Berg steht, den man mühevoll erklommen hat. Sicher, man kann da oben bleiben und von dort wirken. Aber was wäre, wenn man seine Erfahrungen, sein erlangtes Wissen wieder mit herabnähme, Schritt für Schritt und Stufe für Stufe, und alle Bereiche dadurch nachhaltig veränderte? Wenn man nicht in der Meditation bleibt, sondern sich wieder der Materie zuwendet und diese anfüllt mit dem Geist aus den neuen Bewusstseinsebenen, die man betreten hat – das ist der Abstieg der Kundalini.

Und der Punkt, an dem man startete, ist dann nicht der Punkt, an dem man beim »Herabkommen« wieder landet. Es ist eher wie bei einer Spirale: Man gelangt eine Stufe höher. Und so schraubt man sich von Erfahrung zu Erfahrung immer höher und hat doch noch nach wie vor seine Aufstiege und Abstiege.

Um das Ganze richtig zu zelebrieren, kann man in die Übung die Stufenatmung einbauen. Wie oben schon beschrieben, unterteilt man den Einatem in kleine Stufen, wie bei einer Treppe, und hält immer dort an, wo sich der nächste Chakren-Punkt befindet. Wer möchte, kann sich hier zum Beispiel die Farbe des jeweiligen Chakras vorstellen oder passende Symbole.

In der Position der geöffneten Arme ist dann der Zeitpunkt der ätherischen Erfahrung. Hier kannst du über deine Aura dein *Sahasrara Chakra* wahrnehmen. Vielleicht stellt es sich als eine Art Scheinen um deinen Körper dar, vielleicht als Lichtstrahl, als Kribbeln oder als was auch immer. Sei einfach offen für das Spüren in der Haltung mit den ausgebreiteten Armen. Gern kannst du hier auch verweilen und den Atem gleichmäßig fließen lassen.

Beim Zurückführen der Hände in den Schoß stelle ich mir immer ganz konkret vor, was ich alles in meinem Leben verändern möchte, passend zu den jeweiligen Körperbereichen. Am Herzen wünsche ich mir zum Beispiel mehr Empathie, am Becken weniger Angst. Oder ich stelle mir auch hier wieder die Farben vor und betrachte die mögliche Veränderung in der Intensität oder im Farbklang. Es gibt so viel zu entdecken!

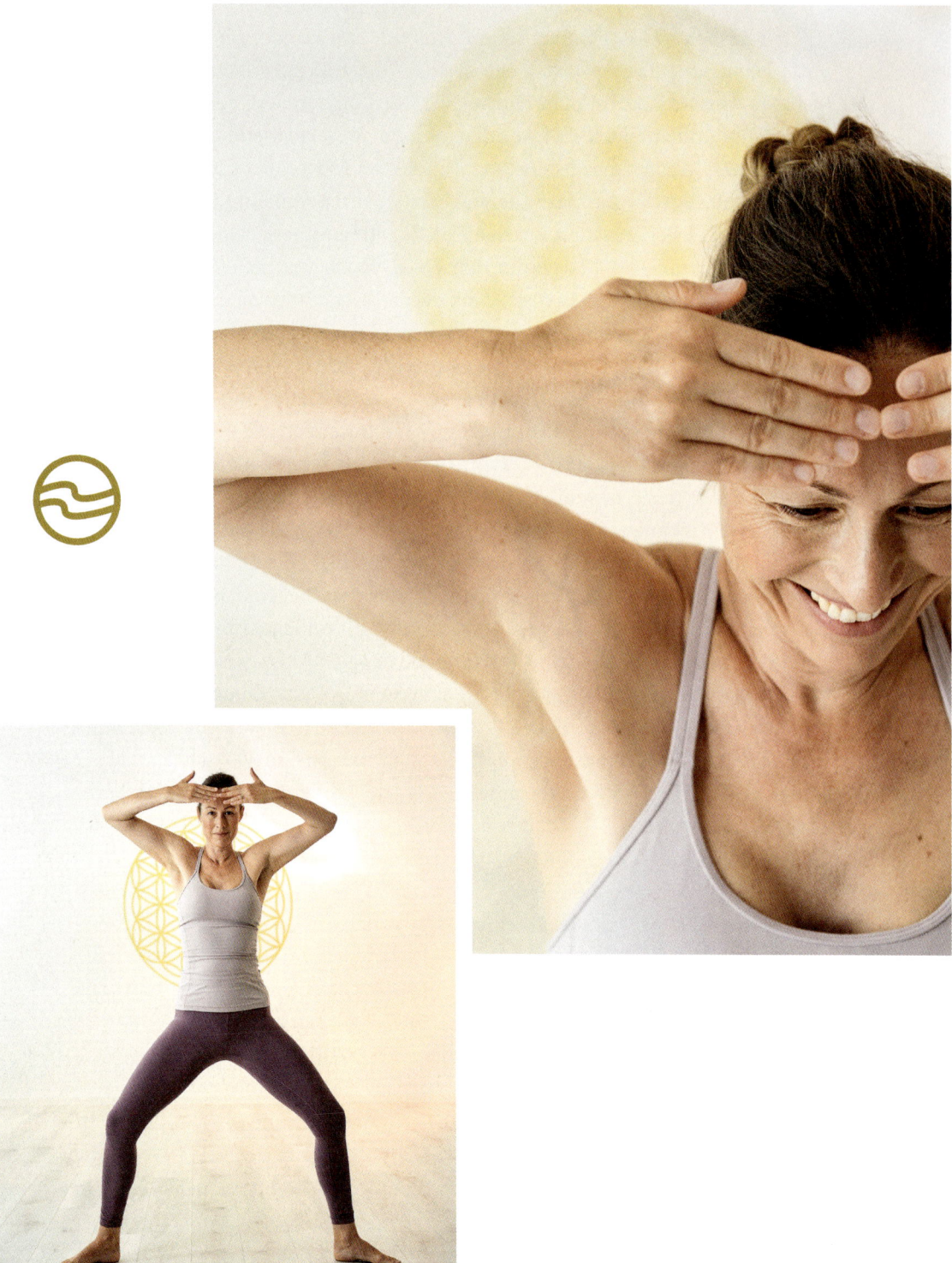

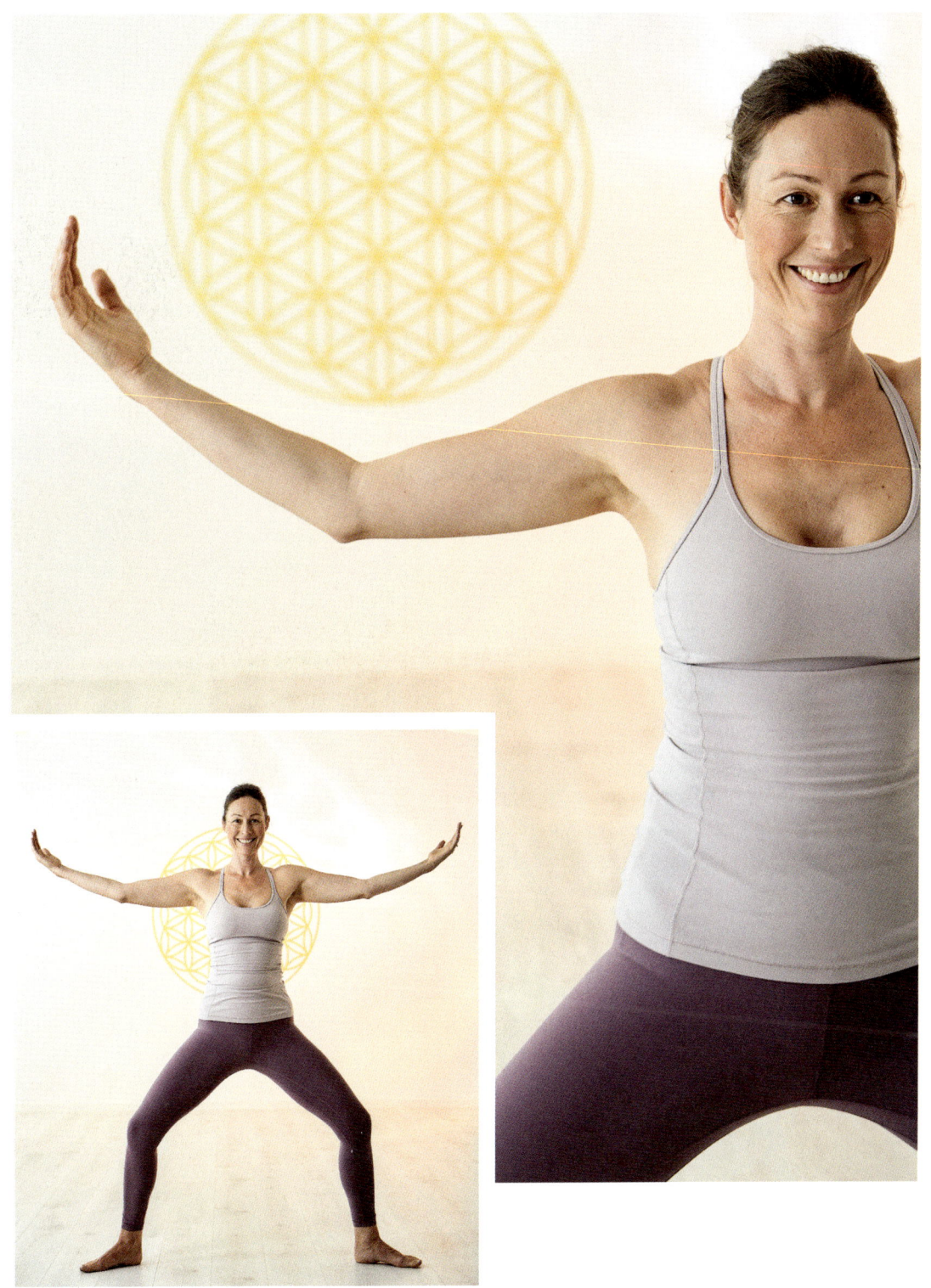

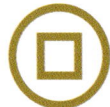

Ich bin, du bist, wir sind:
SOHAM PRANAYAMA
Atmung des Seins

EINATMEN:

Sage mit der Einatmung, entweder ohne dich zu bewegen oder in der Übung von *Prana Mudra,* gedanklich »So« oder »Ich«. Lass das Wort analog zu deinem Einatmen die Wirbelsäule, entweder an der Vorder- oder an der Rückseite entlang, nach oben steigen, entweder bis zum Punkt zwischen den Augenbrauen bzw. am Hinterkopf oder auch bis zur Schädeldecke, je nachdem, wo du die Atemlinie ansetzt.

AUSATMEN:

Atme aus und sage gedanklich »Ham« oder »Bin«. Lass den Atem von deinem gewählten höchsten Punkt wieder nach unten sinken, von dort, wo du gestartet bist.

Wiederhole das innere Mantra entweder dreimal mit der Bewegung von *Prana Mudra* oder in Stille so oft und so lange du möchtest.

Wenn man ganz genau hinhört, dann ist es manchmal so, als würde der Atem in einer Geheimsprache zu uns flüstern. Als ich das erste Mal die Soham-Atmung gemacht habe, dachte ich: »Wow, der Klang der Einatmung ist tatsächlich ›So‹ und der Klang der Ausatmung ›Ham‹. Das macht total Sinn!« Gleichzeitig merkte ich, dass mir diese Analogie half, beim Atem zu bleiben und nicht »auszuchecken«. Dadurch war ich dann mehr bei mir. Et voilà, das ist ja die Idee der Soham-Atmung. Und dadurch wurde mir klar, dass Yoga eigentlich immer seinen Weg findet, egal ob man auf der angeleiteten Ebene bleibt oder Dinge anders ausführt oder wahrnimmt.

Ich habe dafür das Bild von einem Fluss, der sich gabelt und bei dem alle seine kleinen und großen Ströme gleichsam auf ihre Art und Weise ins Meer strömen. Und das Meer, so ist es in den Schriften als das Ziel von Yoga beschrieben, ist die Selbsterkenntnis, und aus dieser resultiert die Selbstauflösung in einen größeren Zusammenhang. So wie bei einem Tropfen im Meer, der als Teil des Ganzen sein Tropfensein nicht als Abgrenzung empfindet, sondern als Vereinigung, und gleichzeitig ein Tropfen und das Meer ist. So in etwa …

Die Schönheit der Soham-Atmung liegt in ihrer Reduziertheit. Sie ist einfach. Sie ist klar. Und sie funktioniert. Im Nullkommanichts kannst du bei deiner Atmung sein und damit dann direkt bei dir, ob im Sitzen als Meditation oder auch einfach während der Yoga-Praxis in den Haltungen selbst. Probiere einfach aus, was dir wann, wie und wo am meisten liegt. Es gibt hier kein Richtig und kein Falsch. Denke an den Fluss, der sich gabelt und seinen eigenen Weg findet. Und dann schwimm!

MEHR, ALS MAN SIEHT

In dieser Sequenz gibt es nichts weiter zu verstehen. Wenn du durch die Übungen in den vorigen Kapiteln gegangen bist, dann hast du im Grunde die Basis geschaffen für das Erlebnis der Urkraft 7 in diesem Kapitel. Du hast das, was vielleicht in gewisser Weise über der Erfahrung lag, die du hier machen kannst, angeschaut, bearbeitet, abgetragen und damit den Blick und das Empfinden freigelegt auf etwas, das ohnehin schon da war. Was das bedeutet?

Es ist wie in der Parabel von dem Bettler, der am Straßenrand auf einer alten Kiste sitzt. Als eines Tages ein Fremder des Weges kommt, bittet ihn der Bettler um eine Gabe, indem er ihm seine alte Mütze hinhält. Der Fremde sagt, dass er nichts zu geben habe, und fragt, worauf der Bettler eigentlich sitze. Der Bettler sagt, dass das nur eine alte Kiste sei, auf der er schon so lange säße, dass er schon gar nicht mehr wisse, wie lange eigentlich. Daraufhin fragt der Fremde, ob der Bettler denn schon einmal hineingeschaut hätte, was dieser verneint. Schließlich sei ja doch nichts drin. Doch der Fremde lässt sich nicht abwimmeln, sondern ermutigt den Bettler weiter, hineinzuschauen, was dieser dann auch tut. Dazu muss er die Kiste aufbrechen. Voller Erstaunen, Unglauben und Begeisterung entdeckt er dann, dass die Kiste mit Gold gefüllt ist.

So in etwa meine ich das, wenn ich sage, dass alles schon da ist und dass wir es glauben müssen, dass wir es riskieren müssen, dass wir einfach loslegen müssen. Und dass wir manchmal auch Impulse von außen gebrauchen können, wenn die Schätze im Inneren vergraben oder unter Verschluss gehalten worden sind.

Die Sequenz hier zum Abschluss, und das ist ein wenig »Yoga-Hexerei«, kann diese Schätze offenlegen. Sie kann dich in Verbindung bringen mit deinem wunderschönsten Inneren, mit dem Gefühl von »Es ist alles gut« oder »Ich bin nicht nur genug, ich bin vieles! Ich bin toll! Ich bin wunderbar, so wie ich bin«. Dies sind Sehnsüchte, die mir viele Yoga-Praktizierende und auch Klienten und Klientinnen immer wieder offenbaren und die ich genauso in meinem Herzen trage, wie so viele andere Menschen auch.

Ich wünsche mir, dass die eine oder andere – oder der eine oder andere – in dieser Sequenz das findet, was sie im Kern zeigen soll: Stille, Annahme und Frieden. Geben wir der Erleuchtung noch ein wenig Zeit!

FARBEN, STILLE UND DAS NICHTS

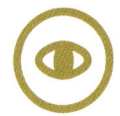

Es ist schon komisch, aber gerade hier, im Kapitel über das Einssein, sind meine Tipps »dualer« denn je! Ich habe schon angedeutet, dass der Zustand von Einssein im Yoga mindestens auf zweierlei Weisen beschrieben wird: Im *Sahasrara Chakra* (*Sahasrara* bedeutet »Tausend«, stellvertretend für die Unendlichkeit) ist die Symbolik der Farben ebenso wie die Anzahl der Lotosblüten mannigfaltig und eben unendlich. Es ist also richtig bunt hier! So passt es auch, wenn man nach Indien fährt und dort erst einmal überwältigt ist von den 1000 Düften, den 1000 Farben, den 1000 bunten Göttern.

Aus einer anderen Sicht, und die ist eigentlich ganz eng mit dem Prinzip der Fülle verbunden, wird das Einssein als Leere beschrieben. Und auch das kann man in Indien erleben, zum Beispiel bei einer *Puja,* einer Verehrungszeremonie, die mit allem Drum und Dran veranstaltet wird und wo es trotz des ganzen Brimboriums um einen herum und in einem drin ganz still und ruhig und leer werden kann. Keine Farben, keine Gerüche, kein gar nichts – einfach pure Stille.

Wäre hier also ein ganzes Feuerwerk oder eine einzelne Kerze angemessen? Oder beides? Für diese spezielle Praxis empfehle ich nichts. Entscheide selbst, ob Rausch oder Reduktion, ob Sinne an oder aus, ob weiß oder bunt. Und dann lass dich tragen von der Stille, die sich sowohl im Nichts und auch in allem verbirgt. So mache ich das jedenfalls. Ich entscheide intuitiv, und dann kommt doch meist alles ganz anders …

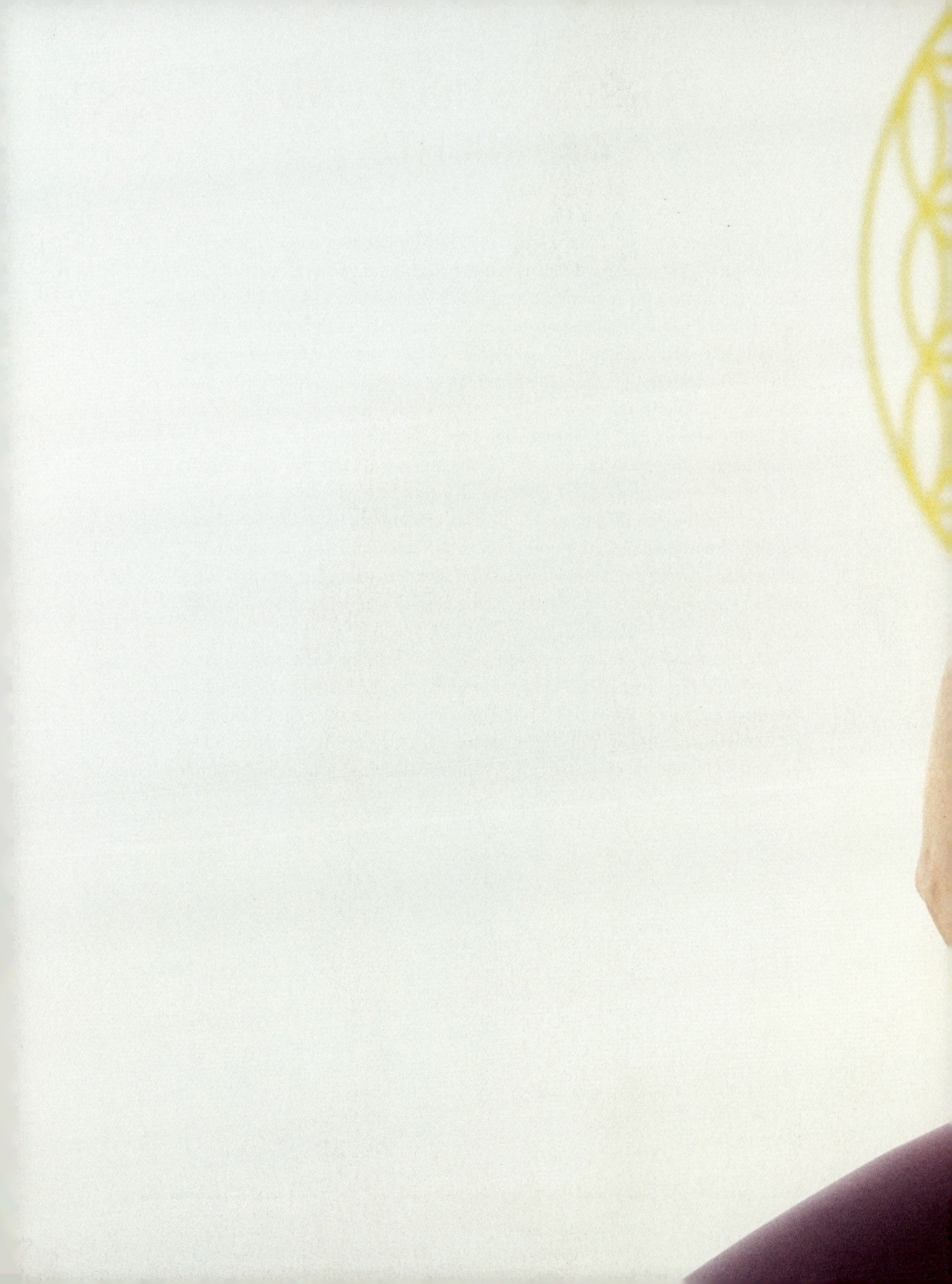

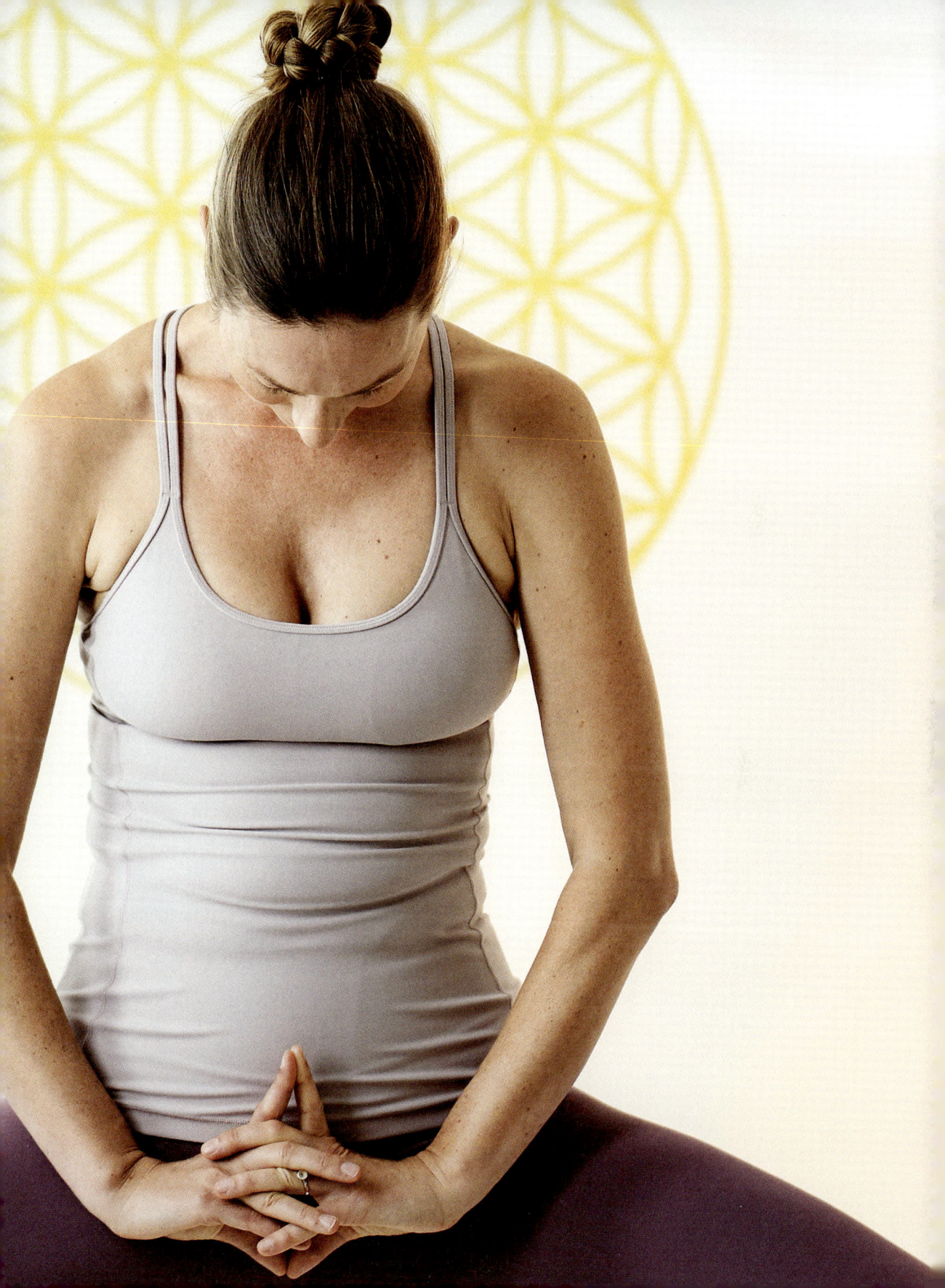

NACHWORT

In meiner Auseinandersetzung mit *Female Yoga* – dem Titel dieses Buches –, der eine Genderthematik mittransportiert, ist mir ganz wichtig, Folgendes am Ende noch einmal zu betonen: Wir sind alle einzigartig!

Die Sexualwissenschaftlerin und Genderexpertin Emily Nagoski wird in ihrem Buch *Komm, wie du willst* auf humorvolle und wissenschaftliche Weise nicht müde, darauf hinzuweisen, dass wir Menschen alle aus den gleichen Teilen (sie meint damit unsere biologische »Hardware«) bestehen und dass wir nur unterschiedlich zusammengesetzt sind, sodass wir jeweils einzigartig sind.

Dem möchte ich mich aus psychologischer und spiritueller Sicht anschließen, auch wenn es da weniger offensichtlich und nachweisbar ist. Wir Menschen verfügen über die gleichen Ressourcen und über die gleichen Anlagen zu Dysfunktionen. Wir haben diese nur unterschiedlich ausgeprägt und gewichtet. Wir sind also alle einzigartig in unserer Schönheit, in unseren Schwächen und in unserem Bestreben, damit zu leben oder es zu verändern.

Jede und jeder geht einen anderen Weg auf ihrer und seiner Suche nach Glückseligkeit, Zufriedenheit, Stille oder Freiheit.

Mein Weg begann mit dem Buch *Sunnymoon,* in dem ich meine Erfahrungen bei der Auseinandersetzung mit Dualität zwischen männlich und weiblich am Beispiel der Yoga-Tradition von Sonnen- und Mondgruß illustriert habe. Und als ich merkte, dass diese Raster der Zweidimensionalität für mich gut funktionierten, und zwar in dem Sinn, dass ich mich innerhalb der beiden Seiten von männlich und weiblich, von strukturiert und kreativ, kennenlernen konnte, habe ich da weitergemacht. Daraus ist nun mit *Female Yoga* die Fortführung mit sieben Schattierungen entstanden. Auch hier halte ich mich schon eine Weile auf und finde, dass diese Struktur ein für mich einleuchtendes Konzept ist, das mir viel Spielraum lässt. Und nun bin ich gespannt, was als Nächstes kommt …

Dieses Buch ist ein Buch über innere Freiheit und darüber, sich die Freiheit zu nehmen, die Frau, der Mann, der Mensch zu sein, die und der man sein will. In meiner Praxis als Therapeutin wie auch an mir selbst erlebe ich, dass die meisten Frauen, Männer, Menschen sich überfordert fühlen bei der Frage: »Was für eine Frau, Mann, Mensch möchtest du denn sein?« Da sind so viele Bilder, gesellschaftliche, moralische, biologische Bilder, dass es schwer ist, sich davon frei zu machen. Und sowohl ich selbst als auch meine Klientinnen und Klienten sind oft überrascht, wie viel Sinnliches, Lustiges und Eigentümliches zum Vorschein kommt, wenn man die Klischees hinter sich lässt.

Durch die Erfahrungsräume im Inneren können wir mit uns selbst in den Dialog gehen und uns auf das Handeln im Außen vorbereiten. Denn auch das kann wichtig sein, zum Beispiel wenn wir Kinder haben, denen wir in der Genderdebatte zur Seite stehen möchten, oder wenn wir aufgefordert sind, uns in Bezug auf unser Geschlecht und unsere geschlechtliche Orientierung zu erklären.

Im Dialog zu sein mit sich, das kann wach machen für Plattitüden, Gleichschaltung und Unterdrückung. Und das macht frei, finde ich. Deswegen ist mir zum Schluss eines noch ganz wichtig:

Niemand kann einem die innere Freiheit nehmen – egal wie eng es im Außen auch werden kann. Und niemand kann einem den Spaß und die Freude an sich selbst nehmen – auch nicht der Ernst des Lebens!

GLOSSAR

Ajna Chakra: Stirn-Chakra, auch bekannt als »Guru-Chakra« oder Drittes Auge; befindet sich am Augenbrauenzentrum.

Amrita: Lebenselixier; in der indischen Mythologie ein Trank, der außerordentliche Kraft und Unsterblichkeit schenken soll.

Anahata Chakra: Herz-Chakra; befindet sich auf der Höhe des Herzens bzw. am Brustbein.

Anandamaya Kosha: wörtl. »die aus Glückseligkeit bestehende Hülle«; dies ist die subtilste der fünf Körperhüllen.

Annamaya Kosha: wörtl. »die aus Nahrung bestehende Hülle«; damit ist der physische Körper gemeint, und diese »Hülle« ist eng verbunden mit allem Sichtbaren und Greifbaren im Körper, dazu gehört unsere äußere Hülle ebenso wie Organe und Körperfunktionen.

Antar Kumbhaka: wörtl. »inneres Atemanhalten«; Übung, in der der Atem nach vollständiger Einatmung angehalten wird.

Asana: Körperhaltung im Hatha Yoga.

Ashwini Mudra: wörtl. »Pferdehaltung«; Yoga-Übung für den Beckenboden, bei der man im Sitzen mehrmals hintereinander den Schließmuskel des Anus anspannt.

Avidya: Unwissenheit, Nichtwissen; der grundlegendste der fünf *Kleshas* bzw. Ursachen des Leidens.

Bandha: Verschluss, Muskelkontraktion, durch die Lebensenergie in den Mittelkanal *(Sushumna Nadi)* gelenkt wird, u. a. um die spirituelle Praxis zu fördern.

Bhagavad Gita: wörtl. »Gesang des Erhabenen«. Die *Bhagavad Gita* ist eine der zentralen Schriften des Hinduismus, die mit Karma Yoga (Yoga der Handlung), Jnana Yoga (Yoga des Wissens) und Bhakti Yoga (Yoga der Hingabe) drei wichtige Yoga-Wege beschreibt. Dieses Werk ist vermutlich zwischen dem 5. und 2. Jahrhundert v. Chr. entstanden.

Bindi: wörtl. »Punkt, Tropfen«; Punkt auf der Stirn zwischen den Augenbrauen oder ein an dieser Stelle aufgeklebter Schmuck.

Brahma: ist im Hinduismus der Schöpfergott. Saraswati ist seine Frau.

Chakra: wörtl. »Rad«. Als Chakren werden die subtilen Energiezentren zwischen dem physischen Körper und dem feinstofflichen Körper des Menschen bezeichnet. Es wird angenommen, dass diese durch Energiekanäle *(Nadis)* verbunden sind, die sich entlang der Wirbelsäule befinden und den Aufstieg der Transformationsenergie *(Kundalini)* beeinflussen. Über Yoga hinaus tauchen Chakren in bestimmten Ausprägungen des Hinduismus und Buddhismus sowie in einigen esoterischen Lehren auf.

Desikachar, T. K. V. (1938–2016): war ein indischer Yoga-Lehrer und Autor. Er entwickelte Vini Yoga, das auf den Yoga-Prinzipien seines Vaters *T. Krishnamacharya* basiert. Beim Vini Yoga werden die Übungen an die individuellen Bedürfnisse der jeweiligen Schüler und Schülerinnen angepasst und unterstützen so den therapeutischen Nutzen des Yoga.

Deva: bedeutet »Gott, Gottheit«; kann auch mit »Halbgötter« oder »überirdische Wesen« übersetzt werden. Ein Deva gilt als Gegenspieler der Dämonen, auch im Sinn von »gottgeweihter Mensch« oder »göttliche Wesenheit«.

Devi, Indra (1899–2002): war eine schwedisch-russisch-amerikanische Schauspielerin und Yoga-Lehrerin. Sie war eine Schülerin von T. Krishnamacharya. Von ihren Schülern und Schülerinnen wurde sie mit *Mataji* (Hindi: »Mütterchen«) angesprochen.

Drishti: bedeutet »Sehen, Erblicken, Blick« mit dem körperlichen oder geistigen Auge und wird im Yoga u. a. für die Blickrichtung verwendet. Besonders in Balancehaltungen wird es deutlich: Richtet man seinen Blick auf einen bestimmten Gegenstand, dann findet man Halt. Diese Blickrichtung kann auch nach innen gewendet sein und dort ihren Anker finden.

Gannon, Sharon (geb. 1951): Die US-amerikanische Yoga-Lehrerin, Tänzerin und Tierschutzaktivistin ist zusammen mit David Life Gründerin von Jivamukti Yoga.

Hatha Yoga: ist eine Form des Yoga, bei der das Gleichgewicht zwischen Körper und Geist vor allem durch körperliche Übungen angestrebt wird.

Hatha Yoga Pradipika: ist nach dem *Yoga Sutra* des Patanjali die wohl bekannteste klassische Yoga-Schrift ist. Sie wurde im 14. Jh. von Swatmarama verfasst und hat die Wege des Hatha Yoga (Yoga der Disziplin) und des Kundalini Yoga (Yoga der Energie) zum Inhalt.

Ida: ist eine der drei Haupt-Nadis im Yoga und wird der linken Körperseite zugeordnet, die für das weibliche Prinzip in der Polarität steht. Körperlich wird dieses Energieprinzip dem parasympathischen Nervensystem zugeordnet.

Iyengar, B. K. S. (1918–2014): war ein indischer Yoga-Lehrer und Gründer des Iyengar Yoga, einer Form des *Hatha Yoga*. Er galt als einer der führenden Yoga-Lehrer weltweit und praktizierte und lehrte Yoga über einen Zeitraum von mehr als 75 Jahren.

Kali: wörtl. »die Schwarze«; ist im Hinduismus eine bedeutende Göttin der Zerstörung (was Erneuerung mit sich bringt).

Kest, Brian (geb. 1964): der US-Amerikaner gilt als Begründer des Power Yoga.

Klesha: wörtl. »Trübung«, Schmerz, Leiden; es gibt laut Yoga-Philosophie fünf leidverursachende Faktoren *(Kleshas)*, die Hindernisse auf dem Erkenntnisweg darstellen.

Kosha: wörtl. »Hülle«; laut Yoga-Philosophie verfügt der Mensch über fünf Hüllen bzw. mehr oder weniger grob- bzw. feinstoffliche Körper, die unterschiedlichen Bewusstseinsebenen zugeordnet werden.

Krishnamacharya, T. (1888–1989): gilt als »Vater des modernen Yoga« und als »Lehrer der Lehrer«. Er hat indische Yoga-Größen wie B. K. S. Iyengar (Iyengar Yoga), K. Pattabhi Jois (Ashtanga Yoga) und seinen Sohn T. K. V. Desikachar ausgebildet und gilt als einflussreichster Yoga-Lehrer des 20. Jahrhunderts. Ihm wird auch die Wiederbelebung des Hatha Yoga zugeschrieben.

Kriya: wörtl. »Handlung, Tat«; Reinigungstechnik im Hatha Yoga.

Kumbhaka: Anhalten des Atems bei Atemübungen.

Kundalini: wörtl. »die Zusammengerollte«; ist eine im Tantra und Kundalini Yoga auch als *Shakti* bezeichnete Kraft, die sich wie eine Schlange von der Materie (unterster Energiepunkt an der Wirbelsäule) bis zur kosmischen Seele (oberster Energiepunkt über dem Scheitelpunkt) emporschlängelt und durch Transformation zur Erleuchtung führt.

Kundalini Yoga: wird auch als Yoga der Energie bezeichnet, und gemeint ist in diesem Zusammenhang der von Yogi Bhajan (1929–2004) begründete Stil des Kundalini Yoga, der weltweit eine große Verbreitung findet und seine Philosophie und Übungen sowohl aus dem Yoga als auch aus der Sikh-Religion zieht.

Lakshmi: ist im Hinduismus die Göttin des Glücks, des Reichtums und der Schönheit. Vishnu ist ihr Mann.

Life, David: Der US-amerikanische Yoga-Lehrer ist zusammen mit Sharon Gannon Gründer von Jivamukti Yoga.

Manipura Chakra: Nabel-Chakra; befindet sich im Bereich des Solarplexus, etwa drei Finger breit über dem Nabel.

Manomaya Kosha: wörtl. »die aus Geist bestehende Hülle«; von den fünf Körpern *(Koshas)* ist dies der Körper des Geistes.

Mudra: wörtl. »das, was Freude gibt«; Geste, die mit dem Körper ausgeführt wird. Die bekanntesten Mudras sind Handgesten, die im indischen Tanz und auch im Yoga eingesetzt werden. Man kann aber auch Mudras an anderen Bereichen des Körpers ausführen. Es gibt äußerlich sichtbare, aber auch innerlich ausgeführte Mudras, wie zum Besipiel Verschlüsse *(Bandhas)*, die man setzt, um Energie in *Sushumna Nadi* zu leiten.

Mula Bandha: ist ein Verschluss, der im Bereich des Wurzel-Chakras *(Muladhara Chakra)* durch Kontraktion der Beckenbodenmuskulatur gesetzt werden kann.

Muladhara Chakra: Wurzel-Chakra; befindet sich am Beckenboden.

Nadi: Als Nadis werden in der Philosophie des Yoga Kanäle bezeichnet, die

die Energie in Bahnen lenken und auf diese Weise für Ausgeglichenheit und Gesundheit sorgen, aber auch dazu dienen, spirituelle Ziele zu erreichen.

Nauli: Reinigungsübung im Yoga mit kreisförmiger Bewegung der Bauchmuskulatur, um das Verdauungsfeuer anzuregen.

Parvati: ist im Hinduismus die Göttin der Hingabe und Geduld. Shiva ist ihr Mann.

Pawanmuktasanas: *Pawan* bedeutet wörtlich »Wind« und *mukta* »lösen«. Diese drei einzigartigen Serien von Yoga-Haltungen *(Asanas)* aus dem Satyananda Yoga sind leicht auszuführen, bringen Bewusstheit in die Ausführung von Körperübungen und können recht schnell in einen meditativen Zustand führen. Während sich die erste Serie auf die Gelenke konzentriert, fokussiert die zweite Serie den Unterleib und die dritte den Energiefluss in der Wirbelsäule.

Pingala: ist eine der drei Haupt-Nadis im Yoga und wird der rechten Körperseite zugeordnet, die für das männliche Prinzip in der Polarität steht. Körperlich wird dieses Energieprinzip dem sympathischen Nervensystem zugeordnet.

Prana: Leben, Lebenskraft oder Lebensenergie; diese Lebensenergie kann durch Yoga-Techniken erhöht werden, was zu mehr Wohlbefinden und Gesundheit führen soll.

Pranayama: Atemtechniken im Hatha Yoga zur Lenkung der Lebensenergie.

Pranamaya Kosha: wörtl. »die aus Prana bestehende Hülle«; von den fünf Körpern *(Koshas)* ist dies der energetische Körper, in dem sich die Chakren und Nadis befinden. Und hier ist es, wo wir so etwas wie innere Hitze oder Schmetterlinge im Bauch spüren.

Puja: Anbetung, Ehrerweisung, hinduistisches Verehrungsritual.

Puranas: wörtl. »alte Geschichte«; gehören zu den wichtigsten heiligen Schriften des Hinduismus. Sie werden etwa auf die Zeit von 400 bis 1000 n. Chr. datiert, greifen jedoch oft auf ältere Inhalte zurück.

Raja Yoga: ist ein Yoga-Weg, auf dem die Beherrschung des Geistes angestrebt wird. Gewöhnlich wird diese Form mit dem Achtgliedrigen Pfad aus dem *Yoga Sutra* von Patanjali gleichgesetzt.

Sahasrara Chakra: Kronen-Chakra; befindet sich am Scheitel, etwas oberhalb des Kopfes.

Samadhi: wörtl. »die ganze Aufmerksamkeit auf etwas richten«; ein Bewusstseinszustand der Sammlung und Versenkung, der über Wachen, Träumen und Tiefschlaf hinausgeht und in dem das diskursive Denken aufhören soll. Es stellt die achte Stufe des Raja Yoga nach Patanjali dar, und diese Einheitserfahrung gilt als das Ziel des Yoga schlechthin. Nach unterschiedlichen Lehren wird dieser Zustand in verschiedene Stufen unterteilt, wobei die letzte Stufe

Maha Samadhi auch mit dem körperlichen Ableben verbunden ist.

Samana: wörtl. »zusammentreffen, übereinstimmen«; einer der fünf *Vayus*, der für die Regulation des Verdauungsfeuers zuständig ist.

Saraswati: ist im Hinduismus die Göttin der Kunst und Wissenschaft. Brahma ist ihr Mann.

Shakti: stellt im Hinduismus eine aktive Energie dar und steht für die weibliche Urkraft des Universums. Die vielen indischen Göttinnen werden als unterschiedliche Ausprägungen der Shakti angesehen.

Shambhavi Mudra: wörtl. »die Geste des Wohlwollens«; Blick zum Punkt zwischen den Augenbrauen; Shambhavi bedeutet auch »die Gattin des Shambhu«.

Shavasana: wörtl. »die Totenhaltung«; wird im Yoga meistens am Ende einer Klasse unterrichtet. Dabei liegt man bewegungslos auf dem Rücken und hat die Möglichkeit, den ganzen Körper zu entspannen und auch die Früchte der Yoga-Praxis, den ruhigen Geist, zu erfahren.

Shiva: wörtl. »Glückverheißender«; ist im Hinduismus eine Ausprägung des Göttlichen, und zwar als der Zerstörer. Parvati/Kali ist seine Frau.

Shiva Rea: Die US-amerikanische Yoga-Lehrerin und Aktivistin gilt als »Grande Dame« des Flow.

Siddhis: bezeichnen im Yoga außergewöhnliche Kräfte, die man durch die spirituelle Praxis erlangen kann.

Sivananda Radha Saraswati (1911–1995): war eine deutsche Schülerin von Swami Sivananda, die nach Kanada emigrierte und dort die Lehren des Yoga in westlicher Übertragung verbreitete.

Sushumna: neben Ida und Pingala eine der drei Haupt-Nadis (Energiebahnen), die durch die Mitte des Körpers entlang der Wirbelsäule verlaufen soll.

Svadhisthana Chakra: Sakral-Chakra; befindet sich auf der Höhe des Kreuzbeins.

Swami Satyanada Saraswati (1923–2009): war ein Schüler von Swami Sivananda und gründete die Bihar School of Yoga und den nach ihm benannten Yoga-Stil »Satyananda Yoga«.

Swami Sivananda Saraswati (1887–1963): lebte und wirkte in Rishikesh, wo er die Divine Life Society gründete und einen »Yoga der Synthese« lehrte, der Hatha Yoga und Raja Yoga, Jnana Yoga, Karma Yoga und Bhakti Yoga vereint. Er bildete u. a. Swami Satyananda *(Satyananda Yoga)* und Swami Vishnudevananda *(Sivananda Yoga)* aus, die seine Lehren in Indien und außerhalb davon weitertrugen.

Tantra: wörtl. »Gewebe, Zusammenhang«. Nach der Lehre des Tantra basiert das ganze Universum auf Polarität bzw. auf dem Zusammenspiel von Shiva und Shakti.

Udana: wörtl. »nach oben gerichtet, nach oben atmen«; einer der fünf *Vayus*.

Vayu: wörtl. »Luft, Wind, Atem«; ist im Hinduismus auch der Name des Windgottes und des Gottes der Lebensenergie *(Prana)*. In der Wissenschaft des Yoga werden fünf Vayus benannt, die im menschlichen Körper unterschiedliche Funktionen haben, sich an unterschiedlichen Stellen im Körper befinden und auf die unterschiedlichen Bewegungen von Prana, der menschlichen Vitalkraft, hinweisen.

Vijnanamaya Kosha: wörtl. »die aus Erkenntnis bestehende Hülle«; in dieser vierten der insgesamt fünf Hüllen geht es um Erkenntnis, Intellekt und Intuition. Spüren kann man diesen Körper durch die eigene Fähigkeit, sich selbst wahrzunehmen, aber auch durch die Fähigkeit, Bilder zu erzeugen und Räume zu kreieren, in denen man die eigene Wahrnehmung ausdrücken kann.

Vishnu: ist im Hinduismus eine Ausprägung des Göttlichen, und zwar als der Erhalter der Welt. *Lakshmi* ist seine Frau.

Vishuddha Chakra: Hals-Chakra; befindet sich auf Höhe der Kehle.

Yogananda (1893–1952): Paramahansa Yogananda war ein indischer Yoga-Meister, Philosoph und Schriftsteller, der die Idee des Kriya Yoga zum Zentrum seiner Lehre machte. Er bezeichnete Kriya Yoga als »Schnellstraße zu Gott«, und der Weg wird in seinem Bestseller *Autobiographie eines Yogi* als »einfache psychophysiologische Methode« beschrieben.

Yoga Nidra: wörtl. »Schlaf des Yogi«; ist eine Yoga-Technik, mit der durch völlige Tiefenentspannung bei klarem Bewusstsein tiefere Bewusstseinsschichten erreicht werden können.

Yoga Sutra: wörtl. »Leitfaden des Yoga«. Das *Yoga Sutra* und der darin beschriebene Achtgliedrige Pfad gelten noch heute als Standardwerk des philosophischen Yoga und des Raja Yoga (Königsyoga). Da dieses Werk bereits im 5. Jahrhundert kommentiert wurde, wird angenommen, dass die Schrift in der Zeit zwischen dem 2. Jahrhundert v. Chr. und dem 4. Jahrhundert n. Chr. entstanden ist.

Yoga-Wege: Im Yoga wird oft von sechs Wegen zum Ziel des Yoga, zur Einheit, gesprochen: Jnana Yoga (Yoga des Wissens), Raja Yoga (Yoga der Meditation), Bhakti Yoga (Yoga der Hingabe), Karma Yoga (Yoga des Handelns), Kundalini Yoga (Yoga der Energie) und Hatha Yoga (Yoga der Körperübungen).

Yogi Bhajan (1929–2004): hat eine besondere Form des Kundalini Yoga, wie sie teilweise von Anhängern der Sikh-Religion praktiziert wird, im Westen durch die Gründung der *3HO-Organisation* bekannt gemacht.

Yoni Mudra: wörtl. »Mutterschoß Mudra«; Yoga-Übung, bei der durch die Fingerhaltung die Energie nach innen gelenkt wird.

LITERATUR

Eck, Angelika (Hg.): *Der erotische Raum – Fragen der weiblichen Sexualität in der Therapie (Systemische Therapie).* Heidelberg 2018.

Middendorf, Katharina: *360 Grad – Über die Liebe, den Tod und den Mut zum Weitermachen.* Bielefeld 2017.

Middendorf, Katharina: *Das kleine Chakren-Handbuch.* München 2017.

Middendorf, Katharina/Sturm, Ralf: *Bereit für die Liebe! Wenn du denkst, es ist vorbei, fängt es eigentlich erst an.* Bielefeld 2016.

Middendorf, Katharina/Sturm, Ralf: *Happy End im Kopfkino – Wie wir uns von Überzeugungen befreien, die unserem Glück im Weg stehen.* München 2018.

Nagoski, Emily: *Komm, wie du willst – Das neue Frauen-Sex-Buch.* München 2017.

Schnarch, Dr. David: *Brain Talk – How Mind Mapping Brain Science Can Change Your Life & Everyone In It.* (CreateSpace Independent Publishing Platform) North Charleston (SC) 2018.

Swami Satyananda Saraswati: *Asana, Pranayama, Mudra und Bandha.* Ratzeburg 2010.

Wilber, Ken: *Integrale Psychologie*, Freiamt 2012.

Wilber, Ken: *Integrale Spiritualität*, München 2017.

Vivekananda, Dr. Rishi: *Yoga Psychologie – Handbuch zur Entwicklung der Persönlichkeit.* Ratzeburg 2017.

ANMERKUNGEN

Einleitung

1 Mit Polarität ist in der Philosophie, im Gegensatz zum Dualismus, der von nicht miteinander vereinbaren Größen ausgeht, das Verhältnis sich gegenseitig bedingender Größen gemeint, und damit ein komplementäres Verhältnis.

2 Yin ist ein Begriff aus der chinesischen Philosophie, insbesondere des Daoismus. Er steht zusammen mit Yang für einander polar gegenüberstehende und dennoch aufeinander bezogene Kräfte oder Prinzipien, wobei Yang für die männliche, aktive Seite und Yin für die weibliche, passive Seite steht.

3 Fachbegriffe aus dem Yoga und Sanskritwörter werden im Glossar am Ende des Buches erklärt.

Männer, Weiblichkeit und Yoga – die Entwicklung zum Female Yoga

1 Hulk ist die Titelfigur aus den gleichnamigen Marvel-Comics. Der Nuklearphysiker Dr. Bruce Banner kann sich nach einem Unfall mit Gammastrahlung bei jedem Anflug von Wut in das rasende Monster Hulk verwandeln. Das passiert unfreiwillig und in den neuen Avenger-Filmen auch zunehmend willentlich, wenn es darum geht, die Welt zu retten.

2 Wer sich heute bei Facebook anmeldet, kann in seinem Profil zwischen 60 Geschlechtsoptionen wählen.

Mond, Yoga und du – die Grundzutaten von Female Yoga

1 Der Italiener Leonardo da Vinci (1452–1519) gilt als einer der berühmtesten Universalgelehrten aller Zeiten. Er war Maler, Bildhauer, Architekt und außerdem auch Anatom, Mechaniker, Ingenieur und Naturphilosoph.

2 Als Goldener Schnitt wird das Teilungsverhältnis von Größen bezeichnet, bei dem das Verhältnis des Ganzen zu seinem größeren Teil dem Verhältnis des größeren zum kleineren Teil entspricht. Das Verhältnis des Goldenen Schnitts ist nicht nur in Mathematik, Kunst oder Architektur von Bedeutung, sondern findet sich auch in der Natur, beispielsweise bei der Anordnung von Blättern und in Blütenständen mancher Pflanzen. In der berühmten Zeichnung des »vitruvianischen Menschen« hat Leonardo da Vinci dieses Prinzip nach dem Vorbild des antiken Architekten Vitruvius auf die Proportionen des Menschen übertragen.

3 Vorstellungskraft wird in der Yoga-Philosophie einem bestimmten Bereich zugeordnet, dem *Vijnanamaya Kosha*. In dieser vierten von insgesamt fünf Hüllen geht es um Erkenntnis, Intellekt und Intuition. Spüren kann man diesen Körper durch die eigene Fähigkeit, sich selbst wahrzu-

nehmen, aber auch durch die Fähigkeit, Bilder zu erzeugen und Räume zu kreieren, in denen man die eigene Wahrnehmung ausdrücken kann.

4   *picture perfect,* engl. für: wie gemalt

5   In der Mitte des Schädels, da wo die Wirbelsäule aufhört, ist laut Yoga-Philosophie der Sitz des sechsten Chakras *(Ajna Chakra)*. Dieses Zentrum strahlt bis zum Augenbrauenzentrum, wo man es gängigerweise verortet. Es ist als Sitz der Intuition bekannt.

6   Die physiologisch wichtige Krümmung der Wirbelsäule nach vorn nennt man Lordose. Erst in ihrer Überstreckung spricht man von Hyperlordose bzw. Hohlkreuz.

7   Das Wort »Äther« kommt aus dem Griechischen und bedeutet »(blauer) Himmel«. Es ist in der indischen Philosophie das fünfte Element und wird auf Sanskrit »Akasha« (= Himmel) genannt. Es steht übergeordnet für die Dimension des Raumes.

Frau sein, alles sein, eins sein – die Facetten des Female Yoga

1   Die Vulva umfasst die Gesamtheit der äußeren primären Geschlechtsorgane bei der Frau und besteht aus dem Venushügel, den Schamlippen und der Klitoris.

2   Die Vagina, oder auch Scheide genannt, ist ein schlauchförmiges Geschlechtsorgan in Form eines dehnbaren, muskulös-bindegewebsartigen Schlauchs, der bei erwachsenen Frauen 8 bis 12 cm lang ist. Sie verbindet den äußeren Muttermund mit dem Scheidenvorhof und stellt einen Teil des Geburtskanals dar.

3   Der Uterus bzw. die Gebärmutter ist der Teil der weiblichen Geschlechtsorgane, in dem sich die befruchteten Eizellen einnisten und zum geburtsreifen Fötus heranreifen. Er ist muskulär an der Austreibung des Kindes während der Geburt beteiligt und reicht vom äußeren Muttermund bis zur Öffnung zum Eileiter hin.

4   »Schon im Leib der Mutter, das ist bei Ultraschalluntersuchungen zu sehen, haben männliche Föten gelegentlich Erektionen. Und direkt nach der Geburt, in den ersten 24 Stunden, reagieren viele Babys auch körperlich auf angenehme physische Reize wie die Wärme der Mutter oder die Stimulation der Lippen beim Stillen: Ihr Penis oder ihre Klitoris schwillt an. Für werdende Eltern ist es wichtig zu wissen, dass solche frühen Anzeichen für die sich entwickelnde Sexualität des Kindes völlig normal sind.« (Auszug aus: »Hinter dem Sternchenvorhang«, Katrin Zeug in: DIE ZEIT Nr. 30/2016, 14. Juli 2016)

5   »Hinter dem Sternchenvorhang«, Katrin Zeug in: DIE ZEIT Nr. 30/2016, 14. Juli 2016

6   Es gibt unterschiedliche Erregungsmuster, die im Ansatz des Sexocorporel-Konzepts physiologisch aufgeschlüsselt dargestellt werden; siehe dazu www.ziss.ch/sexocorporel/physiologisch.htm (Stand: 30.09.2018)

7   Prof. Jean-Yves Desjardins entwickelte das Konzept des Sexocorporel am Département de Séxologie de l'Université du Québec in Montréal, der weltweit einzigen sexologischen Fakultät, welche er 1968 gemeinsam mit Prof. Claude Crépault gründete. Auf der Basis von klinischen Beobach-

tungen und wissenschaftlichen Untersuchungen erarbeitete er bis 1988 ein Modell sexueller Entwicklung und Funktionalität, welches er seither in Zusammenarbeit mit Sexologinnen und Sexologen entsprechend neuer sexualwissenschaftlicher Erkenntnisse erweiterte.

8   Gustatorisch: das Schmecken betreffend
9   Olfaktorisch: das Riechen betreffend
10 »*In my view, the main reason for the uneven management sex ratio is our inability to discern between confidence and competence.*« (Übersetzung der Autorin; Auszug aus: »Warum unfähige Männer so oft in Führungspositionen sind«, Helene Hahne in: edition f; siehe https://editionf.com/unfaehige-Maenner-faehige-Frauen; Stand: 30.09.2018)
11 Meine Lebensgeschichte ist im Detail nachzulesen in: *360 Grad – Über die Liebe, den Tod und den Mut zum Weitermachen,* Theseus Verlag 2017
12 Burn-out (wörtl.: »Ausbrennen«) ist ein Sammelbegriff für persönliche Krisen, die mit emotionaler Erschöpfung und dem Gefühl von Überforderung sowie reduzierter Leistungszufriedenheit einhergehen. Sie beginnen eher mit unauffälligen Frühsymptomen und können mit völliger Arbeitsunfähigkeit oder sogar im Suizid enden.
13 Dazu kann man unter anderem etwas in dem neuen Buch *Happy End im Kopfkino* von Ralf Sturm und mir unter der Überschrift »Selbstmitgefühl ist der Schlüssel, wenn gar nichts mehr zu gehen scheint« nachlesen.
14 Matthias R. Mehl, Simine Vazire, Nairán Ramírez-Esparza, Richard B. Slatcher und James W. Pennebaker: »Are Women Really More Talkative Than Men?« in: Science Vol. 317 (Ausgabe 5834), Juli 2007, S. 82
15 Zitiert aus der Autobiografie *Brombeerblüten im Winter* der amerikanischen Ethnologin Margaret Mead (1901–1978)
16 Matthew D. Lieberman: »Intuition – A Social Cognitive Neuroscience Approach«, in: Psychological Bulletin Vol. 126 (1), 2000, S. 109–137
17 Abkürzung für *International Statistical Classification of Diseases and Related Health Problems;* es ist das weltweit wichtigste Klassifikationssystem für medizinische Diagnosen.
18 Übersetzung: »Nur weil du es nicht sehen kannst, heißt es nicht, dass es nicht da ist.«

Quellennachweis

S. 182: Gerald Hüter, aus »Das Hirn sucht das Glück«, Yoga Journal 01/16.
© 2018 Yoga Journal Germany, well media GmbH. All rights reserved.

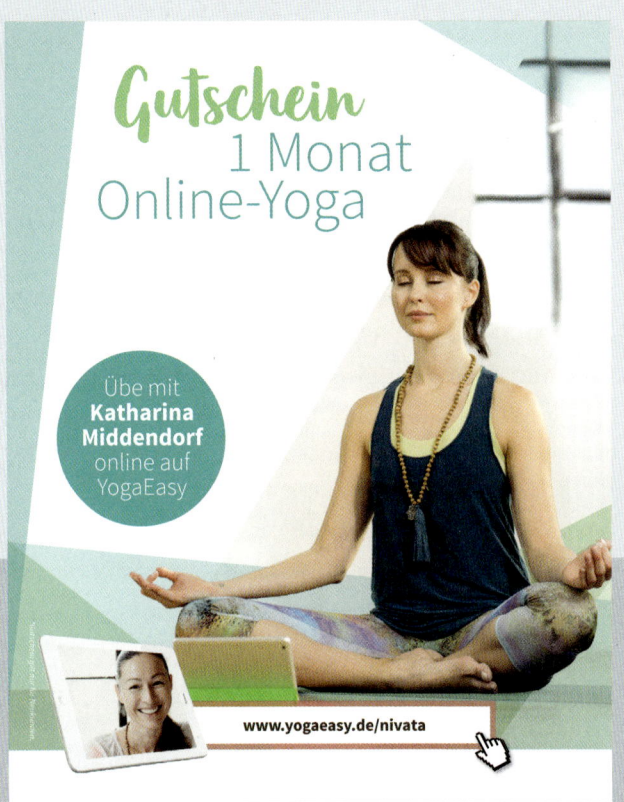

Yoga mit Katharina Middendorf gibt es auch online: auf YogaEasy, Europas größtem Online-Studio. Als Leser*innen dieses Buches haben Sie die Möglichkeit, das Angebot kostenlos und unverbindlich für vier Wochen zu testen.
Geben Sie einfach den Code www.yogaeasy.de/nivata in Ihren Browser ein und melden Sie sich an!